痛风防治 20 法

TONGFENG FANGZHI 20 FA

王强虎　编著

河南科学技术出版社

·郑州·

内容提要

本书从认识痛风开始，简要介绍了痛风的定义、临床表现、病因、病理、基础检查、临床诊断等基础知识，重点介绍了痛风的防治方法，包括痛风基础知识、饮食调养、药酒疗法、针刺疗法、头针疗法、耳针疗法、刺血疗法、水针疗法、足针疗法、拔罐疗法、刮痧疗法、沐浴疗法、按压疗法、推拿疗法、足底疗法、敷贴疗法、穴位埋藏疗法及中药方剂治疗等20种治疗方法。本书内容科学实用，深入浅出，适合患者及大众阅读。

图书在版编目(CIP)数据

痛风防治20法/王强虎编著. —郑州：河南科学技术出版社，2018.1(2019.7重印)

ISBN 978-7-5349-8816-5

Ⅰ.①痛… Ⅱ.①王… Ⅲ.①痛风—中医治疗法 Ⅳ.①R259.897

中国版本图书馆CIP数据核字(2017)第172676号

出版发行：河南科学技术出版社

北京名医世纪文化传媒有限公司

地　址：北京市丰台区万丰路316号万开基地B座1-114　邮编：100161

电　话：010-63863186　010-63863168

策划编辑：焦　赟

文字编辑：伦踪启

责任审读：周晓洲

责任校对：龚利霞

封面设计：金　创

版式设计：刘　丹

责任印制：陈震财

印　　刷：郑州环发印务有限公司

经　　销：全国新华书店、医学书店、网店

开　　本：850 mm×1168 mm　1/32　**印张**：14.5　**字数**：250千字

版　　次：2018年1月第1版　　2019年7月第2次印刷

定　　价：39.00元

如发现印、装质量问题，影响阅读，请与出版社联系调换

前　言

痛风属中医学"痹证"范畴。痛风是长期嘌呤代谢障碍引起的一组代谢性疾病,由于血尿酸增高导致尿酸盐结晶沉积于关节组织而引起的炎症反应。"风"字则形容其发作和缓解来去匆匆,有发作时惊涛骇浪、缓解时风平浪静之势,所以有"痛风来去如风"之说。

医学界提醒人们:在21世纪,痛风将成为继糖尿病之后人类第二大代谢性疾病,是当今世界逐渐流行的代谢性疾病,也是疼痛疾病的代表病之一。目前,全球痛风患病率正在逐年上升,据有关资料调查显示,目前痛风发病率为0.51%,其中男性发病率比30年前翻了一番,为1.1%。

痛风对健康的损害、对工作与生活的影响不可低估,痛风最终会把患者的生命慢慢推向终点。据世界卫生组织统计,痛风患者平均寿命比正常人要少20～30年。痛风发病年龄多在30岁以上,男性约占95%。痛风初起表现为特征性的急性关节炎反复发作,最后可导致关节畸形与功能障碍、皮下痛风结节、肾结石及尿酸性肾病。此外,痛风患者常同时伴有高血压、高脂血症、糖尿病及冠心病。由于痛风为非根治性疾病,所以该病严重影响人们的生活质量和身体健康,其危害性极大。

诱发痛风的主要原因与多食美味佳肴,致使身体营养过剩有关。因此,预防和治疗痛风,首先需从调整饮食入手,其次综合调理,方能取得满意疗效。本书从读者实际需求出发,依次论述了痛风的基础知识,以及预防、饮食、运动、心理、起居等痛风防治方法。本书内容新颖、通俗易懂,有较强的科学性和知识性,是一本理想的科普通俗读物,适合广大群众了解和预防痛风知识的普及,更适合痛风患者及其家庭阅读参考。

王强虎

目　　录 ·················

第1法

防治痛风必先认识痛风

 1. 嘌呤与尿酸的关系

嘌呤是由核蛋白分解代谢过程产生的有机化合物,分子式为 $C_5H_4N_4$,无色结晶,在人体内经过脱氨基与氧化过程,最终被分解代谢为尿酸。正常人从饮食中摄取的嘌呤量仅占体内总嘌呤量的 20%,其余 80% 的嘌呤是在机体核酸代谢过程中产生的,而且从食物中摄取的嘌呤也极少被机体利用,几乎全部转化为尿酸,所以从饮食中获取的嘌呤对尿酸水平的影响极大。

尿酸是人类嘌呤类代谢的最后产物:一部分来自人体内细胞核成分之一的嘌呤分解,约占体内总尿酸的 80%;一部分则摄取自含嘌呤的食物,约占体内总尿酸的 20%。尿酸一经生成后约有 2/3 经肾排泄,其余则由肠道细菌分解而排出体外。当尿酸在体内积存,或排出减少时,或两种情况均发生时,血液中的尿酸含量就会不断增加。人体尿酸总量为 $0.9\sim1.6g$,每日约更新 60%,每天产生 750mg,酸碱度为5.75。人体内尿酸每日生产量和排泄量大约相等。如果尿酸生成率和排泄速率相当,则血中尿酸浓度可维持于正常范围。

2. 血尿酸增高是多种疾病先兆

人到中老年,机体代谢常会有一些异常改变,其中血尿酸增高就是反映人体核酸代谢异常的一个常见的实验室征象。中老年人群应把血尿酸测定列入常规检查项目之一,以了解机体核酸代谢的变化。尤其此时很多人的肝肾功能开始走"下坡路",表现为不同程度排泄功能减退,可使得尿酸排泄在一定程度上受阻,因此,其血尿酸水平往往较以前有所增高。虽然在血尿酸增高的人群中,多数并无明显疾病征兆,也无临床表现。但必须明确认识,血尿酸的增高非好兆头,它可潜在地对心血管构成危害,并且是尿酸代谢异常性疾病诸如痛风、尿酸结石的主要风险指标。因而,一旦检测发现血尿酸增高,无论有无疾病征兆或临床表现,都要提高警惕,采取积极干预措施加以防范。当然血尿酸增高还可见于其他的疾病,如白血病、恶性肿瘤、红细胞增多症等可引起体内嘌呤类物质分解代谢加强,导致血中尿酸的水平升高;肾本身的疾病或高血压性心、肾疾病引起肾功能减退,可使尿酸排出受阻,也可导致血中尿酸的水平升高;某些遗传性疾病,如6-磷酸葡萄糖脱氢酶缺乏的患者,糖异生作用受阻引发低血糖,导致酮体和乳酸生成增多,这些酸性物质抑制肾小管分泌尿酸盐而引发高尿酸血症。

3. 患了高尿酸血症怎么办

高尿酸血症控制得较好,尿酸水平不会出现大的波动。尿酸在人体内是一种动态平衡,人们每天尿酸值可能不同,因此,对有疑问者应多次检测,判断是否真正血尿酸过高。如果只是偶尔升高,此时不要急于服用降尿酸药物,正在服用其他药物的患者也不要停药,而要再重复检查,以确定尿酸是否会持续维持过高水平,找出尿酸增高的诱因后再进行进一步的处理。没有痛风关节炎发作的尿酸升高患者,可以依照医生安排,按时定期追踪(至少每年 1 次)。有痛风发生的患者,应该长期接受药物的治疗及食物控制,持续的服药可避免关节炎及其他并发症的发生。血尿酸检测方便易行,结果直观可靠,测定尿酸作为常规项目,应在不同时间,排除干扰因素检测,以期找出尿酸过高的原因。只要找到引起尿酸过高的原因,对症下药,调整饮食,就有可能把血尿酸水平控制得很好。具体而言,如果发现患有高尿酸血症应按以下原则处理(图 1)。

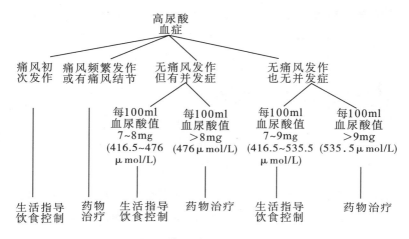

图 1　高尿酸血症处理原则

4. 高尿酸血症往往无症状

　　高尿酸血症往往无症状,患者仅表现为高尿酸,并没有关节炎、痛风结石等症状。极少数人是因为先天就缺乏某些代谢酶,即先天性高尿酸体质;一般男性在青春期才容易出现高尿酸体质,女性则在月经停止后才会出现高尿酸体质。大部分人呈现高尿酸体质多不会被发现,因为不痛不痒,也没有不舒服感,且仅有 5%～10% 最终进展为痛风症才会出现症状,许多人高尿酸体质,一般常在 20～30 年后才由于外来因素而发病,在第一次发作前有 10%～40% 的人会有肾结石病情出现。

5. 高尿酸血症分为产生过剩和排泄不良

（1）产生过剩型：在一般饮食状况下 24 小时尿中尿酸含量超过 800mg。若低嘌呤饮食 5～7 天之后测量，则是 24 小时尿液超过 600mg。这类原发性痛风患者在痛风人群中不足 10％，因此，高嘌呤饮食不是痛风的原发病因，却常常是痛风性关节炎急性发作的诱因。

（2）排泄不良型：在一般饮食状况下 24 小时尿液中尿酸含量低于 800mg。若低嘌呤饮食 5～7 天之后测量，则是 24 小时尿液＜600mg。绝大多数发生痛风的原因，都是因尿酸盐排泄不足所致，约占 90％。

24 小时尿液的收集检验，可以作为使用哪一种药物的参考。在一般饮食情况下，以每天由小便排出 800mg 作为标准：如果＞800mg，则称为生产过剩型；若＜800mg，则称为排泄不良型。（如果采用低嘌呤饮食 5～7 天之后再检查，则以 600mg 为区分标准）

6. 常用的血尿酸浓度参考值

血尿酸正常值：210～420μmol/L，或＜7mg/dl，或男性为 0.38～0.42mmol/L（6.4～7mg/dl），女性为 0.309mmol/L。

血尿酸超过正常值时称高尿酸血症。37℃,pH 7.4 时血浆尿酸饱和度(尿酸盐最高溶解度)为 0.38mmol/L。当超过 0.38mmol/L 则易形成结晶物而沉积在人体的组织中,导致痛风。痛风急性发作期血尿酸常超过 $420\mu mol/L$($7mg/dl$),缓解期可以正常。

在 20 年前,人类血液中尿酸的正常浓度约是 $4mg/100ml$($237\mu mol/L$)。而现在我们去做健康检查,尿酸浓度在 $7mg/100ml$($420\mu mol/L$)以下时,医生会判定为合格,其实近年来我们血液中尿酸含量已较 20 年前提高约 1 倍。此现象显示在生活中,由于工作的紧张状况,导致尿酸的形成与排出方面,已经出现很大的危机。

一般制订尿酸的正常参考值,是以一群人的血中尿酸平均值加上 2 个标准差为上限,大约有 10％的人会尿酸偏高,但这只是一种生化上的异常,不能与痛风混为一谈。

小贴士

专家提醒患者:虽说尿酸值越高者,患痛风的概率越大。不过有高达 30％的病例,都是在尿酸值正常的情况下,仍有痛风的疾病。值得一提的是,急性痛风关节炎发作的前、中和后期,人体血液中的尿酸含量可以没有什么大幅度的变化,这是由于身体在症状出现以后,进行了自我调节,加速了尿酸的排出。例如痛风急性发作时由于肾上腺皮质激素分泌增加可促进尿酸排泄。进水、利尿和药物应用等因素均可影响血尿酸水平。所以千万不能仅以血尿酸的水平作为诊断痛风的唯一标准。

1. 测定血尿酸需要注意什么

血尿酸的检测关系到痛风的诊断问题,因此,应力求结果正确无误。为做到这一点,在测定血尿酸时必须注意下列事项。

(1)患者应在清晨空腹状态下抽血送检。避免在吃饱后,尤其是在进食荤菜或高嘌呤食物后抽血,因此时的血尿酸值偏高。严格地说,患者在抽血的前1日即应避免吃高嘌呤饮食,并禁止饮酒。

(2)一些影响尿酸排泄的药物在抽血前几日即应停用,例如降尿酸类药物阿司匹林、降血压药、利尿药、氯普噻吨等,应至少停药5日以上。

(3)抽血前应避免剧烈活动,如奔跑、快速登楼、负重或挑担等,因为剧烈运动可使血尿酸升高。

（4）由于血尿酸浓度有时呈波动性，故一次血尿酸测定正常不能否定高尿酸血症，应多测几次。

8 什么是 24 小时尿液收集法

痛风患者建议尿液 24 小时收集时间是从早上 8 点（或 7 点）起到隔天早上 8 点（或 7 点）止，总共 24 小时整。要完全收集，否则会影响尿液总量计算的准确性。收集期间不要喝咖啡、茶及巧克力，也勿服维生素 C 及碳酸氢钠（小苏打）。收集瓶需加盖置于冰箱下层冷藏，但不可有结冰现象。收集第一天早上 8 点（或 7 点）无论您有无尿意，都要解光小便丢弃，这是不要的。从此以后 24 小时中任何时候解出的小便都要放入收集瓶中，不可遗漏，否则要重留。第二天早上的 8 点（或 7 点）无论您有无尿意，也要准时上厕所排尿，这次解出来的小便要放入收集瓶中，这是医院需要的。收集好 24 小时小便后，须观察测量尿液的总量并将它记录于检验单上，然后要先把尿液摇晃均匀，再立刻倒出一小部分装于检验试管内，送至医院检验科检查。

9 血尿酸增高不一定引发痛风

血中尿酸的增高，虽然可以帮助痛风的诊断，但应注意到引起血尿酸增高的其他因素，如进食高热量、高嘌呤的饮食、饥饿及饮酒、噻嗪类利尿药、小量阿司匹林药物等,都能使血中尿酸增高,故不能因一次血尿酸值增高认为是痛风。其实,即使血中尿酸增高,也可为无症状性高尿酸血症,这种情况在痛风出现以前可以长期持续存在,而且有高尿酸血症者,不一定全都发展成为痛风,但痛风患者在其病程中的某一阶段必将有高尿酸血症的存在。据研究,高尿酸血症患者只有 5％～12％ 最终发展为痛风,绝大多数患者终身不发作。所以,测出的血尿酸应结合患者的症状、体征、X 线检查、关节滑液检查尿酸盐结晶等加以综合分析,才能做出是否患痛风的诊断。

10 什么是痛风

痛风是由遗传性和(或)获得性因素引起长期嘌呤代谢紊乱导致的一组异质性、代谢性疾病。痛风的发生是因体内的嘌呤代谢异常,引起体内尿酸生成过多或排泄受阻引起高尿酸血症,在其他多因素综合作用下最终导致尿酸钠盐沉积在关节腔、肌腱、软骨或肾组织等处,引起红、肿、热、痛表现,严重的会发展到关节变形等症状,具有反复发作的痛风性急性关节炎、痛风石沉积、痛风性慢性关节炎和关节畸形等典型表现。痛风多见于超过 30 岁的男性,少见于绝经期后女性。

11 痛风的临床表现特点有哪些

痛风患者常有一些比较典型的表现特点,常见的如下。

(1)年龄方面:多发于 50 岁以上、肥胖男性,少数见于绝经后女性,男女比例为 20∶1。

(2)发病时间:常在夜间突然急性发作,经数日至 1～2 周症情缓解。

(3)发病部位:主要侵犯周围单一小关节。首次发作多为跚趾,此后可累及足背、踝、膝、手指、腕关节等,呈游走性。

(4)发病症状:病变关节红、肿、热、痛,关节活动受限,部分伴有发热。

(5)就医结果:如未经治疗或治疗不当,常反复发作,发展为多个关节受累,关节可肥厚、畸形、僵硬。

(6)病理变化:在耳郭、关节附近骨骼中和腱鞘、软骨内可见皮下组织有大小不等的痛风石,破溃后溢出白色尿酸盐结晶。

(7)进展晚期:可侵犯肾,形成肾结石,甚至造成肾衰竭。

(8)X 线检查:后期病变关节附近骨质中出现圆形缺损。

(9)代谢检查:血尿酸含量增高。

12 痛风为什么只发生在人类身上

　　严格地讲，痛风不是只发生在人身上，在哺乳类动物中，痛风只发生在人和猿身上。我们正常人体内的细胞，随时都在进行着不断地新陈代谢，细胞生命都有时限，在衰老死亡以前都会产生新细胞来替代，这样才能维持组织器官的功能正常，衰老细胞要复制一个完全相同的新细胞时，需要完全依靠细胞核的遗传信息来复制，才能复制出功能完全相同的新细胞，细胞核中间这种遗传信息的物质叫核酸。

　　核酸是协助构成核酸蛋白质的一种辅酶，是细胞生化反应中一种重要物质，蛋白质分解过程中，核酸是代谢的最终产物。在复杂的人体内部生化反应里，体内酶对新陈代谢的影响作用很重要。酶缺乏或酶活性不足都能影响尿酸的生成；人体细胞在衰亡代谢过程中核蛋白不断分解，体内分解过程最终产物也是尿酸；外来食物中，动物性蛋白质（各种肉类）和植物性蛋白质（如豆类）食物食用时都会摄取到蛋白质、嘌呤类物质，代谢后也产生尿酸。一般哺乳类动物中，体内尿酸成分都可分解成尿素，经泌尿系统排出体外；一些低等动物，都可将体内尿酸分解成氨与二氧化碳完全排出体外。在生物进化的漫长过程中，哺乳类动物中只有人与猿猴丧失了将全部尿酸溶解排泄的能力，因此，可以说痛风是人和猿类动物的共患疾病。

13 痛风可分为原发性与继发性两类

痛风按照高尿酸血症的形成原因可分为原发性痛风和继发性痛风两类。

（1）原发性痛风：是由于先天性的嘌呤代谢障碍而造成，除少数由于遗传原因导致体内某些酶缺陷外，大都病因未明，患者常伴有肥胖、高脂血症、高血压、冠心病、动脉硬化、糖尿病及甲状腺功能亢进等，以成年男性居多，女性只占 3%～7%，且都发生在停经以后。临床诊疗工作中习惯把"原发性"省略，即通常所说的"痛风"一般都指原发性痛风而言。

（2）继发性痛风：指因核酸的破坏增加或尿酸的排泄减少而造成血清尿酸值上升的情形，多继发于白血病、淋巴瘤、多发性骨髓瘤、溶血性贫血、真性红细胞增多症、恶性肿瘤、慢性肾功能不全、某些先天性代谢紊乱性疾病等，占痛风的 5%～10%。值得注意的是，某些药物，如呋塞米、乙胺丁醇、水杨酸类（阿司匹林、对氨水杨酸）及烟酸等可引起继发性痛风，酗酒、铅中毒、铍中毒及乳酸中毒等也可引起继发性痛风。

14 痛风病情发展的 4 个分期

痛风是终身性疾病,其病情发展全过程如下。

(1)高尿酸血症期:又称痛风前期,在这一期患者可没有痛风的临床症状,仅表现为血中尿酸数值过高,不曾发生过痛风关节炎。

(2)痛风早期:即急性痛风关节炎发作,此期由高尿酸血症发展而来,突出的症状是急性痛风性关节炎的发作,身体某一个或数个关节突然红、肿、热、痛,甚至无法走路,通常在数天内会自行痊愈,如果服用消炎止痛药物,可以迅速解除疼痛及不适,在急性关节炎发作消失后关节可完全恢复正常,亦不遗留功能损害,但可以反复发作,此期一般无皮下痛风石的形成,亦无明显的肾病变,如尿酸性肾病及肾结石的形成,肾功能正常。

(3)痛风中期:此期由于没有疼痛,因此患者容易失去戒心,痛风性关节炎由于反复急性发作造成的损伤,使关节出现不同程度的骨破坏与功能障碍,形成慢性痛风性关节炎,可出现皮下痛风石,也可有尿酸性肾病及肾结石的形成,肾功能可正常或轻度减退。

(4)痛风晚期:出现明显的关节畸形及功能障碍,皮下痛风石数量增多、体积增大,可以破溃出白色尿盐结晶,尿酸性肾病及肾结石有所发展,肾功能明显减退,可出现氮质血症及尿毒症。

15. 临床上如何诊断急性痛风

经常有人以为关节酸痛,就怀疑是痛风,要求医师开检验单,看看血液中的尿酸浓度是否过高。其实痛风的诊断,并不是关节痛加上血液中尿酸值高就符合。根据 1980 年美国风湿医学会制订的诊断要件,急性痛风的条件如下。

(1)急性关节炎发作超过 1 次。

(2)发作时,发炎反应在 1 天内达到最剧烈的程度。

(3)发作时,只侵犯单一关节。

(4)受侵犯的关节发红。

(5)大踇趾与足掌间的关节疼痛或肿胀。

(6)发作时,只侵犯一侧大踇趾与足掌间的关节。

(7)发作时,只侵犯一侧的足掌关节。

(8)关节出现痛风石。

(9)高尿酸血症,就是血中尿酸过高。

(10)X 线摄影时,发现受侵犯关节不对称肿胀。

(11)X 线摄影时,发现骨质下的囊肿没有受侵蚀。

(12)发作时,抽出关节液在显微镜下发现尿酸结晶。

(13)发作时,抽出关节液做细菌培养没有发现微生物。

如果急性关节炎发作的情形符合上面的项目越多,诊断为痛风的可能性就越大。

16 什么是急性痛风性关节炎

当尿酸盐进入关节腔内后,多形核白细胞随即向尿酸盐之处游动进行吞噬作用,而诱发炎症反应,特别是在血尿酸浓度大幅度上下变动时更容易造成急性痛风关节炎。此种情形不来则已,一来就是突然而且猛烈的。通常是在某一关节出现明显的炎症反应包括红、肿、热、痛的现象,并有压痛感。当关节炎之急性期过后,关节表面的皮肤会有局部脱屑的情形且会有痒痒的感觉。头一次发作,50%的患者发生在大足趾关节上,偶尔会同时侵犯 2 个关节,但很少有对称性的现象。一般而言发现开始有高尿酸血症到第一次急性痛风关节炎发作的时间平均在 30 年左右,而痛风的发作也可能因情绪紧张、各种压力、手术、感染、使用利尿药、饮酒或暴饮暴食等因素而诱发。痛风第一次发作以后如不加以治疗可能要经过好几天甚至数周才能痊愈,第二次发作距离第一次发作的时间一般在 6 个月到 2 年之间,可能侵犯到同一关节也可能是别的关节如足踝关节、膝关节、腕关节等。以后往往形成间歇性发作,而在两次发作之间患者什么症状也没有,也算是一种的无症状期。到了后来痛风发作的次数愈来愈频,发作的时间也愈长,程度也愈厉害;甚至好几个关节同时发作,并合并发热。

17 痛风性关节炎发病时有哪些特点

痛风性关节炎的发作常常是急性和突然的。患者多在夜间突然因关节疼痛而惊醒。疼痛可剧烈似刀割，稍微活动疼痛加剧，因而关节活动大受限制。关节局部明显肿胀、充血、皮肤呈桃红色，压之可褪色，并有压痛。有的患者尚出现局部皮肤的感觉异常，如发麻、针刺感、灼热感、跳动感等。局部皮肤温度升高，触之发热感，所以大多数患者病变的关节局部怕热，不能盖被或热敷，而喜冷敷。

小贴士

痛风性关节炎是否造成关节的破坏、畸形和功能障碍，与关节炎的发病次数、频度及每次发病的严重程度有密切的关系。如发作的时间很长，频率较高，而且每次发作症状都比较严重，又未及时地治疗，以致发作的时间拖延很长，那么经过多次反复发作之后，必然会造成关节的破坏与畸形。

18 痛风性关节炎好发于哪些关节

足趾及趾关节是痛风性关节炎最好发的部位,其中又以足姆趾关节最为常见,其次为跗、踝、跟、手指关节,再次为掌指关节及腕、肘、膝关节等(图 2)。较大的关节如髋、肩、骶髂关节受累机会较少。而下颌、胸锁、脊柱、胸肋等关

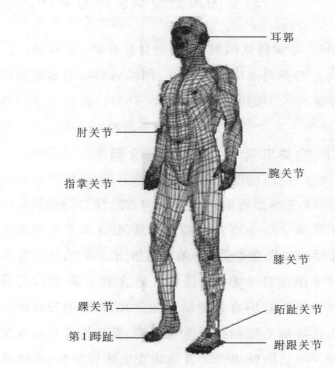

耳郭

肘关节

指掌关节

腕关节

膝关节

踝关节

跗跟关节

距趾关节

第 1 姆趾

图 2　痛风性关节炎容易发生的部位和关节

节发生痛风性关节炎则更为少见。痛风性关节炎主要侵犯手、足、踝、腕等人体末端的小关节,而躯干部位的关节较少发生痛风性关节炎。这是因为这些末端的小关节具有以下几个有利于血尿酸沉积的特点。

(1)末端小关节皮下脂肪很少,血液循环差,皮肤湿度较躯干部位低,血尿酸易于沉积。

(2)末端小关节由于血循环较差,组织相对缺氧,局部pH(即酸碱度)稍低,亦有利于尿酸沉积。躯干部的关节如髋、骶、脊柱、胸肋等关节,局部均有肌肉及较多的脂肪组织包围,温度比末端四肢的小关节高,血管也较丰富,血循环较末端关节好,局部 pH 不低,因而尿酸不易沉积,发生痛风性关节炎及痛风石的机会就少。

19 痛风性关节炎急性发作的诱因

许多因素均可引起痛风性关节炎的急性发作。从临床资料统计看,40%～50%的患者均可发现导致关节炎急性发作的诱因。疲劳与高嘌呤饮食是最为常见的诱因。临床上,有的是加班加点干活,或长途出差,或搬迁新居等情况下因疲劳过度而发病;有的则是在饱食大量鱼、肉类食物后发病。其他常见的诱因包括饮酒、受凉、关节局部劳损或扭伤、过度运动(如长跑、游泳、踢足球等)、精神紧张、呼吸道感染等。少数患者因房事过度而诱发关节炎急性发作。平时用药物能有效控制血尿酸而长期无关节炎发作的患者，在停止服药也可引起关节炎的急性发作。有的患者往往可发现两种或两种以上的诱因同时存在，如饮酒加进食多量的鱼、肉类，疲劳加受凉，精神刺激加饮酒，运动过度加关节劳损或扭伤等。也有为数不少的痛风患者找不到关节炎急性发作的诱因。

20 为什么说痛风有遗传倾向

痛风是一种先天性代谢缺陷性疾病，具有遗传性。有人统计出父母及祖父母有痛风的家系中，其后代 50％～60％患痛风，且多在 30 岁以上发病。双亲有高尿酸血症和痛风者，比单亲有高尿酸血症和痛风的患者病情重，而且前者从幼年阶段即可患病，且早期即有尿酸性肾病。具有阳性家族史的年轻患者，尿酸性肾病常在关节炎之前发生，痛风是由于控制尿酸生成过程中，一些酶的基因发生了突变，而导致尿酸生成增多。

痛风的遗传方式一般是常染色体显性遗传或常染色体隐性遗传，部分则为性联遗传（即 X 连锁隐性遗传，身体上的某些性别在遗传上与性别发生直接关联的现象，即称为性联遗传）。

常染色体显性遗传的特点是：患者的父母一方或下一代（即子代）常可见到同一疾病，即如果父母一方患病，子女中患病者占40％左右,有时可达50％;如果父母皆患病,则子女患病率可达75％,男女皆有患该病的机会。常染色体隐性遗传的特点是:疾病是隔代遗传,即父母双方的染色体上都要携带有这种基因,子女中(孙代)才会有发病者,其发病患者数大约为25％,男女皆有患该病的机会。

性联遗传的特点是,突变的基因位于性染色体的 X 染色体上,多为隔代遗传。总之,痛风的家族遗传性在世代和家系中出现是无规律的,了解痛风的遗传学特点和遗传方式,对如何调查痛风患者的家系发病情况及预测后代的患病机会,有一定的帮助,也可以为优生优育提供信息。而对痛风的家族遗传有两种推测:一是环境因素,即同一家族的生活习惯相同;另一个原因则是遗传因素。

21 遗传性痛风应采取何种措施

(1)应将痛风患者的血尿酸迅速降至正常,坚持长期不间断地应用降尿酸药。绝大部分遗传性痛风需要终身用降尿酸药,以抑制尿酸合成的药为首选药。

(2)积极治疗痛风的伴发病和合并症。痛风最多伴发肥胖症、高血压、糖尿病、脂质代谢紊乱症、脂肪肝等,常合并肾结石、肾功能不全、心脑血管疾病等。

(3)对还没发病的后代和近亲,要经常测试血尿酸及进行相关检查。一般3～6个月检测1次为宜。

（4）后代不管是否发病，都要积极预防。从儿童时代起，就要养成良好的生活习惯，严格限制富含嘌呤的食物，少饮酒，不吃动物内脏，饮食中蛋白质的比例不宜过高，适当控制食量，按体重指数标准严格控制体重。

（5）在后代及近亲中一旦发现血尿酸升高者，应立即使用降尿酸药物。

22. 痛风为什么"重男轻女"

痛风男女发病比例是 20∶1。有关资料显示，女性仅占痛风患者的 5％左右，而且绝大部分集中在绝经之后。有医院 1990—2003 年期间收治了 1208 例痛风患者，其中女性只有 38 例，而月经期发生急性痛风关节炎者有 3 例；在 34 例已生育的女性痛风患者中，仅有 1 例在妊娠期发生过踝关节痛风。痛风之所以偏爱男性与遗传、雌激素、肾上腺糖皮质激素及饮食习惯高度相关。

（1）酶及代谢遗传缺陷引起的原发性高尿酸血症病人中，一般女性为携带者，男性发病。

（2）肾上腺糖皮质激素能抑制或阻断痛风病情进展。妊娠期，女性肾上腺糖皮质激素的生成快速大量增加，所以，妊娠期（尤其在妊娠早期）女性的痛风发病率相对较低。

（3）月经期血尿酸水平之所以明显低于非月经期，这与月经期雌激素分泌较多有关，雌激素具有促进尿酸排泄的作用。正常女性每月来 1 次月经,经期持续 5～7 天,血尿酸还未升至发作水平,下次月经又至,这样月复一月,年复一年血尿酸始终处在较低水平,痛风自然不会发病。

(4)长期高嘌呤饮食是高尿酸血症和痛风发病的重要原因。相对男性而言,女性具有酗酒、暴饮暴食习惯者要少得多,摄入富含嘌呤饮食少,食源性尿酸生成少,也是女性痛风发病率较男性低的因素之一。

23 女性患痛风有哪些特点

近年的调查表明,女性痛风有显著增加趋势,必须对此予以足够重视。尽管女性患者在痛风家族史、病程、关节炎发作、痛风尿结石发生率、实验室检查、合并疾病等诸方面基本与男性相似,但仍有自身不同于男性患者的特点,主要如下。

(1)发病年龄较迟,主要见于绝经期后,提示女性绝经后体内性激素的改变可能影响嘌呤代谢和尿酸的排泄,参与了痛风的发病过程。

(2)首发单关节炎及好发关节以踝关节为主,与男性以第 1 跖趾关节炎即踇痛风为主有明显区别。

(3)多因劳累和换季受凉、伤风感冒为主要诱因,而男性主要以饮食、饮酒为主要诱因。

(4)血尿酸水平相对较低,尿酸性结石发生率也偏低。

（5）伴发糖尿病者多于男性。

综合上述特点，对于年龄 45 岁以上，尤其是绝经后，且肥胖、伴有糖尿病史的女性，无论有无关节炎发作时，均应常规检查尿酸。如果每 100ml 血尿酸浓度 > 7mg（416.5μmol/L），应考虑有痛风的可能，可进一步用秋水仙碱做诊断性治疗。关节滑液分析也可以作为诊断和监测方法加以考虑。

24 如何早期发现痛风

早期发现痛风最简单而有效的方法，就是检测血尿酸浓度。对人群进行大规模的血尿酸普查可及时发现高尿酸血症，这对早期发现及早期防治痛风有十分重要的意义。在目前尚无条件进行大规模血尿酸检测的情况下，至少应对下列人员进行血尿酸的常规检测。

（1）60 岁以上的老年人，无论男、女及是否肥胖。

（2）肥胖的中年男性及绝经期后的女性。

（3）高血压、动脉硬化、冠心病、脑血管病（如脑梗死、脑出血）患者。

（4）糖尿病（主要是 2 型糖尿病）。

（5）原因未明的关节炎，尤其是中年以上的患者，以单关节炎发作为特征。

（6）肾结石，尤其是多发性肾结石及双侧肾结石患者。

(7)有痛风家族史的成员。

(8)长期嗜肉类,并有饮酒习惯的中年以上的人。

凡属于以上所列情况中任何一项的人,均应主动去医院做有关痛风的实验室检查,以便早发现高尿酸血症与痛风,不要等到已出现典型的临床症状(如皮下痛风结石)后才去就医。如果首次检查血尿酸正常,也不能轻易排除痛风及高尿酸血症的可能性。以后应定期复查,至少应每年健康检查 1 次。这样可使痛风的早期发现率大大提高。

25. 痛风往往看中肥胖的人

肥胖是人体内脂肪堆积过多和(或)分布异常,体重增加到一定程度,是营养过剩的表现。医学家给"肥胖"下了这样的定义:肥胖是指当人体摄取食物过多,而消耗热量的体力活动减少,摄入的热量超过了机体所消耗的热量,过多的热量在体内转变为脂肪大量蓄积起来,使脂肪组织的量异常增加,体重超过正常值 20% 以上,有损于身体健康的一种超体重状态。

肥胖的评价方法:标准体重(单位:千克)。成年人男性标准体重=[身高(cm)-100]×0.9;成年人女性标准体重=[身高(cm)-100]×0.85;儿童标准体重=年龄×2+8(1.3m 以上的按成年人体重计算)。一般来说,超过标准体重的 10％,称为超重;而超过 20％,就属于肥胖了。肥胖又根据超过标准体重的程度而分为:轻度肥胖(超重 20％)、中度肥胖(超重 30％)和重度肥胖(超过 50％)。但是对健美运动员而言,即便体重超过 20％,亦不属于肥胖范畴。

肥胖与痛风有一定关联。有人描述原发性痛风患者的平均体重,痛风患者中 78％的患者体重超过标准体重 10％,57％的患者超过标准体重 30％。流行病学调查也发现,血清尿酸水平与肥胖程度、体表面积和体重指数呈正相关,而肥胖患者体重降低后,血清尿酸盐水平降低,尿排出减少,痛风发作减轻。所以,痛风患者往往合并有肥胖者,降低体重是治疗痛风的综合措施之一。

26 痛风可引起肾损害吗

痛风可以出现肾损害。据统计,痛风患者中 20％～25％有尿酸性肾病;而经尸检证实,有肾病变者几乎为100％。它包括痛风性肾病、急性梗阻性肾病和尿路结石。

(1)痛风性肾病:持续性高尿酸血症,20％在临床上有肾病变表现,经过数年或更长时间可先后出现肾小管和肾小球受损,少部分发展至尿毒症。尿酸盐肾病的发生率仅次于痛风性关节损害,并且与病程和治疗有密切关系。

研究表明,尿酸盐肾病与痛风性关节炎的严重程度无关,即轻度的关节炎患者也可有肾病变,而严重的关节炎患者不一定有肾异常。早期有轻度单侧或双侧腰痛,之后出现轻度水肿和中度血压升高;尿呈酸性,有间歇或持续蛋白尿,一般不超过++;几乎均有肾小管浓缩功能下降,出现夜尿、多尿、尿相对密度偏低;5～10 年后肾病加重,进而发展为尿毒症,17%～25%死于肾衰竭。

(2)尿路结石:痛风患者的尿呈酸性,因而尿中尿酸浓度增加,较小的结石随尿排出,但常无感觉,尿沉淀物中可见细小褐色砂粒;较大的结石可梗阻输尿管而引起血尿及肾绞痛,因尿流不畅继发感染成为肾盂肾炎。巨大结石可造成肾盂肾盏变形、肾盂积水。单纯尿酸结石 X 线上不显影,当尿酸钠并有钙盐时 X 线上可见结石阴影。

(3)急性梗阻性肾病:见于血尿酸和尿中尿酸明显升高,那是由于大量尿酸结晶广泛性梗阻肾小管所致。

27 如何应对痛风肾病

痛风肾病是由于血尿酸产生过多或排泄减少形成高尿酸血症所致的肾损害,临床表现可有尿酸结石,小分子蛋白尿、水肿、夜尿、高血压、血、尿尿酸升高及肾小管功能损害。本病西方国家常见,国内以北方多见,无明显的季节性,肥胖、喜肉食及酗酒者发病率高。男女之比为 9：1,85%为中老年人。本病如能早期诊断并给予恰当的治疗(控制高尿酸血症和保护肾功能),肾病变可减轻或停止发展,如延误治疗或治疗不当,则病情可恶化并发展为终末期肾衰竭而需要透析治疗。

(1)临床表现:①肾外表现为关节炎、痛风石、痛风结节、高脂血症、高血压及心力衰竭等。②肾损害表现为水肿、蛋白尿、高血压、夜尿,有肾结石者表现为腰痛、血尿或尿频、尿急、尿痛和发热。

(2)诊断依据:①30岁以上男性患者较多,常有家族遗传史。②常有关节病变。③尿呈酸性,尿蛋白轻微,肾小球及肾小管功能多有损害。④尿中常见鱼籽样砂粒,镜检呈双折光尿酸结晶。亦有排黄褐色结石者,分析成分为尿酸,X线能透过,故有阴性结石之称。⑤尿尿酸＞4.17mmol/L（＞700mg/dl）,血尿酸＞390μmol/L（＞6.5mg/dl）。

(3)治疗原则:①低嘌呤饮食(少食心、肝、肾、沙丁鱼及酒类等);②大量饮水:保持尿量每日＞2000ml;③碱化尿液:口服或静脉滴注碳酸氢钠;④避免使用抑制尿酸排泄的药物如呋塞米或噻嗪类利尿药;⑤可应用抑制尿酸生成和增加尿酸排泄的药物;⑥有肾结石和积水者请外科协助治疗;⑦急性肾衰竭及终末期肾衰竭患者行透析治疗。

(4)用药原则:①单纯的典型的高尿酸血症肾病患者,治疗以低嘌呤饮食、多饮水、保持尿量、碱化尿液及应用抑制尿酸生成和促进尿酸排泄药物即可。②如合并有肾或输尿管结石,合并肾积水者应尽快请泌尿外科协助诊治。③合并感染者积极应用抗生素。④发展至慢性肾功能不全患者,按尿毒症治疗,必要时透析(包括血液透析和腹膜透析)。

(5)疗效评价:①治愈。症状体征消失,血、尿尿酸正常,尿检查正常。②好转。症状体征基本消失,血尿尿酸下降。③未愈。症状体征无消失,血尿尿酸不下降。

小贴士

专家提示:尿酸性肾病,是原发或继发性高尿酸血症所致的肾损害。本病易误诊为风湿性关节炎、类风湿关节炎等病,故有关节痛者,应常规检查血、尿尿酸。关节痛呈"夜间发作、白天消失、昼夜分明"特征性表现,夜尿是肾受损的最早表现。戒酒(尤其是啤酒)、多饮水、口服碳酸氢钠是治疗的基本方法。慎重应用噻嗪类利尿药如氢氯噻嗪。

28 痛风患者为什么易患糖尿病

糖尿病是一种以血糖升高为主要特征,同时伴有体内糖、脂肪、蛋白质、水和盐代谢紊乱的全身慢性疾病。说到慢性即是病程比较长,说到全身性即全身各处都受影响,说到代谢性疾病是说糖尿病伴有很多代谢紊乱,不只是血糖不好,而且血脂、血压包括电解质、包括急性并发症的时候还有一些酸中毒,水的代谢紊乱、全身代谢紊乱。但需要指出的是,不是所有的糖尿病患者尿中都有糖,尿中有糖也不一定是糖尿病。在中医学上,一般将糖尿病划为中医所说的"消渴症"范畴,意思是消瘦加上烦渴。中医又根据其部位表现不同,将糖尿病(消渴)的"三多"划分为上消、中消与下消,即"多饮为上消,多食为中消,多尿为下消"。

　　据统计,痛风患者发生糖尿病的概率比一般正常人高2～3倍。有人统计 105 例高尿酸血症患者中,合并糖尿病者 17 人,占 18.09%,而同年龄组的 207 例无痛风者中仅有 20 人患糖尿病,占 9.66%。前者糖尿病的发生率约为后者的 2 倍。痛风和糖尿病同属新陈代谢性疾病。其发生均与体内糖、脂肪、蛋白质等的代谢紊乱有关。痛风患者易患糖尿病的原因还与遗传缺陷、肥胖、营养过剩及不喜欢活动等有直接的关系。此外,有人认为,血尿酸升高可能会直接损害胰岛 B 细胞,影响胰岛素分泌而引发糖尿病。

29 痛风是冠心病危险因素

　　冠心病是冠状动脉粥样硬化性心脏病的简称,是一种由于冠状动脉固定性(动脉粥样硬化)或动力性(血管痉挛)

狭窄或阻塞,发生冠状循环障碍,引起心肌氧供需之间失衡而导致心肌缺血缺氧或坏死的一种心脏病。因此,冠心病又称缺血性心脏病。而之所以将其称为粥样,是因为 16 世纪,一位古埃及医学专家,在自己的父亲病逝以后,大胆地做了一次尸体解剖研究,他发现在自己父亲的动脉血管壁上有一堆堆黄颜色的东西,像日常喝的麦片粥,他便给这些物质取名"粥样"。

根据近年来的研究,痛风频频发作的患者的血脂几乎是全面升高,其中三酰甘油最明显,其次是 α 脂蛋白和低密度脂蛋白胆固醇,而有益人体心血管的高密度脂蛋白胆固醇却明显降低。这就提示痛风可能是动脉硬化、冠心病的危险因素之一。有学者在用心电图评估并发心脏病发病率时发现,痛风组发病率是健康对照组的 2 倍,其中 11% 可见心肌缺血。美国心脏病协会已把痛风列为缺血性心脏病的危险因素及动脉硬化的促进因子;因为痛风如未好好治疗,持续的高尿酸血症会使过多的尿酸盐结晶沉淀在冠状动脉内,加上血小板的凝集亢进,均会加速动脉硬化的进展。所以说痛风作为冠心病的因素,应引起高度重视,若认识不足,将会延误防治时机。

30 痛风患者常伴高脂血症

高脂血症是指血中总胆固醇浓度和(或)三酰甘油浓度

超过标准值,称为高脂血症。它实际上是指血浆中某一类或某几类脂蛋白水平升高的表现,严格来说应称为高脂蛋白血症。近年来,逐渐认识到血浆中高密度脂蛋白异常也是一种血脂代谢紊乱。因而,有人建议采用脂质异常症统称之,并认为这一名词能更为全面准确地反映血脂代谢紊乱状态。但是,由于高脂血症使用时间长且简明通俗,所以至今仍然广泛沿用。目前,国内一般以成年人空腹血清总胆固醇超过 572mmol/L、三酰甘油超过 1.70mmol/L,诊断为高脂血症。将总胆固醇在 5.2～5.7mmol/L 者称为边缘性升高。

高脂血症或高三酰甘油血症明显与血尿酸增高有关。资料显示,痛风患者 75%～80% 伴有高脂血症。而高脂血症患者 60%～80% 伴有高尿酸血症。血尿酸与三酰甘油数值有显著的正相关。有学者认为高三酰甘油可降低肾尿酸排泄是痛风的原因之一。

在治疗原发性痛风时,随着血尿酸水平的下降及痛风症状的缓解,伴发病的某些症状如心绞痛、胸闷、心悸、头痛等明显改善。一些未用降血脂药物的高血脂患者,随着血尿酸水平的有效控制,血脂明显下降。所以对确诊为原发性痛风患者,应常规进行血脂、血糖、心电图、X 线摄片等检查,及早发现伴发病。而对于有上述伴发病的患者需多次查血尿酸及尿尿酸,及时治疗高尿酸血症。

31 痛风患者常伴高血压

痛风患者常伴高血压。有学者认为高尿酸血症与高血压病可能有相关性,并认为高尿酸血症是高血压的一个危险因子,有高尿酸血症者易患高血压病。高血压患者如发生高尿酸血症,其血尿酸水平常和肾血流动力学有关,能反映高血压病引起的肾血管损害的程度,并可作为肾硬化的一个血流动力学指标。病程愈长,尿酸愈高,病情愈重,肾血流损害愈重。其机制尚不清楚,可能是通过尿酸钠结晶直接沉积于小动脉壁而损害动脉内膜引起动脉硬化加重高血压。痛风患者如合并高血压,可影响尿酸排泄,使高尿酸血症更加明显。其机制可能是高血压本身有引起肾功能减退的趋向,进而影响肾排泄尿酸的功能。

(1)高血压病可引起肾小动脉硬化。

(2)高血压时血管紧张素儿茶酚胺浓度升高,使肾血流量减少,肾小管缺氧乳酸生成增多,后者对尿酸排泄有竞争性抑制作用,使尿酸分泌减少,影响肾排泄尿酸,造成尿酸潴留。

(3)高血压患者长期使用某些利尿药如噻嗪类、氨苯蝶啶等,亦影响肾小管对尿酸的排泄,使尿酸排出减少。

总之,高血压病与痛风可能互为因果,互相促进,高尿酸血症与同时存在的高血压引起的不同程度的动脉粥样硬化和肾硬化共同导致肾血流的降低和恶化,从而加重了病情的发展。但其确切的关系有待进一步研究。

小贴士

　　痛风常合并发生高血压,每日盐分摄取量必须控制在 8g 以下,并避免经常摄取腌渍、罐头等含盐分较高的食物。因为治疗高血压常使用利尿药,会抑制尿酸排泄,而使尿酸值升高,因此,同时有高血压和痛风的患者,应避免使用利尿药治疗高血压。

32 痛风合并高血压时用药注意事项

　　痛风合并高血压时治疗上必须注意的是,高血压治疗上之首选药物往往是降压利尿药,此药会使血液中之尿酸值升高,这点对痛风的治疗降低尿酸的作用刚好相反,因此,原则上痛风或高尿酸血症的患者,最好避免使用降压利尿药。然而并非所有降压利尿药均会使尿酸升高,也并非降压利尿药均会令所有人的尿酸值升高,依统计大约 30% 的人会造成高尿酸血症而已,而这些人多少均和遗传有关,因此高血压患者,在开始使用降压利尿药 6 个月之内必须定期(1 个月 1 次)抽血检查血中尿酸值是否有升高的现象,如果有的话必须尽快做适当的处理。降压利尿药会使尿酸上升的原因,主要是降压利尿药在肾的细尿管部分,会把将排出体外的尿酸重吸收进入血液内,因此,造成血液中尿酸升高的现象。另外从高血压治疗的观点来看,为了调节痛风患者尿之酸碱度所服用的碳酸氢钠,对高血压确实有负面的影响,因为碳酸氢钠含有 70%的钠盐,而钠盐刚好有血压升高的作用,因此,痛风合并高血压时应尽量减少碳酸氢钠的服用量,还好目前已开发一种含钠盐成分很少的尿液酸碱调节药,正好可替代碳酸氢钠,但可惜目前还未引进国内,相信不久即可引进国内,届时痛风合并高血压时,尿之碱性化的问题即可解决。

33 痛风可引起腹泻吗

据统计 5%～20%的慢性痛风患者常出现腹泻。可能原因包括代谢紊乱后胰腺分泌消化酶减少、过量服用含镁的抗酸药、上消化道内细菌过多(正常情况下是没有的)等,虽然解释很多,但确切原因还不清楚。也有人认为,痛风性腹泻是由于调控肠道蠕动的神经受到损害引起的,所以要治疗腹泻还是请医生帮你拿个主意。因为对不同的情况所采取的措施是不一样的。比如,若腹泻是由于消化酶过少引起的,只需在吃饭的时候服用酶片就能解决问题。如果腹泻的原因不明,仍然可以采用一些办法,像增加大便硬度和减少肠道蠕动等。总之,无论导致腹泻的原因是什么,都应该认真对待这一问题,也值得花一点时间去做一下检查,因为治愈腹泻还是比较容易的。

34 痛风患者死亡的四大原因

单纯的高尿酸血症及一般的痛风性关节炎发作,本身不会直接造成患者死亡。下列几种情况则是引起痛风患者死亡的原因。

(1)痛风造成肾病变,肾功能受到损害,最后发展为慢性肾衰竭和尿毒症致死。它占病死原因的 20%～30%。极少数痛风患者在痛风急性发作时血尿酸明显升高,可在短期内发生急性肾衰竭而导致死亡。

(2)皮肤的痛风石破溃后未及时采取治疗措施,又不注意清洁卫生,结果造成细菌感染,蔓延到血内引起菌血症和败血症而致死,这种情况也十分少见。

(3)痛风性肾结石或肾盂积水、膀胱结石等容易引起顽固性泌尿系统感染,尤其是肾盂肾炎。有时由于未及时给予彻底治疗而引起脓肾或坏死性肾乳头炎、败血症等而致死。

(4)痛风并存的一些疾病如高血压、动脉硬化、冠心病、糖尿病等也是重要的病死原因,例如脑血管意外(脑中风)、心肌梗死、心力衰竭、致命性心律失常以及糖尿病引起的一些急、慢性并发症等。这些并存的疾病在痛风患者的病死原因中占有一定的比例。因此,除积极治疗痛风外,应高度重视对这些并存疾病的防治,这可使痛风患者的病死率大大降低。在年龄较大的痛风患者(尤其是 55 岁以上)中,其病死的主要原因是上述心血管疾病,而不是肾病变。所以,积极防治心血管疾病显得尤为重要。

35 痛风误诊的四大原因

第一,医生缺乏对痛风的认识和了解:痛风的首要症状是关节疼痛,但对于关节疼痛的患者,人们还是习惯按传统的诊治观念,首先考虑风湿性、类风湿、化脓性关节炎或骨关节炎等,而忽视了痛风的存在。

第二,医生不熟悉症状和询问病史不全面:典型痛风的首发症状是高嘌呤饮食后诱发踇趾或第一跖趾关节炎。但有部分痛风患者表现为踝、膝、腕和指关节炎反复发作,有些伴有关节红、肿、热、痛,而被误诊为风湿性关节炎或化脓性关节炎。痛风本身是一种慢性迁延性疾病,有些病程长而未经系统治疗的患者,尿酸盐在关节内逐渐沉积,炎症反复发作,引起周围组织纤维化、关节僵硬畸形、活动受限,易误诊为类风湿关节炎。

第三,对常见的并发症不能具体甄别:本病好发于中老年,病程长,并发症多。由于长期尿酸盐血症,大量尿酸盐结晶沉积于肾组织、肾盂肾盏内形成结石,引起肾结石、间质性肾炎、肾盂损伤等,严重者肾功能逐渐减退,这也是痛风最严重的并发症。而临床上人们往往仅注意肾本身的损害而没有进一步深究其原发病的存在。

第四,过分依赖各种检查结果:血尿酸水平与患者化验当时的饮食成分密切相关,而痛风患者在发病间歇血尿酸是正常的,所以不能因为一时血尿酸水平正常而否认本病,而是应该结合临床进行全面分析。某些痛风患者化验血尿酸始终阴性,后在耳轮找到痛风结石,活检证实为尿酸结晶而诊断为痛风。

36 容易误诊为痛风的 5 种疾病

(1)足踇趾外翻:足踇趾极端的向外弯(向第 2 足指头)称为踇趾外翻,主要因素除先天结构异常外,后天大都为长期穿高跟鞋,由于鞋子前端狭窄使足趾紧挨,踇趾呈现向外弯曲,久而久之,踇趾的基部关节向外凸出,其旁边的"滑囊"被夹在鞋与骨头间,饱受压迫和摩擦以致发炎。足踇趾外翻所引起的疼痛与痛风发作位置相同,所以常被当作痛风;此症好发于 40 岁以上、穿高跟鞋及日常穿鞋时间过长的女性。

（2）退化性关节炎：退化性关节炎又称骨关节炎，以关节疼痛、肿胀、僵硬为主要症状，全身关节都可能发生，但最常发生在膝、髋、手部关节和脊椎；因膝关节长期负荷全身重量，是退化性关节炎的好发部位，患者走路会感到疼痛，晨起有僵硬感，严重时可因关节液堆积而形成肿胀。退化性关节炎易和痛风混淆，通常患者无法自我分辨，最好还是寻求免疫风湿科医师确定诊断。

（3）蜂窝织炎：蜂窝织炎是一种皮肤伤口的细菌感染，当细菌感染已侵犯皮肤皮下脂肪层，因皮下脂肪本身的排列方式就有点像蜂窝，所以这类炎症又称为蜂窝织炎；它可能直接发生在伤口部位，也有可能会出现在伤口邻近皮肤上，较常好发在脸部与腿部。由于痛风患者的足大跗趾关节本来就易受尿酸结晶的侵蚀，容易遭细菌感染，因此也常混淆。

（4）假性痛风：假痛风好发于老年人，也是有突然发生关节痛的症状，但这是和真痛风不同的疾病。真痛风是因尿酸沉积在足或手大跗趾（指）关节所引起的疾病，和高尿酸血症有关，但假痛风是因关节软骨的钙化的疾病，常在关节的 X 线摄片时发现。

（5）复发性风湿性关节炎：复发性风湿性关节炎的临床征兆与痛风有时候非常相似，如不仔细检查很容易误诊，治疗上在发作时服用非类固醇止痛消炎药为主，没有症状时无须服药，除非关节炎经常发作，影响病患生活及困扰工作时,才可考虑使用抗风湿药物来治疗。

37 痛风应做哪些检查

(1)血清尿酸盐测定:血清尿酸盐水平因不同的检测方法结果不一。男性正常值尿酸酶法为 1.43～4.16mmol/L(每 100ml 血液 24～70mg),女性为 0.95～2.98mmol/L(每 100ml 血液 16～50mg)。

(2)尿液尿酸测定:正常饮食 24 小时尿酸排出在 600mg 以下。虽然因有半数以上痛风患者小便尿酸排出正常,对诊断帮助不大,但通过尿液检查了解尿酸排泄情况,对选择药物及鉴别尿路结石是否由于尿酸增高所致有所帮助。

(3)滑囊液检查:急性期如踝、膝等较大关节肿胀时可抽取滑囊液进行旋光显微镜检查,于白细胞内可见双折光的针形尿酸钠结晶,有诊断学意义。

(4)X 线检查:早期急性关节炎除软组织肿胀外,关节显影正常,反复发作后才有骨质改变,首先为关节软骨缘破坏,关节面不规则,关节间隙狭窄,病变发展则在软骨下骨质及骨髓内均可见痛风石沉积,骨质呈凿孔样缺损,无论缺损范围大小,其边缘均锐利,缺损呈半圆形或连续弧形的形态,骨质边缘可有增生反应。

(5)痛风石特殊检查:对痛风结节可做活组织检查,或特殊化学试验鉴定,还可做紫外线分光光度计测定及尿酸酶分解测定。

(6)常规检查：常规检查是全面了解人体健康状况所必须的，有条件者应尽量进行血常规、大小便常规、肝肾功能、B 超、心电图、全胸片检查。

38 痛风不一定必做 X 线检查

痛风患者看医生过程中多数都在不同的医院做过多次骨关节 X 线检查，有的患者短期内多次摄 X 线片。造成患者多次照 X 线的原因，主要是痛风病早期不容易明确诊断，有些医生担心误诊误治，就反复照 X 线以明确诊断。

从痛风病的临床表现来看，痛风骨关节 X 线影像对痛风的诊断价值并不大，因为只要骨破坏和痛风石出现就已不是痛风的早期，待 X 线征象出现典型表现时，绝大多数患者早已诊断明确。X 线检查的主要意义在于评估痛风的进展和尿酸对组织的破坏程度，或者用来评估治疗的效果。痛风者多年反复发病，关节及附近出现结石或骨关节有被尿酸盐破坏的可能时，应做 X 线摄影以确定结石的大小、有无侵蚀骨关节及破坏的程度、决定是否需要手术，如结石及骨破坏范围小不需手术时，可根据 X 线检查结果选择降尿酸药的种类和剂量。所以痛风的骨关节 X 线检查，对其后期制订治疗方案有重要的指导意义而不是确诊意义。

小贴士

痛风患者判断治疗效果的指标：一是痛风性关节炎不再发作，关节功能及形态均保持正常；二是无痛风石和泌尿系统结石；三是常见合并症（高血压、高脂血症、肥胖、糖尿病、动脉硬化和冠心病）得到有效控制；四是血尿酸长期稳定在正常范围，尿常规和肾功能正常，关节 X 线检查正常。达到这 4 条指标，说明治疗方案可行，治疗效果良好。

39 痛风确诊后如何应对

一旦被确诊为痛风，首先应该到综合性医院的痛风专科就诊，做相关的检查，来找出痛风的原因及是否存在并发症。如果是继发性痛风，在原因去除之后尿酸值通常会恢复正常；如果是原发性痛风，一般来讲原因很难明确，并且占发病的大多数。虽然说痛风是一种比较容易治疗的疾病，但这是建立在有专科医师指导和规范治疗的基础上的。如果早期进行合理治疗，一般均能得到良好康复，极少发生严重的并发症。如果长期误诊、不予治疗或不正规治疗，可能会发展为慢性痛风性关节炎、痛风石形成、关节畸形、痛风性肾病、肾功能不全和尿路结石等多种并发症,失去了痛风治疗的最佳时期。疾病发展到了晚期,治愈的难度往往会大大增加,到最后就连临床症状也难以控制。现在,发达国家痛风已很少发生严重并发症,但国内巨大痛风石还很常见,甚至发生残废,这种情况的发生主要是患者、医生对痛风及其并发症不重视的结果,也有误诊漏诊和不正规治疗的原因。

40. 痛风与风湿和类风湿关节炎的鉴别

痛风是一个嘌呤代谢紊乱所引起的以关节、结缔组织和肾的炎性变化为主的代谢性疾病。当体内嘌呤代谢产物尿酸产生过多,超过肾排泄能力时,尿酸即在血液及组织内积聚,形成"痛风"。在急性发作期常表现关节疼痛、红肿,很易误诊为风湿性关节炎。二者的区别如下。

痛风几乎见于 40 岁以上的男性,常表现夜间突然发作剧烈疼痛,多以急性关节炎,呈红、肿、痛开始,72 小时达到顶峰,一两周可自行消失,数年再发作。当进食含嘌呤多的饮食,如动物内脏、沙丁鱼、酵母、烟、酒等,高尿酸在血液和组织内积聚易形成痛风石,多见趾骨关节周围,亦可形成肾结石等。

急性风湿性关节炎是与链球菌感染有关的变态反应性

疾病，多见于青少年，多发作于关节受风湿之后，常表现在大关节，如膝盖、踝、肘、腕等关节的游走性关节炎，心肌及瓣膜同时损伤，也就是这个病可同时表现"舔关节、咬心脏"。

痛风和急性风湿性关节炎两者的治疗截然不同。痛风是用抗嘌呤代谢、促尿酸排泄的药物，如秋水仙碱控制症状。而风湿性关节炎是采用水杨酸类药物。随着时间的推延，痛风因屡屡发作，不仅组织损害，而且骨质的关节端有侵蚀，再加上痛风石的沉积，使关节呈慢性炎症和关节畸形，很易与类风湿关节炎相混淆。

类风湿关节炎是一种以关节病变为主的慢性全身性的自身免疫性疾病，有遗传性，是一个慢性顽症，病因不清楚，与多种综合因素作用相关。不及时治疗几乎所有内脏器官都会受累：全关节可发生破坏性病变，引起关节慢慢变畸形、强直，双手呈鸡爪状、功能丧失，甚至瘫痪，骨和骨骼肌萎缩，还常常伴有关节外的症状，化验可见类风湿因子阳性。

痛风好诊断，测血尿酸升高、摸到痛风石就可以确定。风湿性关节炎单独存在很少见，多为大关节炎。在急性期多有风湿性心肌炎，慢性期患"风湿性心脏病"。化验抗链球菌溶血素"O"实验（ASO）阳性。类风湿关节炎是慢性的顽症，关节畸形、功能丧失明显，呈僵直或瘫痪，类风湿因子阳性。

41 风湿与类风湿有哪些区别

风湿性关节炎与类风湿关节炎虽然仅有一字之差,但疾病症状相差很大。风湿性关节炎是风湿热的一种表现。风湿热是由 A 组乙型溶血性链球菌感染所致的全身变态反应性疾病,病初起时常有丹毒等感染病史。风湿热起病急,且多见于青少年。风湿性关节炎可侵犯心脏,引起风湿性心脏病,并有发热、皮下结节和皮疹等表现。

风湿性关节炎有两个特点:一是关节红、肿、热、痛明显,不能活动,发病部位常常是膝、髋、踝等下肢大关节,其次是肩、肘、腕关节,手足的小关节少见;二是疼痛游走不定,一段时间是这个关节发作,一段时间是那个关节不适,但疼痛持续时间不长,几天就可消退。血化验血细胞沉降率加快,抗链球菌溶血素"O"升高,类风湿因子阴性。治愈后很少复发,关节不留畸形,有的患者可遗留心脏病变。

类风湿关节炎则属自身免疫性疾病,虽不属于遗传性疾病,但可能与遗传因素有关,多发生于 20—40 岁女性。早期症状多为关节疼痛、肿胀、发僵、活动不便,时轻时重,反复发作,迁延不愈,常遗留骨关节强直畸形。虽然少数患者可有心血管疾病,但绝大多数患者无心脏症状,类风湿因子阳性。由此可见,风湿与类风湿虽然都是关节炎,都有关节疼痛症状,但并不是同一种病,不能混为一谈。

42 什么是假性痛风

有了痛风,居然还有假性痛风,这究竟是怎么一回事?

假性痛风指的是焦磷酸钙双水化物结晶沉着于关节软骨所致的疾病。由于它是在 1961 年研究痛风的关节液时发现的,故称为假性痛风。它又可称焦磷酸钙双水化物沉积症或软骨钙化症,是由焦磷酸钙双水化物结晶诱发的滑膜炎。

假性痛风男女发病率相似,40 岁以下发病者少见,但在老年人中,年龄愈大患病率愈高,从放射学软骨钙化看,65—74 岁阳性者占 15%,84 岁以上者可高达 44%。与痛风不同,假性痛风与无机焦磷酸盐的产生和排泄无明显关联。假性痛风的急性发作多是在结晶由软骨脱落至滑囊后,而促使脱落的因素可能又很多,如创伤、甲状旁腺手术后,并发另一急性炎性关节炎等。此病急性发作时突然起病,关节呈红、肿、热、痛的表现,关节腔内常有积液。最多发生于膝关节及其他常见的髋、踝、肩、肘、腕等大关节,偶尔累及指、趾关节,但很少像痛风那样侵犯大姆趾。常为单个关节急性发作。手术和外伤可诱发。慢性的可侵犯多关节,呈对称性,进展缓慢,与骨关节炎相似。

假性痛风的临床表现与痛风相似,但较轻,四肢小关节较少受累,而痛风好发于四肢小关节。急性发作时血细胞沉降率增快,白细胞增高,血尿酸值不高。关节滑液中可发现焦磷酸钙双水化物结晶。X 线片上可见关节软骨呈点状和线状钙化斑。急性期应适当休息,服用布洛芬、萘丁美酮、双氯芬酸钠(扶他林)等非甾体抗炎药。秋水仙碱对急性关节炎似也有效,但对预防发作无效。必要时,可抽取关节液,关节内注射激素。关节破坏严重,经多方治疗无效者,可考虑手术治疗,如行滑膜切除、人工关节置换。

43 什么是痛风石

　　约有半数痛风患者在发病过程中,会出现一种坚硬如石的结节,称为"痛风石",又名痛风结节。这是尿酸钠结晶沉积于软组织引起慢性炎症及纤维组织增生,形成的结节肿。痛风石最常见于耳郭和手指、足趾关节。在关节附近的骨骼中侵入骨质,形成骨骼畸形,或使骨质遭受损毁。这种痛风结节也可在关节附近的滑囊膜、腔鞘与软骨内发现。痛风石大小不一,小的如砂粒,大的可如鸡蛋。血尿酸浓度越高,病程越长,发生痛风石的机会也就越多。痛风石逐渐增大后,其外表皮肤可能变薄溃破,形成窦道,排出白色粉笔屑样的尿酸盐结晶物,经久不愈。发生在手足肌腱附近的结石,常影响关节活动,有时需手术治疗。

　　沉积痛风石的部位很多,包括耳朵、手部、肘部、跟腱、足踝或足趾,有时候更会引起局部溃疡,不易愈合,甚至于需接受截除手术。严重患者且会引起关节变形或慢性症状,足部变形严重时可能造成患者穿鞋上的严重问题。此外,发生肾结石的危险性随血清中尿酸浓度增高而增加,且也常会引起肾病变,肾衰竭后可能需接受血液透析,这也是引起痛风患者病死的主要死因之一。

44 痛风的治疗原则与目的

痛风治疗的总原则是合理的饮食方案、充足的水分摄入、规律的生活习惯、有效的药物控制和定期随访复查。痛风治疗的目的是:减少尿酸合成,促进尿酸排泄,纠正高尿酸血症;阻止痛风急性发作,最大限度地减少发作次数;防治痛风石、痛风性肾病与痛风性尿路结石;防治与痛风相关的疾病,包括高血压、高脂血症、糖尿病、肥胖症、动脉硬化和冠心病等;科学地进行健康指导,提高生活质量。

45 痛风治疗有效的指标

经过积极的综合治疗,如能达到以下指标,说明治疗效果良好。

(1)痛风性关节炎不再发作,关节功能及形态均保持正常。

（2）无痛风石和泌尿系统结石。

（3）常见合并症（高血压、高脂血症、肥胖、糖尿病、动脉硬化和冠心病）能得到有效控制。

（4）血尿酸长期稳定在正常范围（最好在 360μmol/L 以下），尿常规和肾功能正常，关节 X 线检查正常。

第2法

科学饮食控制痛风的发作

1 科学饮食可降低痛风的发作

痛风是一种终身性疾病,痛风的发病频率、持续时间与病情程度是可以控制的,有效的治疗和持续饮食控制可以减轻痛风给我们自身、给我们的家庭和社会带来的沉重负担。随着我们生活水平的提高,饮食结构发生了很大改变。过去的食物多来源于植物,日常生活多以粗粮、蔬菜为主,间或有些肉蛋;现在的食物常源自动物,日日有鸡、鸭、鱼、肉,顿顿缺稻、粱、黍、稷。据资料调查结果显示,痛风病的发生率在逐年上升,从健康体检人群中也发现了不少痛风高发病人,之所以出现这样的结果,与我们日常少了粗茶淡饭、多了佳肴美味有很大的关系。鉴于目前还没有根治痛风病的更好方法,有效的控制饮食在明显缓解痛风症状方面就显得尤为重要,所以患了痛风的朋友和容易患痛风的朋友,一定要从饮食结构和营养结构两方面尽早实施饮食防范措施,并且要终身坚持科学、合理、适量摄入蛋白质和脂肪,保持体内蛋白质与脂肪代谢平衡,以控制尿酸水平、降低痛风发作危险。

2.痛风患者的饮食原则是什么

痛风患者应遵守的饮食原则如下。

(1)保持理想体重,超重或肥胖就应该减轻体重:不过,减轻体重应循序渐进,否则容易导致酮症或痛风急性发作。

(2)限制高嘌呤食物:过去主张用无嘌呤的饮食或严格限制富含嘌呤的食物,在限制嘌呤时,也限制了蛋白质,长期食用对全身营养带来不良的影响。目前主张根据不同的病情,决定膳食中的嘌呤含量,限制含嘌呤高的食物。急性痛风时,每天嘌呤量应控制在 150mg 以下,以免增加外源性嘌呤的摄入。禁止食用含嘌呤高的食物,如肝、胰、沙丁鱼、凤尾鱼、鳗鱼、鲭鱼、肉汁、小虾、肉汤、扁豆、干豆类。

(3)按比例摄取蛋白质:蛋白质可根据体重按照比例来摄取,1kg 体重应摄取 0.8～1g 的蛋白质,并以牛奶、鸡蛋为主。如果是瘦肉、鸡鸭肉等,应该煮沸后去汤食用,避免吃炖肉或卤肉。

(4)限制脂肪摄入量:为了促进尿酸的正常排泄,主张用中等量或较低量的脂肪,一般每日摄入量按每千克体重 0.6～1g 为宜。痛风并发肥胖者,脂肪摄取应控制在总热量的 20%～25%以内。

（5）控制糖类摄入：糖类可促进尿酸排出，患者可食用富含糖类的米饭、馒头、面食等。糖类的摄入应加以控制，痛风患者每日按每千克体重 4～5g 为宜，占总热量的 50％～55％。

（6）限制热量摄入：因痛风症患者多伴有肥胖、高血压和糖尿病等，故应降低体重、限制热量。体重最好能低于理想体重的 10％～15％，热量根据病情而定，一般为1498～1798kcal（1 kcal＝4.184kJ）。切忌减重过快，应循序而进。减重过快促进脂肪分解，易诱发痛风症急性发作。

（7）供给充足的维生素和碱性食物：膳食中的维生素一定要充足，许多蔬菜和水果是碱性食物，既能够碱化尿液，又能供给丰富的维生素和无机盐。

（8）慢性痛风或缓解期的饮食：慢性痛风或缓解期的痛风，应给予平衡饮食，可以适当放宽嘌呤摄入的限制，可自由选食含嘌呤少的食物，嘌呤的每日摄入量应在 75mg 以内。同时，维持理想的体重。瘦肉煮沸去汤后与鸡蛋、牛奶交替食用，防止过度饥饿，平时应注意多饮水，少用食盐和酱油。

（9）咖啡、茶和可可的重新认识：过去曾经有人建议禁用咖啡、茶和可可，因为它们含有可可碱、茶碱和咖啡因，可诱发痛风。但经动物实验证明，可可碱、茶碱和咖啡因在人体代谢中生成甲基尿酸盐，并非是引起痛风的尿酸盐，而且甲基尿酸盐并不沉积在痛风石中。因此，认为禁用咖啡、茶叶和可可缺少一定的科学根据，目前认为可以选用咖啡、茶叶和可可，但要适量。

(10)大量喝水：每日饮水量推荐 3000ml，可起到增加尿量（最好每天保持 2000ml 左右的排尿量），促进尿酸排泄及避免泌尿系结石形成的作用。

(11)少吃盐：对合并高血压病、心脏病、肾损害者应限制盐的摄入，每日不超过 6g 为宜，一般控制在 2～5g。

(12)控制乙醇摄入：乙醇容易使体内乳酸堆积，对尿酸排出有抑制作用，易诱发痛风。啤酒最容易导致痛风发作，应绝对禁止。

(13)少用强烈刺激的调味品或香料：中医还强调避免刺激性的饮料。碱性饮料，如可乐、雪碧、汽水、苏打水等可以碱化尿液，有助于尿酸排泄，可以选用。

(14)多吃蔬菜、水果：果蔬中除了菠菜、豆苗、黄豆芽、绿豆芽、菜花、紫菜、香菇的嘌呤量高外，其他皆可放心食用。

3. 食物嘌呤含量的高低划分

按嘌呤含量的高低，人们把饮食分为高嘌呤、中嘌呤、较少嘌呤和很少嘌呤 4 类。痛风患者的食用原则是低嘌呤食物可以放心食用；中等嘌呤食物限量；高嘌呤食物应禁忌。

(1)嘌呤高的食物：每 100g 食物含嘌呤 100～1000mg，肝、肾、胰、心、脑、肉馅、肉汁、肉汤、鲭鱼、凤尾鱼、沙丁鱼、鱼卵、小虾、淡菜、鹅、斑鸡、石鸡。

(2)含嘌呤中等的食物：每 100g 食物含嘌呤 75～

100mg,鲤鱼、鳕鱼、大比目鱼、鲈鱼、梭鱼、贝壳类、鳗鱼及鳝鱼;熏火腿、猪肉、牛肉、牛舌、小牛肉、兔肉、鹿肉,鸭、鸽子、鹌鹑、野鸡、火鸡。

（3）含嘌呤较少的食物:每 100g 食物含嘌呤＜75mg。这类食物主要有青鱼、鲱鱼、鲑鱼、鲥鱼、金枪鱼、白鱼、龙虾、蟹、牡蛎;火腿、羊肉、牛肉汤、鸡、熏肉;麦片、面包、粗粮;芦笋、四季豆、青豆、豌豆、菜豆、菠菜、蘑菇、干豆类、豆腐。

（4）含嘌呤很少的食物:这类食物有大米、小麦、小米、荞麦、玉米面、精白粉、富强粉、通心粉、面条、面包、馒头、苏打饼干、黄油小点心;白菜、卷心菜、胡萝卜、芹菜、黄瓜、茄子、甘蓝、芜青甘蓝、甘蓝菜、莴笋、刀豆、南瓜、倭瓜、西葫芦、番茄、山芋、马铃薯、泡菜、咸菜;各种水果。蛋、乳类:鲜奶、炼乳、奶酪、酸奶、麦乳精;饮料:汽水、茶、咖啡、可可、巧克力;各种油脂、花生酱、洋菜冻、果酱、干果等。

小贴士

痛风病是由尿酸生成增加或尿酸排泄减少引起尿酸与钠结合成的尿酸钠盐在体内沉积所致。痛风能引起我们身体的剧烈疼痛感,很多发病的朋友有难以忍受的针扎感,这种疼痛是一般人难以耐受的,有的朋友形容其发作起来"疼得要人命"。痛风引起的晚期变化大多发生在我们的关节和柔软组织处,严重者可引起关节肿胀、变形。痛风俗称帝王病,最早多流行于欧洲一些国家的富贵阶层中间,罗马皇帝查尔斯五世 28 岁时就患上痛风病,其后半生受尽痛风折磨;西班牙菲利普二世登上皇位不久就患了痛风,至 65 岁已被痛风病致残,吃饭穿衣都不能自理。从亚历山大大帝、马丁路德,到牛顿、富兰克林,这些历史上的风云人物皆被痛风病所影响,其生活质量大大降低,终身与痛苦为伴。痛风对身体的损害、对工作与生活的影响不可低估,据世界卫生组织统计,痛风病人平均寿命比正常人要减少 20～30 年。

4. 食物有寒热温凉之分吗

按照中医理论,食物作用于人体所发生的反应有"四气",即寒、凉、温、热。此外,还有一种没有明显寒凉或温热性质的食物,称为平性。于身体相宜的食之有益,于身体有害的应该禁忌。为此,人的食补要按照辨证进补的原则,"寒者热之,热者寒之,虚则补之,实则泻之",因人、因时、因病而异。当人们知道各种食物的性味后,就可以依照中医这一原则合理选择食物。譬如老年人脏腑功能减退,从中医的理论而言,主要是阴阳平衡失调。食补就要根据人体阴阳偏胜偏衰的情况,有针对性地调补,以使脏腑功能达到平衡。如热体、热病宜多食寒凉性食物;寒体、寒病,就要多食温热性食物。只有这样的食补才能相"宜",达到预期的效果。

5. 蔬菜类食物的碱性与寒热属性

蔬菜不但是重要的副食,而且是人体所需维生素的重要来源,虽曰补充辅助,但从人体功能方面而言,却是不可缺少的。蔬菜是人们膳食的重要组成部分,含有人体所需各种营养素,其成分的主要特点为:水分含量高,蛋白质和脂肪含量低,但维生素 C 及胡萝卜素、无机盐及膳食纤维却十分丰富,为人们膳食中这些营养素的主要来源。蔬菜有深色和浅色两类区别,深色的营养价值一般较优于浅色蔬菜。蔬菜品种繁多,在饮食营养治疗中有举足轻重的作用。但不同的蔬菜对于不同的体质和痛风患者,各有不同。

（1）属于寒性的碱性食物有:莼菜、马齿苋、蕺菜（鱼腥草）、蕹菜、番茄、佛手瓜、西葫芦、竹笋、海带。

（2）属于凉性的碱性食物有:莲藕、魔芋、慈菇、粉葛、甜菜（紫菜头）、萝卜、旱芹、苋菜、茄子、莴苣（莴笋）、茭白、苦瓜、油菜、菠菜、蘑菇、生菜、菜花、金针菇、冬瓜、黄瓜、丝瓜。

（3）属于平性的碱性食物有:百合、胡萝卜、大头菜、茼蒿、荆芥、白菜、甘蓝、猴头、黑木耳、荠菜、银耳、番薯(红薯)、马铃薯(土豆)、芋头。

（4）属于温性的碱性食物有：山药、洋葱、薤白(野蒜)、香椿、韭菜、芫荽、甜椒、南瓜、生姜、葱。

（5）属于热性的碱性食物有：大蒜、辣椒、胡椒。

6. 药食两用类食物的碱性与寒热属性

我国的药材资源丰富，不同药材，使用范围不一样。国家卫生部早就公布过 87 种药食两用的材料，包括陈皮、大枣、山药等。这一类材料基本安全，痛风患者可以根据自身习惯，适当食用。第二类共有 114 种药，属于在医生指导下，可用于保健食品的添加剂，常见的有当归、五味子、珍珠粉、蜂胶等。最后一种属于禁止加入药膳的材料，诸如八角莲、千金子、六角莲等，这些药材在中药中属于"有毒物"，如若不慎添加，肯定会对人体造成伤害。在药膳的补益过程中，对于痛风患者而言，根据疾病的寒热温凉，对症以下中药材较为安全。

（1）属于寒性的碱性食物有：石斛、芦根。

（2）属于凉性的碱性食物有：菊花、薄荷、地黄、白芍、西洋参、沙参、决明子。

（3）属于平性的碱性食物有：黄精、天麻、党参、茯苓、甘草。

(4)属于温性的碱性食物有:何首乌、砂仁、冬虫夏草、桂花、川芎、黄芪、人参、当归、肉苁蓉、杜仲、白术。

(5)属于热性的碱性食物有:肉桂。

7. 水果类食物的碱性与寒热属性

水果大都色彩鲜明,香甜适口,大多数人喜欢食用。我国水果的种类大概有10 000多个品种,可称世界之最。水果可以说老少皆宜,尤其是水果对于人有十分重要的作用。水果吃在口中,是令人回味无穷的人间美食,不同的水果各具有不同的滋味,既可同蔬菜一起共同供给人们多种营养成分,又含有丰富的维生素、微量元素及多种营养物质,又可以调剂不同口味,还可以在治疗疾病中充当不同角色。老年人常吃水果,有滋补强身,延年益寿的功效。水果以柑橘类的营养价值较高,此外,水果还含有各种有机酸、芳香物质、色素等成分,这些物质虽非营养素,但对增进食欲、帮助消化,对丰富人膳食具有重要意义。

(1)属于寒性的碱性食物有猕猴桃、柿子、桑椹、无花果、甘蔗、香蕉、荸荠。

(2)属于凉性的碱性食物有梨、枇杷、橙子、柑橘、芒果、罗汉果、苹果。

(3)属于平性(阴性系列中属于比阴阳、比阳阴的一种)的碱性食物有葡萄、山楂、石榴、木瓜、龙眼(桂圆)、槟榔、橘子、荔枝、柠檬。

（4）属于热性的碱性食物有桃子、樱桃。

（5）坚果类：①属于平性（比阴阳，比阳阴）的碱性食物有大豆（黄豆）；②属于温性的碱性食物有恰玛古、栗子、杏仁。

8. 饮料类食物的碱性与寒热属性

从饮水安全的角度讲，成年人喝白开水比喝饮料好。从成分看由于饮料中添加了不少含糖物质、香精和色素，饮用后不易使人产生饥饿感，因此，用饮料代替饮用水，不能完全起到给身体补水的作用，而且还会降低食欲，影响消化和吸收。从健康的角度来看，白开水是最好的饮料，它不含热量，不用消化就能被人体直接吸收利用。而饮料中含有大量的糖类物质，含糖饮料会减慢胃肠道吸收水分的速度，长期大量喝饮料，对人体的新陈代谢会产生一些不良影响。过量饮用含糖饮料，还可促使人体变胖，影响主食的食用，为诱发许多"富贵病"打下基础。现在生活中时尚的一些饮料口感虽好，也不宜多喝，就是想喝每天摄入量也应控制在 1 杯左右，最多不要超过 200ml。而对于糖尿病患者和患有痛风的人来说，则最好不要喝饮料，过多的饮用会造成疾病的加重。而喝白开水则没有喝饮料的这些负担，所以说喝饮料不如喝白开水好。不过对于痛风患者而言，以下饮料根据不同的体质科学选用还是有益的。

(1)属于凉性的碱性食物有茶叶。

(2)属于平性的碱性食物有葡萄酒、豆浆、牛奶、蜂蜜。

(3)属于温性的碱性食物有咖啡。

小贴士

痛风自古即有,但人们却一直迟至19世纪才搞清楚此病与血液中尿酸增多有密切的关系。虽然痛风与尿酸增高有密切关系,但因引起痛风的病因复杂、多样,痛风是由多重因素综合所造成的,并不是某个单一诱因就可引发痛风,所以我要给朋友们强调一点,即血液中尿酸水平增高并不就是痛风,或者说尿酸水平高的人并不一定会发展为痛风病,但尿酸水平升高对于我们来讲是个危险信号,朋友们不能简单地认为这仅仅是一个名称和概念,而要提高警惕,加强监测,要从需不需要进行饮食调养、什么时候进行饮食调养、怎样进行饮食调养与饮食调养持续时间长短等方面做些实际行动。根据报道,有$10\%\sim12\%$的长期高尿酸血症人群会进展为痛风。痛风最可靠的诊断依据为急性发作时抽取关节液检查是否有像牙膏的糊状物——尿酸盐结晶沉积。

9. 调味类食物的碱性与寒热属性

有的人说家庭中使用的调味品不外是糖、盐、料酒、酱油、醋、味精等。不过这是以前,现在的调味品数都数不过来。随着人们生活水平的提高,不要小看这些柴米油盐的调味料,尤其是传统调味品,每天一点一滴满足着你的口腹之欲,让它成为你健康的帮手而非隐患,这很重要。但在食物的食用过程中,怎样科学地使用调味品却是一门学问。尤其是痛风患者不但要了解调味品的寒热属性还要了解最常用调味品的酸碱性。

(1)属于寒性的碱性食物有食盐。

(2)属于温性的碱性食物有食醋。

(3)属于热性的碱性食物有食碱。

10. 高尿酸血症的饮食原则

(1)节制饮食,保持理想体重,超重或肥胖就应该减轻体重。不过,减轻体重应循序渐进,否则容易导致酮症或痛风急性发作。

(2)糖类可促进尿酸排出,患者可食用富含糖类的米饭、馒头、面食等。

(3)蛋白质可根据体重,按照比例来摄取,1kg 体重应摄取 0.8～1g 的蛋白质,并以牛奶、鸡蛋为主。如果是瘦肉、鸡鸭肉等,应该煮沸后去汤食用,避免吃炖肉或卤肉。

(4)少吃脂肪,因脂肪可减少尿酸排出。痛风并发高脂血症者,脂肪摄取应控制在总热量的 20％～25％以内。

(5)大量喝水,每日应该喝水 2000～3000ml,促进尿酸排出。

(6)少吃盐,每天应该限制在 2～5g 以内。

(7)禁酒!乙醇容易使体内乳酸堆积,对尿酸排出有抑制作用,易诱发痛风。

(8)少用强烈刺激的调味品或香料。

(9)限制嘌呤摄入。嘌呤是细胞核中的一种成分,只要含有细胞的食物就含有嘌呤,动物性食物中嘌呤含量较多。患者禁食内脏、骨髓、海味、发酵食物、豆类等。

(10)不宜使用抑制尿酸排出的药物。

小贴士

目前,全球痛风患病率正在逐年上升,其原因与人口老龄化、肥胖、合并其他疾病、饮食结构、过量运动、饮食习惯、小剂量阿司匹林及噻嗪类利尿药的使用有关。我们的近邻日本在 2003 年进行了一项调查,结果显示该国痛风发病率为 0.51％,其中男性发病率比 30 年前翻了一番,为 1.1％。调查人员认为痛风病发病率增加的主要原因是食物结构的变化引起嘌呤在体内大量堆积所致,例如大量摄入高蛋白质的肉类和海鲜、大量饮用啤酒及富含果糖的食品都是痛风发病率增加的原因,而食用低脂奶制品、适量饮用葡萄酒、服用维生素 C 及叶酸、纤维素、咖啡的人群,他们的痛风发病率比以往却有所降低,也就是说饮食结构的变化增加了痛风的发病危险。这说明,与尿酸的斗争,与痛风的斗争,饮食是一个重要和高效的武器。

11 痛风首先是管好自己的嘴

痛风是一种终身性的疾病,痛风也是一种可以控制的疾病,有效的治疗可以减轻痛风给患者、家庭和社会带来的沉重负担。所以痛风患者和易患痛风的人,一定要从饮食和重量两方面尽早实施科学防范,目的是控制尿酸水平、降低痛风发作危险。首先是管好自己的嘴,控制饮食,应食含嘌呤低的食物,如瓜果(但水果中的柠檬、柑橘、橘子汁及糖类、牛奶等要少吃)、蔬菜,少食海鲜、肉类等酸性食物,尤其是动物内脏和某些海鲜更不能食用。要做到饮食清淡、低脂、低糖以利体内尿酸排泄。

12 痛风患者一日几餐好

自从人类开始对痛风进行研究以来,科学家一直在试图寻找一种比较理想的进食频率。把通常的一日三餐吃好吃饱,变成每日少食多餐。其有许多益处,如可以明显地降低血尿酸的生成与升高,减少每日对降血尿酸药物的需求量以及降低血中胆固醇水平等。这些益处可能要归功于肠道对食物缓慢、持续的吸收,这样就缩短了机体在"空腹状态"时对血尿酸的代谢和调节。另外,增加每日的进食次数并减少每次的进食量还可以减轻饥饿感,从而减少每日的热能摄入总量,如今已经开展了每日进餐 6 次甚至 8 次的研究。此外,还可以服用一些治疗痛风的药物,如别嘌醇,它能减慢机体对食物的吸收,从而达到与少量多次进食同样的效果,值得注意的是,增加进食次数并不适合于每个人,如果你能很好地控制血尿酸而且体重也比较合适的话,就不必采用这种比较麻烦的方法。

小贴士

痛风患者摄取过高的热量会导致肥胖，且食物中多少都含有卟啉存在，会直接导致尿酸的增加，所以要注意不可吃过饱；为了控制量的摄取，又能兼顾饱足感，不妨多吃含有丰富食物纤维、热量又低的海藻类、菇类食品。痛风患者不宜以减肥餐方式控制体重，以免因禁食造成细胞分解，将尿酸释出；另外，不规则的饮食习惯会导致肥胖，对痛风也会产生不良影响。例如不吃早餐，长时间的空腹感会让人于午餐时开怀大吃；且饿一餐后再吃东西，身体吸收的热量会更多，并迅速转为脂肪储存起来，加上吃得太急，容易导致过量，也更易发胖。

13 慢性痛风要强调平衡膳食

在中国传统饮食习惯里，人们总是把食物区分为主食和副食两大类，前者主要指粮食，后者主要指鱼、肉、蛋、奶等。与西方发达国家的过多动物性食物的饮食结构相比，以主食为主以副食为辅的饮食结构模式是优越的，全世界的营养学家都认为，中国人把日常食物区别为主食和副食，是中国传统饮食的一大优点。这种以植物性食物为主、动物性食物为辅的饮食结构不但有利于营养,也有益于健康。植物性食物和动物性食物的摄入比例维持在一个适当的水平,既能避免营养不足,又能防止营养过剩,是非常重要的。

营养学认为,最好的饮食其实是平衡膳食。平衡膳食的第一原则就要求食物要尽量多样化,对此中医古籍《黄帝内经》已有认识,"五谷为养,五果为助,五畜为益,五菜为充"。在五谷里面通常认为稻米、小麦属细粮;玉米、荞麦、燕麦、小米、高粱、薯类等为粗杂粮。多样化有两个层次,一个是类的多样化,就是要尽量吃粮食、肉类、豆类、奶类、蛋类、蔬菜、水果、油脂类等各类食物;另一个是种的多样化,就是在每一类中要尽量吃各种食物。

对于痛风患者来讲,动物性食物与植物性食物同纳,粗粮与杂粮皆食,一是在嘌呤摄入方面有所平衡而减少,降低了尿酸堆积的危险;二是提供了充足的营养,减少了因营养不良所致的蛋白质、脂肪和糖的分解代谢所产生的内源性尿酸来源,最终可以达到稳定病情,减少复发的效果。

14 痛风合并糖尿病的饮食原则

痛风合并糖尿病的饮食原则为一限、二多、三低、一不准。

一限:限低嘌呤。

二多：多饮水，每天 2500～3000ml，尿量达到 2000ml 为宜，每天热水浴，也可增加尿酸排出。多补充 B 族维生素及维生素 C。多吃维生素可促使淤积在组织中的尿酸盐溶解而排出体外。

三低：低热量、低脂肪、低蛋白，但前提是血糖控制较好，否则糖类不能太高。低脂肪：每天 50g（包括肉类中的脂肪）。低脂肪利于尿酸的排出。低蛋白：每天 50～60g，谷类蔬菜水果为主，血糖控制好的可吃一些水果，绿色蔬菜可吃 1kg，水果是碱性物质，利于中和尿酸，可适当摄入。牛奶、鸡蛋不含核蛋白，可作为主要的动物性食物。

一不准：不准饮酒。酒能造成体内乳酸堆积，乳酸可对尿酸排泄产生竞争性抑制作用使血尿酸增高。酒还可促进嘌呤合成，如在饮酒时同时摄入高蛋白、高脂肪、高嘌呤饮食，能使痛风病急性发作。

15 食物的酸碱性不能用口味定

食物的酸碱性，并不是凭口感，而是食物经过消化吸收之后在体内吸收代谢后的结果。也就是说食物的酸碱性与其本身的 pH 无关（味道是酸的食物不一定是酸性食物），如果食物代谢后所产生的磷酸根、硫酸根、氯离子等离子比较多，就容易在体内形成酸，而产生酸性反应。如果产生的钠离子、钾离子、镁离子、钙离子较多，就容易在体内产生较多的碱,形成碱性反应。这和食物中的矿物质含量有关。一般来说,含有硫、磷等矿物质较多的食物,是酸性食物;而含钾、钙、镁等矿物质较多的食物,为碱性食物。

食物的酸碱程度可以经由实验测定。简单的说,就是将食物干燥烧成灰后,用酸碱滴定中和可得知。一般的五谷、杂粮、豆类与蛋类、肉类等,所含的硫、磷都多过钾、钙、镁,所以被称为酸性食物;蔬菜水果含钾、钙、镁多过硫、磷,所以被称为碱性食物。牛奶含有丰富的磷,但是钙质更多,因此是碱性食物。食盐的成分是氯化钠,在体内解离的氯离子及钠离子一样多,刚好酸碱平衡,所以是中性的食物。糖、油、醋、茶等食物所含的矿物质含量甚微,因此可视为中性食物。至于汽水,因为在制造过程中会加入磷,所以是酸性食物。

小贴士

动物性食物中,多半是酸性食物;植物性食物中,除五谷、杂粮、豆类外,多半为碱性食物;而盐、油、糖、咖啡、茶等,都是中性食物。但也有少数例外,如李子应该是碱性食物,但所含的有机酸人体不能代谢,因此会留在体内呈现酸性反应。橘子或柠檬则不同,它们含的有机酸人体可以新陈代谢,是碱性食物。

16 常见食物酸碱性强弱的划分

（1）强酸性食物：蛋黄、乳酪、甜点、白糖、金枪鱼、比目鱼。

（2）中酸性食物：火腿、培根、鸡肉、猪肉、鳗鱼、牛肉、面包、小麦。

（3）弱酸性食物：白米、花生、啤酒、海苔、章鱼、巧克力、空心粉、葱。

（4）强碱性食物：葡萄、茶叶、葡萄酒、海带、柑橘类、柿子、黄瓜、胡萝卜。

（5）中碱性食物：大豆、番茄、香蕉、草莓、蛋白、梅干、柠檬、菠菜等。

（6）弱碱性食物：红豆、苹果、甘蓝菜、豆腐、卷心菜、油菜、梨、马铃薯。

17 好吃的东西几乎都是酸性的

好吃的东西几乎都是酸性的，如鱼、肉、米饭、酒、砂糖等，全都是酸性食物，相反，碱性食物如海带、蔬菜、白萝卜、豆腐等多半是不易引起食欲但却对身体有益的食物。外行人的想法，以为酸的东西就是酸性食物，诸如一看就会令人流口水的草莓、柠檬等，其实，这些东西正是典型的碱性食物,麻烦也就在这个地方。可以参考食物中的钙、磷的含量来判断,钙质多的就是碱性食物,磷质多的就是酸性食物。所以我们应该好好检讨自己平日所吃的东西,是否有酸性过度的倾向。白米饭是典型酸性食物,以此为主食的中国人,如果没有摄取相当量的碱性食物,就容易变成酸性体质。尤其是近年来,工业发展而引起环境污染、果菜类的农药污染、化学性加工食物等危害,变本加厉,加上土壤的酸性化导致食物中的钙也相对缺少。

18 饮食控制痛风不宜太苛刻

痛风饮食控制是治疗痛风的基本治疗措施,饮食控制的理论依据是减少饮食动物性核蛋白的摄入量可以减少体内嘌呤的负荷,有利于血清尿酸水平的降低。合理的饮食控制能使血清尿酸水平下降,24 小时尿中尿酸排泄量减少 1/4 左右。

但需要指出的是,虽然饮食控制可使血清尿酸水平不同程度的降低,但它不能作为痛风的主要治疗手段。因为血清尿酸水平的升高主要来源于内源性生成过多,由外源性食物产生的尿酸只占少部分。一个正常人每日嘌呤摄入总量为 150～200mg,而每日体内代谢产生的嘌呤总量为 600～700mg,远远超过了食物中的来源。大多数情况下,饮食控制只能降低外源性尿酸的产生量。有些患者一旦发现尿酸过高就过分强调限制饮食,如果饮食控制太严格,维生素和必需的营养物质就不足,会造成蛋白质摄入不平衡,导致蛋白质分解代谢加快,引起内源性尿酸大量产生,反使血清尿酸水平升高而加重痛风症状;有些患者则视之不见,对饮食的选择不加调整,结果导致外源性尿酸水平继续升高,引发更严重的并发症。总的来说痛风患者对饮食的控制过犹不及都不是正确健康的态度,唯有耐心调整及坚持长期随访才是饮食治疗成功的关键。

19 果菜汁有利于痛风患者排酸

虽然水果、蔬菜含有少量嘌呤物质,但从测定的结果看,水果中嘌呤的含量相对较少。水果的主要成分是水分、糖类、维生素、纤维素及少量矿物质与蛋白质,蔬菜中的大多数属碱性食物。大量果汁、菜汁会使尿液 pH 升高而趋于偏碱性,碱性环境可促使结晶的尿酸溶解而容易由尿中排出;同时果菜汁中含有丰富的 B 族维生素,可缓解和改善痛风症状。临床观察发现,痛风急性发作期,每天保证饮用 3000ml 果菜汁,即可有效地带出更多量的尿酸,建议痛风急性发作期患者日常所需水分完全由牛奶、果汁、菜汁取代。

20 痛风病喜好侵袭酗酒人群

张先生 40 岁,于 10 年前有一次朋友出国准备当天早上一大早就去机场送行。但说也奇怪,那天早上他一醒来发觉右足的蹬趾不太对劲,下床右足才一着地,蹬趾处就大痛起来,不敢走开一步,痛苦无比,定睛一看不得了,该处红肿得像大红李子一样,摸起来还烫烫的,马上送医院急诊,验血发现尿酸值升高。追问之下原来他前晚为了跟友人饯行开怀畅饮了一夜,没想到清晨一起来就变成了这个样子。这是一个典型急性痛风关节炎的病例。

痛风患者须禁酒,尤其是啤酒最容易导致痛风发作,应绝对禁止。医学杂志《柳叶刀》上也发表论文指出,每天饮酒折合乙醇 50g 以上的男性比滴酒不沾者患痛风的概率高 2.5 倍,每天饮酒 30~50g 者痛风的发病率高 2 倍,每天饮酒 15~30g 者痛风的发病率高 50%,每天饮酒 10~15g 者痛风发病率高 30%。男性长期大量饮用啤酒也易引起痛风。研究人员对 4.7 万名未患痛风的男性追踪 12 年,对其中患痛风的 730 名患者饮酒量分析发现,每天饮用啤酒 2 瓶以上者痛风发病率增加 2.5 倍左右,每天喝 2 杯洋酒痛风危险增加 1.6 倍。

啤酒并不增加痛风发病的危险系数,关键在于啤酒中富含维生素 B_1,后者可促进摄入的高嘌呤食物在消化分解过程中产生大量的尿酸而引发痛风。啤酒在酒类中是体内代谢最快的,常见有的人头一天喝,第二天就一拐一拐的向医生报到了。其他与啤酒比,其本身并不含尿酸物质,只是乙醇在肝内代谢过程中,会促使焦葡萄酸盐变成乳酸物质,乳酸与尿酸同属弱酸性质,当同在血中循环到肾排泄时,乳酸竞争性抢先排泄而影响尿酸排泄,引起尿酸滞留,滞留在肾血中的尿酸会慢慢累积到饱和,沉淀到身体各处即为痛风石,因此,嗜酒人群,不仅高尿酸发病率高,痛风发病率也普遍高于不饮酒人群。

21 痛风患者要慎吃火锅

冬季,人们常吃火锅,但对痛风患者来说,火锅并非佳肴。众所周知,火锅的配料不外乎肉类、动物内脏、虾及贝等海鲜类和蔬菜类。这些食物中除蔬菜外,前三类都是富含嘌呤的食物,而嘌呤又极易溶解于水,所以火锅汤汁中含嘌呤尤其多。有人统计,吃一次火锅所摄入的嘌呤,要比一顿正常餐摄入的嘌呤高数倍甚至数十倍。在吃火锅的同时,有些人喜欢饮酒,啤酒含极丰富的维生素 B_1 和一定量的乙醇,白酒含的乙醇量更高。维生素 B_1 加快核蛋白的分解代谢产生大量嘌呤,乙醇在体内可分解产生乳酸,乳酸能阻止肾小管分泌尿酸,降低尿酸的排出量,使血清尿酸水平增高。每人每次喝一瓶啤酒,血清尿酸水平可升高 1 倍以上,痛风患者的血清尿酸水平若骤增 1 倍,足以导致痛风发病。

所以,火锅虽然味美,痛风患者还是少吃为好。如果偶尔吃一次,也应该不喝酒,少喝汤,不吃含嘌呤高的动物内脏及海鲜,严格控制进食量,吃火锅前后适量增加降尿酸药物用量。

22. 痛风患者不宜多吃拉面

不少年轻人都爱吃日式拉面,不过营养师却提出忠告,吃一碗拉面几乎已占一天所需热量的一半,对于患有痛风、胃痛、高血压患者更应注意,原因是盐分含量高的拉面吃多了可能导致痛风发作、血压升高及胃部不适,胃病患者在吃拉面前可先喝一杯牛奶,以保护胃部。其实拉面含有较多青菜,肉也比较少,不失为吃便当之外的另一种选择,但由于拉面通常都很咸,建议大家在吃完拉面后可喝一杯柠檬汁,多补充维生素,可减少胃癌发生。此外,几乎每家拉面都用多种材料来熬制汤底,尤其是用猪骨熬成的猪骨拉面,汤中含有胶质和脂肪,因此热量较其他拉面高,反复熬汤也会使卟啉值偏高,尿酸高的患者最好少吃,若一定要吃,最好不要将汤全部喝完。

23. 痛风患者不宜喝豆浆可以吃豆腐

豆浆是营养价值高且味道鲜美的食物,在很多人的早餐里必不可少。但是,喝豆浆也有需要注意的地方,专家提醒,痛风及肾病患者平时最好别喝或少喝豆浆。痛风是由嘌呤代谢障碍所导致的疾病。黄豆中富含嘌呤,且嘌呤是亲水物质,因此,黄豆磨成浆后,嘌呤含量比其他豆制品多出几倍。所以,豆浆对痛风患者不宜。糖尿病已发展至肾病,或其他患有肾功能不全的人,也不宜喝豆浆。因为这些患者肾排泄废物的功能很差,而豆浆又是植物蛋白,分解的产物很多,如果肾无法全部排泄掉,就会造成血液中尿素氮、肌酐增高,加剧肾功能不全。需要了解的是由于嘌呤是亲水物质,经过水的浸渍、煮沸等加工,嘌呤易溶在水中流失。大豆在加工制作豆腐过程中就有大量嘌呤从水中流失,所以痛风患者不宜吃黄豆、豆汤、豆浆。

有的人把豆腐列为痛风患者禁食食品。其实,痛风患者可以吃豆腐。如果把如此家常又如此有益的食品拒之门外,实在可惜。之所以产生误解,可能是因为豆类以及发芽豆类的食物含嘌呤比较多,而人们就误以为凡是跟"豆"相关联的食品都是"罪魁祸首"。一般来说,痛风患者整粒黄豆、豆浆不宜大量食用,如果已经做成豆制品,是完全可以吃的。因为嘌呤可溶于水中,在豆制品加工过程中,嘌呤会随水流失。如果实在不放心,可以把豆腐、百叶、豆腐干切成片或小块,再放入开水锅中煮烫 3～5 分钟,捞起豆制品,弃汤即可。这样其中的嘌呤会更少。

24 痛风患者吃海鲜要谨慎

海鲜味美,含有高蛋白质,并不是人人都适宜吃。医生经常提醒大家,患有痛风的人最好不要食用海鲜。这到底是为什么呢?原来,这些食物中都含有较高的嘌呤。膳食中嘌呤含量越多,代谢产生的尿酸就越多,加重疾病的危害就越大。所以忌食海鲜是避免痛风病发作的方法之一。另外有痛风的人食用海鲜发生过敏的比例相当高。最常见的反应是皮肤瘙痒、红斑、风疹块等过敏现象,其次是腹痛、恶心、呕吐、腹泻、咳嗽、气喘、休克等过敏症状。

痛风患者到底能不能吃鱼呢?其实这要看鱼的种类而定。鱼类中尤以白带鱼的鱼皮含嘌呤特别高,其他如沙丁鱼、鲭鱼、青鱼、大比目鱼、鳕鱼、白鲳鱼、鲔鱼、咸鱼、鲈鱼、鲑鱼等所含的嘌呤也不少,而草鱼、鲤鱼、金枪鱼和秋刀鱼等所含的嘌呤就稍微少些。另外,食用量也须注意,有些鱼所含的嘌呤虽较低,但食用量太多,也易造成体内的血清尿酸过高。而含嘌呤较高的鱼类,只要食用量减少,也不会造成影响。

25 痛风患者不要喝火锅汤

冬天季节,火锅飘香,王先生与朋友相约吃火锅,开怀畅饮了不少啤酒，当天半夜突因足痛被惊醒，惊醒后左足仍疼痛不已，关节处红肿发热，到医院挂急诊，诊断为痛风，经严格的饮食控制及药物治疗后，病情得到控制。那么吃火锅怎会引起痛风呢？

火锅配料多是肉类、海鲜和青菜等，这些材料混合在一起煮后所形成的浓汤汁中，含有一种浓度极高的叫"卟啉"的物质，卟啉经过消化分解后，经肝代谢生成尿酸，可使肾功能减退，排泄受阻，致使过多的尿酸沉积在血液和组织中，而引发痛风病。所以，吃火锅时应少喝火锅汤，吃后尽量喝水，以利尿酸的排泄。

26 痛风患者宜少吃鸡精

烹饪食物时添加鸡精或味精可以让食物口感更鲜美，但究竟放鸡精好还是味精好，却说法不一。很多人对味精有成见，却对鸡精情有独钟，认为鸡精是以鸡肉为主要原料做成的，不仅有营养，而且安全。那么，事实到底如何呢？

虽然味精、鸡精都是增强鲜味的产品，但实际成分和用法却有一定的差异。味精是纯粮食制成的产品，而且本身就是一种氨基酸，天然存在于粮食、豆类和鱼肉类当中，对于大多数人来说，少量食用味精并不会对人体造成危害。鸡精里不仅含有味精、核苷酸，加上有机酸盐、糖和香辛料，有些产品还含有"水解蛋白"或"酵母提取物"，可带来多种氨基酸的鲜味，再加上鸡味香精等混合起来，能让味道显得更加自然和丰富。虽然大部分鸡精的包装上都写着"用上等肥鸡制成""真正上等鸡肉制成"，但它并不像人们想象的那样主要由鸡肉制成。鸡精的主要成分通常是食盐、麦芽糊精和味精，其中味精的数量通常会超过真正来自天然食物的成分，比如鸡肉粉或鸡骨粉、鸡蛋提取物、其他肉类提取物等。可以说鸡精的味道再逼真，也只是一种调味品，不能与鸡肉的营养同日而语。由于鸡精中同样含有一定的味精，因此它与味精的安全性差不多，同样应注意不要长时间高温加热。鸡精当中的核苷酸成分也容易受到核苷酸酶的降解，因此，最好在加热结束之后起锅的时候再放鸡精。需要特别注意的是，由于鸡精本身含有一定量的食盐，如果在炒菜和做汤时用了鸡精，用盐量一定要相应减少。不妨先放一半盐，然后再放鸡精，尝一尝是否咸味合适，如果不够的话，再考虑加一点盐。如果已经加到合适的咸味，再放一大勺鸡精，对于需要控制盐分的人来说，比如痛风伴有高血压的患者可能会不利于健康。此外，鸡精里还含有核苷酸，而核苷酸的代谢产物就是尿酸，所以，痛风患者应该少吃。

27 痛风患者服用补品应谨慎

　　提到补品，人们首先想到的是人参。虽然享有"补药之王"的美誉，但是在实际运用中，人参并非万能，应根据个人的具体情况选用。据研究,人参中嘌呤含量极微,理论上,痛风患者吃人参无禁忌。当然,具体情况要具体分析。若合并有高血压者,则不宜服用。痛风发作期应暂停服用。参类的品种较多,其中,西洋参性凉,不温不燥,比较适合痛风患者,剂量以每日 3～5g 为宜,切忌过量。生晒参也可根据患者体质适当服用。而红参性温,则不宜服用。服用前向中医师咨询后再进补为好。由于每个人的体质特点不同,进补需因人而异。在急性发作期,一般不能进补。体虚而病邪未除的患者应先消除病患后再进补或边祛病边进补,这在中医中被称为"攻补兼施"。我们强调不能一味盲目进补,闭门留寇,导致病情恶化。服用人参有疗程,每次连续服用 1 个月后停服 3～4 天,贯穿整个冬季即可。

小贴士

碱化尿液常用的口服药物有哪些? 尿酸很不容易溶解在酸性溶液中,当 pH 为 5.75 时,有 50％的尿酸处于游离状态;当 pH 为 6.0 时,每 1000ml 尿液可以溶解尿酸 220mg;当尿液 pH 为 5.0 时,尿酸溶解量降低至 60mg。所以尿液的 pH 如果较低,尿酸就容易发生沉淀结晶。

　　由于痛风病患者的尿 pH 往往比正常人低,大部分患者尿中含有大量尿酸,当每天排泄量超过 1g,约 50%的患者可有结石,特别当体内水分不足时,尿酸钠的溶解度比尿酸高,所以有肾结石的患者或为防止尿酸钠盐沉淀形成新的结石,既要多饮水,还要加用碱性药物,使尿酸的 pH 维持在 6.5～7.0,以促使尿酸的排泄。由于尿液偏酸性不利于尿酸的溶解排泄,故必须碱化患者的尿液。一般碱化尿液的口服药物如下。

　　(1)碳酸氢钠:即小苏打片,每片 0.5g,一般每次 0.5～1.0g,每日 3 次,主要根据尿液是否碱化来决定剂量大小。

　　(2)碱性合剂(由枸橼酸、枸橼酸钠、枸橼酸钾等组成):一般每次 10ml,每日 3 次。在使用这两种药物时,要定期检查尿液 pH。先从小剂量开始,当尿液 pH 达到 6.5 左右时即不要再增加剂量。剂量过大易造成碱中毒,尿液 pH 超过 7.0 又易引起钙盐沉积于肾,形成钙盐结石。

28 痛风患者合并肥胖症时饮食上要注意什么

　　(1)合理控制热量:儿童要考虑其生长发育的需要,老年人则要注意有无并发症存在。对热量的控制,一定要循序渐进,逐步降低,以增加其消耗。对于正处于发育期的青少年来说,应以强化日常运动为主,千万不可盲目控制饮食,以免发生神经性厌食。在低热量饮食中,蛋白质供给量不可过高,其食物蛋白质的供给量应当占饮食总热量的 20%～30%,即以每天供给蛋白质 50～75g 为宜。

(2)限制脂肪:过多摄入脂肪可引起酮症,加重痛风和高尿酸血症的病情。肥胖者饮食中脂肪应控制在总热量的 20%～25%。

(3)限制糖类:糖类供给应占总热量的 50%～55% 为宜。含单糖的食品,如蔗糖、麦芽糖、果糖、蜜饯及甜点心等,应尽量少吃或不吃。含食物纤维多的食物可适当食用。

(4)保证维生素和无机盐的供应:新鲜水果和蔬菜含有丰富的维生素,可选择食用。适用于减肥者食用的蔬菜有角瓜、黄瓜、冬瓜、萝卜、油菜、芹菜、绿豆芽、韭菜、白菜、洋葱、菜花、生菜、海带、木耳等,水果有西瓜、柚子、草莓、桃、苹果、橙子等。

(5)限制食盐:食盐能引起口渴并能刺激食欲和增加体重,应限制食盐的摄取。

(6)烹调方法及餐次:宜采用蒸、煮、烧、烤等烹调方法,忌用煎、炸的方法,煎炸食物含脂肪较多,并刺激食欲,不利于减肥。进食餐次应因人而异,通常为三餐。

29 痛风患者合并糖尿病时饮食上要注意什么

糖类、脂肪、蛋白质的摄入比例应合理。①糖类摄入过多不但能使血糖升高,诱发或恶化糖尿病,还可以使糖转化为脂肪,沉积于体内,致使身体肥胖,而肥胖又导致胰岛素抵抗,胰岛素抵抗又可能导致糖、脂质、嘌呤代谢失常,诱发或加重糖尿病、高血压、痛风、血脂紊乱等;②脂肪有饱和脂肪酸和不饱和脂肪酸之分,营养专家主张饱和脂肪酸、多不饱和脂肪酸、单不饱和脂肪酸的摄入比例接近1:1:1为最佳;③吃富含蛋白质食物时,应选瘦肉,并长时间炖、煮,吃肉弃汤。

30 痛风患者合并高血压时饮食上要注意什么

(1)减少钠摄入:人群每日摄盐量减少 5g,能使舒张压平均下降 4mmHg。理想的摄钠标准相当于每日 5g 食盐。

(2)增加钾的摄入:钾与高血压呈明显的负相关,高钾饮食可以降低血压。增加膳食钾主要是多食新鲜蔬菜、水果、豆类(除黄豆外)等。

(3)增加钙:膳食中低钙与高血压病有关。有研究表明,人群日均摄钙每增加 100mg,平均收缩压可下降 2.5mmHg,舒张压下降 1.3mmHg。我国人群普遍钙摄入量不足,牛奶中含钙量较高,每日补充 250ml 牛奶即可满足需要。新鲜蔬菜中油菜、芹菜、萝卜缨中含钙较高,木耳等也可补充钙的成分。

(4)减少膳食脂肪,补充优质蛋白质:流行病学研究表明,如能将膳食脂肪控制在总热能 25％以下,连续 40 天可使男性收缩压和舒张压下降 12％,女性下降 5％。

31 痛风患者合并高脂血症时饮食上要注意什么

(1)忌就餐次数过少:有人认为,空腹时间越长,体内脂肪积聚的可能性越大。国外一组调查发现,每日就餐 3 次或 3 次以下者,患肥胖者占 57％,胆固醇增高者占 51.2％;每日就餐 5 次以上者,患肥胖症者占 28％,胆固醇增高者仅为 17.9％。

(2)忌晚餐就餐时间太晚:晚餐过晚及吃难以消化的食物,会促进胆固醇在动脉壁上沉积,也会加速动脉硬化的发生。

(3)忌晚餐过量:晚间人的基础代谢率高,各种消化酶的分泌相对旺盛,食物容易消化和吸收,同时晚上的活动量少,能量消耗少,若进食过量,可转化为脂肪,使人发胖。因此,主张晚餐摄入的热能应不超过全天总量的 30％。

(4)忌吃胆固醇高的食物:蛋黄、猪脑、猪肝、皮蛋、蟹黄、猪腰子、鱼子、对虾、奶油、蛋类、鱼肝油等,含胆固醇高的食物平时应忌吃或少吃。

（5）忌太多甜食：糖类，如蔗糖、果糖，对三酰甘油的含量有一定的影响。有人在饲养动物时，用蔗糖代替淀粉，导致动物的血胆固醇和三酰甘油均增高。在脂肪摄入量较高的某些国家和地区，当用糖量升高时，冠心病的发病率也会升高。

（6）忌盲目节食：长期限制饮食，体内缺糖，导致三酰甘油合成减少，因而血中含量也降低。而胆固醇并不受糖代谢的影响，仍然升高。若患者盲目节食或限制饮食，反而造成严重的营养不良，从而使病情加重或损害身体健康。

32 痛风患者合并冠心病时饮食上要注意什么

（1）控制总热量，维持正常的体重。①糖类在总热量中的比例应控制在 50%～55%。宜适当吃些粗粮，以增加多糖类、纤维素、维生素的含量；②脂肪摄入量应占总热量 20%～25%，其中动物脂肪以不超过 1/3 为宜；③膳食中应控制富含胆固醇食物的摄入，特别是动物的内脏、脑等，胆固醇摄入量应控制在每日 300mg 以下；④每日食物中蛋白质的含量以每千克体重不超过 1g 为宜，应以优质蛋白为主，适当增加植物蛋白。

（2）对合并高血压者尤为重要，食盐的摄入量每日控制在 5g 以下。可随季节活动量适当增减。饮食宜清淡，少量多餐,避免吃得过多、过饱而诱发心绞痛。

(3)多吃一些保护血管的食物,如洋葱、大蒜、紫花苜蓿、木耳、海带等。饮茶可防治冠心病,但应适量,且宜饮用淡茶。

(4)膳食中应注意多吃含镁、铁、锌、钙、硒元素的食物。例如小米、玉米、枸杞子、龙眼肉、全谷类、干酪、奶类等。

33 痛风患者宜吃食物排行榜

痛风虽然没有流行病那样明显的发病率及病死率,但是潜在的危害却会在无形中损害体内重要器官,在过去痛风治疗不发达的年代,高尿酸体质的人约有 80% 晚年会死于尿毒症,60% 的人是死于脑及心脏血管病变。很多人对高尿酸血症的出现浑然不知,而用于治疗高尿酸的药物也只可以控制体内尿酸存量多少,并不能从根本上解决尿酸升高的原因,更不可能恢复尿酸正常排泄的功能,因此,关注食物结构和饮食习惯对尿酸的影响,通过饮食疗法恢复体内细胞对尿酸的处理功能才是关键,也是目前比较认可的策略。对于痛风患者而言,一是要了解食物的酸碱性,强碱性食物主要有葡萄、茶叶、葡萄酒、海带、柑橘类、柿子、黄瓜、胡萝卜。中碱性食物主要有大豆、番茄、香蕉、草莓、梅干、柠檬、菠菜等。弱碱性食物主要有红豆、苹果、甘蓝菜、豆腐、卷心菜、油菜、梨、马铃薯。二是要根据食物所含嘌呤的多少选定食物。三是还要根据中医体质的寒热温凉情况选定食物,如此这样,痛风患者纠正酸性体质的则会事半功倍。

葡　萄

葡萄属强碱性低嘌呤食物。葡萄是物美价廉的普通水果,市场供应很丰富。葡萄汁被科学家们誉为"植物奶"。世界上最早栽培葡萄的地区是亚细亚及黑海地区。7000 年前中亚波斯地区就开始了葡萄栽培,传入埃及和希腊。在漫长的葡萄栽培、演化和引进过程中,葡萄在我国主要是北方地区,作为一种重要的水果广泛种植。葡萄性平,有补气血、强筋骨、利小便的作用。早在《名医别录》中就记载:"逐水,利小便。"《百草镜》还说葡萄"治筋骨湿痛,利水甚捷"。《滇南本草》又称它"大补气血,舒筋活络"。痛风症为中医的风湿痹痛,故慢性痛风者食之尤宜。葡萄是一种碱性水果,含嘌呤极少,或基本不含嘌呤,又有较多的果汁水分,这些都有利于痛风之人血尿酸的排出。

葡　萄　酒

葡萄酒是酒类之中唯一的含有碱性物质的酒,葡萄酒属强碱性低嘌呤食物。葡萄酒是一种为医学界所公认的健身饮料,日本还把它作为药品列入日本药典之中。它的成分除了 13％～18％的乙醇外,还含有丰富的柠檬酸,8 种人体必需氨基酸中的 5 种,矿物质含量也较多,还有多种维生素、糖类等。饮用葡萄酒,能增进食欲消除疲劳,对痛风也很有效,且具利尿之功效。

红葡萄酒在酒类饮料中,它所含的矿物质亦较高,而它丰富的铁元素和维生素 B_{12} 能治贫血。由于红酒的酸碱度跟胃液的酸碱度相同,可以促进消化、增加食欲、降低血脂、软化血管,对治疗和预防多种疾病都有作用。经测定,葡萄酒中含 250 种以上营养成分,有活血化瘀、降血脂、软化血管等多种功效。科学研究证实,日饮三杯干型葡萄酒,可降心血管病病死率达 50％,可使老年痴呆症减少 3/4,对 65 岁以上老人可使衰老速度减缓 80％。美国有专家更发现,某些葡萄酒含有一种可以抗癌的物质,这种物质来自红葡萄皮,经提炼酿制后可高度浓缩于葡萄酒内,起防癌作用。地中海沿岸诸国之所以能成为世界长寿地区,显然也与喜饮葡萄酒之习惯有关。尽管葡萄酒对健康有着重要的作用,但这并不是鼓励人们不分场合,不加限量地喝葡萄酒,对于经常饮用葡萄酒的人,绝不能忘记喝水。

海 带

海带属强碱性低嘌呤食物。海带又名海草、昆布。海带是海岸植物中个体较大,质柔味美,营养价值和经济价值较高的一种海藻。海带是一种经济价值很高的工业原料,特别是所含的糖类、褐藻酸、甘露醇等。过去人们只是认为海带含碘量高,对因缺碘而致的甲状腺肿大及克汀病有效。目前已发现海带还含有不少其他特殊的营养和药用价值。凉拌海带丝莴苣丝是民间传统的痛风调养方法:海带丝 300 g,莴苣 200 g,盐、麻油、胡椒粉各适量。将海带丝洗净后,用沸水汆一下,备用。将莴苣洗净,去皮后切成细丝。将二者混合后淋上麻油,撒上胡椒粉、盐、拌匀即可食用。此菜具有软坚消肿,清热利水的作用,对痛风患者有补益作用。

黄 瓜

黄瓜原产于印度,古称胡瓜。李时珍说:"张骞使西域得种,故名胡瓜。"到了南北朝时才改名为黄瓜。黄瓜肉质脆嫩,味甜多汁,系果蔬两用佳品。当水果吃,能生津解渴,还有一种特殊的芳香;作蔬菜用,既可热炒,也可凉拌,还可加工成酱菜。黄瓜的食法比较多,但最为有益的食法是生食黄瓜或凉拌黄瓜,如炒制,以黄瓜片微变色为最佳。

黄瓜属强碱性低嘌呤食物。《本草纲目》中记载,黄瓜有清热、解渴、利水、消肿之功效。所以,对痛风患者来说,黄瓜是最好的亦蔬亦果的食物。《本草求真》曾说:"黄瓜气味甘寒,服此能利热利水。"这对痛风之人血尿酸偏高者,通过"利热利水"作用而排泄出多余的尿酸,颇有益处。

黄瓜蛋白质含量虽少,但其中有精氨酸等人体必需氨基酸,另外,黄瓜脂肪含量甚低,糖的种类则较多,如葡萄糖、甘露糖、果糖等,并含有多种维生素、胡萝卜素、钙、磷、铁等。黄瓜是很好的减肥品。减肥的人要多吃黄瓜,但一定要吃新鲜的黄瓜而不要吃腌黄瓜,因为腌黄瓜含盐反而会引起发胖。

番　茄

番茄是茄科茄属番茄亚属的多年生草本植物,又称西红柿。番茄的"番"字有时也被误写作草字头的"蕃"。原产于中美洲和南美洲,我国各地均普遍栽培,夏秋季出产较多。现作为食用蔬果在全世界范围内广泛种植。相传番茄的老家在秘鲁和墨西哥,原先是一种生长在森林里的野生浆果。当地人把它当作有毒的果子,称之为"狼桃",只用来观赏,无人敢食。据记载,当时英国有个名叫俄罗达里的公爵去南美洲游历,第一次见到番茄,就被它艳丽的色彩所深深吸引,于是就把它带回了英国,作为稀世珍品献给他的情人伊丽莎白女王,以示对爱情的忠贞。此后,番茄便有了"爱情果"的美名。直到 18 世纪,才有人冒险吃了番茄,从此知道了它的食用价值。相传,有一位法国画家看到番茄如此诱人,便萌生了尝尝它到底是什么滋味的念头。于是他冒着中毒致死的危险，壮着胆子吃下了一个，并穿好衣躺在床上等待"死神"的降临，然而过了老半天也未感到身体有什么不适，便索性接着再吃，只觉得有一种酸甜的味道，身体依旧安然无恙。

番茄属中碱性低嘌呤食物。番茄是碱性食物，可促进尿酸的排泄。因为尿变成碱性后，就易于溶解尿酸，从而将尿酸顺利地排出。此外，由于碱性食物有净化血液的功效，番茄也有助于排出血液中的尿酸。番茄中含有食物纤维、果胶、柠檬酸、草果酸、维生素、钾、磷、氨基酸、糖类、番茄红素等丰富的成分，具有各种不同的功效。而且它还有洁肠、解热、改善高血压和肝病的作用。番茄中所含的钾除了利尿作用之外还有降低血压的作用；维生素类有强化血管、减少胆固醇的作用；而番茄红素有很强的抗氧化作用，能预防动脉硬化。

芹　菜

芹菜原产地中海沿岸。我国栽培芹菜，据说已有 2000 多年的历史。芹菜有唐芹和西芹两种，常吃的是唐芹。芹菜的特点是株肥、脆嫩、渣少。芹菜是常用蔬菜之一，既可热炒，又能凉拌，深受人们喜爱。近年来诸多研究表明，这是一种具有很好药用价值的蔬菜。

芹菜属中碱性低嘌呤食物。据研究，芹菜中含有丰富的维生素和矿物质，能够促进体内废物的排泄，净化人体的血液,而且芹菜基本上不含嘌呤;这对痛风患者血尿酸偏高者有益。芹菜能利尿、促进尿酸排出:芹菜中含有胡萝卜素、维生素(B_1,B_2,C)、钾、钠、镁、食物纤维等多种成分。其中能有效防止尿酸蓄积的是钾,钾有很强的利尿作用使尿酸随着尿一同排出。因此,芹菜可以视为天然的利尿药。芹菜中含有的钾和食物纤维有降血压作用,对于痛风并发症之一的高血压也有效果。芹菜在经过水洗和加热之后再食用容易使部分钾流失掉。为了有效地摄取芹菜中的钾,水洗时应尽量迅速,洗之后充分除去水分,然后凉拌生吃。另外,因为芹菜叶子里面含有丰富的胡萝卜素和维生素,所以不要扔掉,最好一起吃。有水芹与旱芹之分,水芹性凉,味甘辛,有清热、利水作用;旱芹性凉,味甘苦,也有清热、祛风、利湿之功。所以,无论水芹旱芹,对急性期痛风者尤宜。具体食用方法:芹菜 100g(连根须),洗净后切碎,与大米 30g,水 750ml 同煮至粥熟,入少量盐、味精,可常食,痛风急性发作时尤宜。

茶　叶

茶叶是呈弱碱性低嘌呤食物。唐代陆羽于公元 758 年左右写成了世界上最早的茶叶专著《茶经》,系统而全面地论述了栽茶、制茶、饮茶、评茶的方法和经验。根据陆羽《茶经》推论,我国发现茶树和利用茶叶迄今已有 4700 多年的历史。我国人民历来就有"客来敬茶"的习惯,有以茶代酒的说法,这充分反映出中华民族的文明和礼貌。养生家认为"茶"有十德,认为饮茶除了可健身外,还能"以茶表敬意""以茶可雅心""以茶可行道"。唐宋时期众多的文人雅士不仅酷爱饮茶,而且还在自己的佳作中歌颂和描写过茶叶。茶叶相对于咖啡和可可,茶叶又因其自然和更有益人的健康长寿而受青睐。世界卫生组织在调查比较诸种饮料优劣之后,最终认为茶是最佳饮料,特别是痛风患者的最佳饮料。有人预言,21 世纪将是茶叶饮料的世纪。茶叶之所以获此殊荣,在于人们用现代科学技术不断揭开了我们的先辈从实践得出的饮茶可以祛病、保健、益寿的秘密。以前有不少人认为痛风患者不能饮茶。因为按传统的观点,茶叶会有茶叶碱,这些甲基黄嘌呤物质会转变为尿酸,而尿酸在血液中浓度高正是痛风的要害,故主张痛风患者禁止以茶作为饮料。然而,进一步的科学研究表明,茶碱和咖啡因在人体内代谢生成甲基尿酸盐,其分子结构不同于尿酸盐,并不会沉积而形成痛风石。故目前认为禁止饮茶缺乏充足的科学根据,且这种饮料呈弱碱性,适量饮用有利于尿酸盐从尿液中排出,对病情有利。

咖　啡

咖啡的起源可追溯至百万年以前,事实上它被发现的真正年代已不可考,仅相传咖啡是衣索比亚高地一位名叫柯迪(Kaldi)的牧羊人,当他发觉他的羊儿在无意中吃了一种植物的果实后,变得非常活泼充满活力,从此发现了咖啡。传统的咖啡讲究的是咖啡的种类,调配方法,如今在这个速度和效率至上的时代,人们创造出了许多新的口味,新的喝法,如咖啡奶茶、巧克力咖啡、香草咖啡等新口味。

研究发现咖啡有助消化,特别在吃多了肉类的时候,使胃液分泌旺盛,促进消化,减轻胃的负担。因为咖啡因有分解脂肪的功效,所以吃过高热量的食物后,必须要喝些咖啡。咖啡对大蒜还有消除臭味的效果。咖啡还可用作烧菜的调料。例如在煮排骨时,在汤里放些速溶咖啡,在烧肉时将肉上蘸些咖啡,烧出来的肉味尤为喷香。更为重要的是国外有研究人员调查发现,喝咖啡有助于降低人体血液中的尿酸水平,达到预防痛风的效果。

据报道,研究人员在调查中发现,增加每日的咖啡摄入量可明显降低血液中的尿酸水平。研究小组选取了近 4.6 万名 40 岁以上无痛风病史的男性,进行为期 12 年的跟踪调查。统计分析发现,多喝咖啡的人,血液中尿酸水平会明显降低,与从不喝咖啡的人相比,每日饮用 4~5 杯咖啡的人痛风发病概率可降低 40%。研究人员进一步分析发现,起作用的并非咖啡中的咖啡因成分,因为饮用无咖啡因的咖啡同样有降低血液中尿酸水平的作用。

小贴士

饮用咖啡要适量。咖啡如同酒精和香烟的陶醉感和刺激感一样,咖啡因具有兴奋作用。咖啡因可刺激中枢神经和肌肉,因而具有缓解肌肉疲劳、控制睡眠、激发头脑的功能。一方面提高心脏功能,扩张血管,促进血流循环,使人感到清爽。另一方面,可刺激交感神经,使副交感神经兴奋引起的阵发性呼吸困难得到控制。咖啡因能刺激胃部蠕动和胃酸分泌,引起肠痉挛,常饮咖啡的儿童容易发生不明原因的腹痛,长期过量摄入咖啡因则会导致慢性胃炎。

螺 旋 藻

螺旋藻含有大量的碱性物质。螺旋藻是呈螺旋形状的海洋微生植物,因其形状而取名螺旋藻,又名蓝藻。已有 35 亿年的历史,是地球上最古老的生物之一。有很强的光合作用能力和吸附各种元素的能力。分布于热带的碱性水域(海洋或咸湖)。最适合温度为 $25\sim35℃$,昼夜温差 $10℃$ 左右。螺旋藻含有丰富的蛋白质、维生素、不饱和脂肪酸,各种微量元素及其他营养物质,是迄今为止发现的动植物中营养成分最丰富、最均衡、最适合人体需要的营养品。

螺旋藻中含有大量的碱性物质,可以碱化尿液促进体液中的游离尿酸排出体外,降低血清尿酸水平,预防痛风的发生。螺旋藻中所含的植物蛋白、维生素等营养物质可以纠正患者由于强烈胃肠道反应,摄入减少而导致的营养不良、贫血(注意控制蛋白质的摄入量)。螺旋藻中含有的 γ 亚麻酸、β 胡萝卜素、藻多糖等生物活性物质可全面修复、激活机体免疫系统有效促进人体免疫球蛋白(IgA,IgG,IgI)的活性,增加白细胞的吞噬能力,减少药物的不良反应。所以,痛风患者可以服用螺旋藻。

小贴士

螺旋藻的 6 个最:蛋白质含量 60％ 左右,而大豆为 40％,奶粉为 13％～22％,瘦肉为 16％～22％。螺旋藻含有丰富的 β 胡萝卜素(维生素 A 其含量是胡萝卜的 15 倍,在至今发现的天然食物中含量最高)。维生素 E 含量在植物里最高。维生素 B_{12} 在植物中含量最高。藻蓝蛋白(用于防治癌症)含量高达 17％,是植物中之最。SOD(超氧化物歧化酶)含量达到 2 万～6 万 U。

牛　奶

一般来说,脱脂的牛奶肯定是碱性的。牛奶里有一个金属离子含量最高,是钙离子,100ml 还有 100mg 的钙离子,钙元素含量非常高。由于金属离子和可以产生酸性物质的部分大部分基本平衡,或者碱性物质稍强一点的地步,牛奶或者脱脂牛奶属于碱性或者偏中性的食品。牛奶是营养丰富的食物,更是老年人最佳的长寿食物。因为牛奶中含有人体所必需的一切营养成分,这些营养成分的质量和构成比例都适合人体需要,尤其适合老年人。它吸收率高,利用率高,是既经济又安全的营养保健食物。牛奶含有人体所必需的一切营养成分,这些营养成分的质量和构成比例都适合人体需要,尤其适合老年人。它吸收率高,利用率高,是既经济又安全的营养保健食物。牛奶中不含有嘌呤。这是因为嘌呤实际上是核酸(属遗传物质,如 DNA 即脱氧核糖核酸)分子的组成部分(碱基对)。核酸是遗传物质,遗传物质一般存在于细胞核之中。牛奶是牛的乳腺细胞分泌的体液,里面没有细胞结构,没有细胞核,也就没有遗传物质,没有核酸,故没有嘌呤。但需要说明的是酸奶虽然是碱性食物,但酸奶因含乳酸较多,对痛风患者不利,故不宜饮用。

百　合

百合是常用的保健食品和中药,因其鳞茎瓣片紧抱,"数十片相摞",状如白莲药,故名"百合"。人们常将百合看作团结友好、和睦合作的象征。民间每逢喜庆节日,有互赠百合的习俗,或将百合做成糕点之类食物,款待客人。百合为药食兼优的滋补佳品,四季皆可应用,但更宜于秋季食用。百合分为细叶百合、麝香百合。

现代研究发现,百合除了含有蛋白质、脂肪、淀粉及多种维生素等营养物质外,还含有秋水仙碱,而秋水仙碱制剂是临床治疗痛风的特效药,它可通过抑制 C5a 和白细胞三烯 B4 抑制多种核白细胞的趋化作用,从而改善关节炎症状。百合所含的秋水仙碱对痛风患者有明显的治疗作用,但其含秋水仙碱量甚微,长期服用才能发挥其治疗功效,而且较制剂更安全,无不良反应。

小贴士

百合性偏凉,虚寒出血、脾虚便溏都不宜食用。百合不可过多食用。百合虽对肺有补益,但多食则伤肺气,尤其是脾虚中寒者要慎用百合。很多人都知道百合能治咳嗽,却不知秋燥引起的咳嗽有凉与温之别。如果是温燥引发的咳嗽,症状为:干咳无痰、咽喉发痒、口鼻干燥,此时服用具有化痰止咳作用的百合便可见效。但若是凉燥导致的咳嗽,症状为:咳嗽频频、痰液清稀、后背发冷,此时就不能服用百合类清凉的药物,而是应服杏仁、甘草、生姜、大枣等具有温肺润燥、祛痰止咳的中药。

薏苡仁

薏苡仁又名薏苡、薏仁、六谷米等。薏米在我国栽培历史悠久,是我国古老的药食皆佳的粮种之一。由于薏苡仁的营养价值很高,被誉为"世界禾本科植物之王"。在欧洲,它被称为"生命健康之禾";在日本,最近又被列为防癌食物,因此身价倍增。薏苡仁具有容易被消化吸收的特点,不论用于滋补还是用于医疗,作用都很缓和。薏苡仁味甘、淡,微寒,具有利水渗湿、健脾止泻、除痹、清热等功效。《世医得效方》说"薏苡粥治久风湿痹,补正气,除胸中邪气、和胃肠、消水肿、久服轻身益气";《本草经疏》说它"主筋急拘挛、不可曲伸、风湿痹"。可以说薏苡仁在食疗中运用较为广泛，常用来作利尿方、清热方、祛风方的主药。用它来治疗痛风，既可以发挥其利尿作用，以排出更多的尿酸，又可以利用其祛风除痹的功效，以改善痛风患者的关节炎的症状。

玉 米

玉米即玉蜀黍，俗称玉高粱、包谷、包米等，为禾本科一年生草本植物玉蜀黍的种子。在我国的有些地区以它作主食。玉米是粗粮中的保健佳品，多食玉米对人体的健康颇为有利。玉米是一种基本上不含嘌呤的食物，所以，痛风患者尽管食用。《本草推陈》中还说它"为健胃剂，煎服亦有利尿之功"。将玉米磨成细粉，调入粳米粥内，煮成稀薄的玉米粥，适宜痛风之人作主食长久服食。还有一种方法就是取玉米或玉米须、根、叶 100g 煎汤代茶；常饮有助于排出尿酸。需要指出的是用玉米防治脂肪肝、痛风、高脂血症等"富裕病"是一项长期的医疗保健任务，因此，运用玉米等食疗应坚持适量服食，并要持之以恒。玉米受潮后容易发霉，霉变的玉米及玉米粉中染有黄曲霉菌，它能产生黄曲霉毒素，具有很强的致癌活性。因此，必须注意勿食发霉变质的玉米或玉米粉。

马 铃 薯

马铃薯又叫土豆,被称为世界五大作物之一。马铃薯可以做成各种各样的食物,日常生活中有"地下苹果"之称。目前,欧洲、美洲的一些家庭都还将马铃薯作为一种主食,马铃薯同时也是我国城镇居民的主要食物之一。

马铃薯富含钾、镁元素,是一种成碱性食物,经常食用,对于痛风患者来说,是有益于健康的选择。马铃薯富含糖类,含有较多的蛋白质和少量脂肪,还含有粗纤维、钙、铁、磷、维生素(C,B_1,B_2)以及可转化为维生素 A 的胡萝卜素。中医认为马铃薯具有补气健脾、调中和胃、消炎通便、强身益肾等作用,能辅助治疗神疲乏力、筋骨损伤、心脏病、关节肿痛、胃及十二指肠溃疡、便秘、热性胃痛、腮腺炎、烫伤、湿疹、急慢性皮肤溃疡等。另外,马铃薯不仅能防止衰老,预防动脉硬化,还能有效地预防肿瘤的发生。马铃薯所含的热量低于谷类粮食,吃它不必担心脂肪过剩,因为它含有的脂肪极低,这是所有充饥食物都望尘莫及的。每天多吃马铃薯可以减少脂肪的摄入,使多余脂肪渐渐代谢掉,能够消除"心腹之患",还不必担心肚皮产生难熬的饥饿感。因为马铃薯在补足人体需要的几乎全部营养素的同时,丰富的纤维素可以使胃有饱腹感。由此可见,马铃薯还确实是痛风患者理想的减肥食物。马铃薯还可作为痛风发作时的主要食物之一。食用方法是马铃薯250g,植物油 30g 先煸,继加酱油 30g,盐少量至烧熟后食。适用于痛风发作者。

小贴士

马铃薯含有一种少量的龙葵素,而适量的龙葵素有缓解痉挛的作用,能减少胃液分泌,对胃痛有效,但大量的龙葵素则对人体有害,可引起恶心、呕吐、头晕、腹泻等中毒现象,严重的还会造成死亡。马铃薯经阳光曝晒后龙葵素的含量会增加。一般在马铃薯发芽,皮色变绿、变紫的情况下,龙葵素增多,不能食用。

鸡 蛋

鸡蛋是自然界的一个奇迹,一个受过精的鸡蛋,在环境、温度合适的条件下,不需要从外界补充任何养料,就能孵出小鸡,这就足以说明鸡蛋的营养是非常完美的。鸡蛋不仅是人们所喜欢的一种高营养食物,而且还是一种药物。古代名医张仲景创立"苦酒汤",以蛋清、半夏、苦酒组成,治疗语言不利。以蛋清和黄连水滴眼,能辅助治疗结膜炎,在眼药水大量上市的现代,这种方法已使用不多,但鸡蛋的药用价值却不会被人忘却,而且千百年来民间积累了无数的鸡蛋养生治病经验。

鸡蛋中几乎不含嘌呤。这是因为鸡蛋虽大,理论上它只是一个细胞(要是受精鸡蛋的话就是两个细胞),只有一个细胞核,一套遗传物质,很少的核酸,微量的嘌呤。正是因为鸡蛋中的嘌呤含量极少(相比而言,海鲜、内脏和肉类含嘌呤则很多),所以它们是痛风患者最佳的蛋白质来源。当痛风患者吃海鲜、内脏、肉类和豆制品很少时,可以通过增加鸡蛋的摄入量来满足优质蛋白的需要。

小贴士

医学家做过这种实验,给 60—80 岁的老年人(其中包括患动脉硬化、冠心病、高血压病的老年人)每天吃 2 个鸡蛋,3 个月后检查血清胆固醇和血脂均未增高。还有科学家从鸡蛋中提取胆固醇粉用于治疗动脉硬化患者,取得了很好的疗效,这说明鸡蛋中的胆固醇不但无害,反而有治疗作用。

白 菜

大白菜被誉为"百菜之王"，是我国北方广大地区冬春两季的主要蔬菜，故有"冬日白菜美如笋"之说。民间也常说："鱼生火，肉生痰，白菜豆腐保平安。"白菜的食用方法很多，通常可炒白菜、熬白菜、醋熘白菜等，也可做白菜火锅及包子、饺子的馅料。

白菜属碱性低嘌呤食物。白菜具有较高的营养价值，大白菜所含的矿物质和维生素的量和萝卜大致相同，钙和维生素 C 含量均比苹果高 5 倍以上，维生素 B$_2$ 含量高于苹果和梨 3～4 倍，所含矿物质锌高于肉类和蛋类，所以圆白菜宜于绝大多数人食用。白菜中的纤维素不但能起到润肠、促进排毒的作用，而且白菜中的粗纤维有刺激胃肠蠕动的通便之功，能使污染或分解产生的致癌物质尽快排泄。白菜含有微量元素钼较多，能阻断致癌的亚硝胺合成，含有硒能降低癌的发生率，与肉类同食，既可增添肉的鲜美，又可减少肉中致癌物亚硝基胺的产生，两全其美。白菜有养胃生津、除烦解渴、利尿通便、清热解毒之功，能辅助治疗胃阴不足、消化不良、十二指肠溃疡等症。秋冬季节空气干燥，对人的皮肤保养极为不利，而白菜中含有丰富的维生素，多吃白菜，可以起到很好的护肤和养颜效果。在痛风的防治方面，民间常用的经验方如下。

（1）白菜 250g，加植物油 20g 炒食。宜经常服。适用于痛风缓解时。

（2）白菜 250g，加植物油 15g 炒将熟，浇入牛奶 150ml 直至炒熟后食。适用于痛风缓解之时。

（3）白菜 500g。调料：芥末 3g，白砂糖 5g，花椒 2g。白菜洗净用温水烫一下，凉后加入芥末，放入容器内再加白糖，在容器底部放上花椒，5 天后即可食用。

蒲 公 英

蒲公英具有降尿酸的作用。蒲公英作蔬菜食用，在我国历代本草中均有记载。明代李时珍说，蒲公英嫩苗可食、生啖。清朝王士雄也说"嫩为可蔬，老则入药，洵为上品"。在春夏之交，未开花前，摘取蒲公英嫩茎、叶，洗净，在沸水中焯 1～2 分钟，控干水分，既可单独烹炒，也可作汤羹，或取汁与梗末煮粥，味道十分鲜美，营养极其丰富。其营养成分，每 100g 鲜品含蛋白质 4.8g，糖类 5g，脂肪 1.1g，钙 216mg，磷 39mg，铁 10.2mg，维生素 C 4.7mg，胡萝卜素 7.35mg，维生素 B_2 0.39mg，还含有多种氨基酸及多种微量元素，可与花粉食物媲美。蒲公英也是植物类良药。《本草纲目》记载，蒲公英性味甘、寒，无毒，入肝、胃二经。具有清热解毒、利尿散结、健胃消炎功用。煎汤内服可治疗急性乳腺炎、淋巴腺炎、急性扁桃腺炎、急性支气管炎、急性结膜炎、感冒发热、肝胆炎症、尿路感染、疔毒疮肿等热毒诸症。从蒲公英中提取的胆碱,用于痛风患者,能明显改善大脑活力,可起到预防老年性痴呆的作用。研究还发现,许多中药在治疗痛风上具有很神奇的功效,蒲公英即为其中之一,这里我们就介绍常见的药食两用的植物蒲公英为原料的具有降尿酸、治疗痛风的食疗方。

(1)鲜蒲公英 30g(连根较好),粳米 50g。蒲公英加水煎取浓汁,去渣留汁 200ml,加入粳米、水 400ml,煮成稀稠粥,用冰糖调味。每日 2 次,稍温服食,3~5 日为 1 个疗程。

(2)蒲公英绿豆汤:蒲公英 15g,薏苡仁 50g,赤小豆 10g,白糖适量。将蒲公英去杂质洗净,加入适量水煎煮,煎好后滤出汁液,弃渣。将洗净的苡仁、赤小豆加入汁液中煮成熟烂,加入白糖搅匀即成。

(3)凉拌蒲公英:新鲜蒲公英(嫩叶尤佳)100g,百合 100g。洗净的蒲公英用沸水焯 1 分钟,百合焯半分钟,出水过冷,根据个人喜好佐以酱油、盐、香油、蒜泥等即可食用。

以上 3 方均无明显禁忌证,除脾胃虚寒极明显或天气寒冷时不宜食用外,痛风患者可常服,普通人群在暑湿天气亦可经常食用,可清热解暑、健脾祛湿。

马 齿 苋

马齿苋原产阿根廷、巴西、南美等地,又名马齿菜、五行草。旧时每逢荒岁歉年，人们多采之做菜当粮充饥，因此民间又叫它"长寿菜""长命菜"。夏秋之季生长在田野路旁。

马齿苋是一种碱性低嘌呤食物，宜于痛风患者食用，最明显的事例就是用马齿苋茎叶少许，在手里揉搓出水后，涂擦患处，具有止痒消肿效果。

中医认为，马齿苋能凉血解毒，清肠止痢，利尿通淋。唐代的《食疗本草》记载它："细切煮粥，止痢，治腹痛。"明代李时珍的《本草纲目》说它能"散血消肿，利肠滑胎，解毒通淋"。现代药理实验证明，马齿苋的乙醇浸液对大肠埃希菌、痢疾杆菌、伤寒杆菌和金黄色葡萄球菌都有强力抑制作用，尤其对痢疾杆菌作用更强，素有"天然抗生素"之称。所以，马齿菜常用于肠炎、痢疾、泌尿系统感染、湿疹、皮炎、痈肿疮疖、痔、带下阴痒、毒蛇咬伤等的治疗。科学家发现，马齿苋对糖尿病具有明显的治疗效果。马齿苋还是一种典型的低热量食物，常吃可防治肥胖。研究表明，马齿苋不仅含有粗纤维、核黄素、维生素（C，E）、β胡萝卜素、烟酸以及钾、铜、钙、铁等多种矿物质，还含有某些生物活性物质。这些生物活性物质对心脏病、高血压、卒中及糖尿病等也有较好的防治功效。由此可见，古人称马齿苋为"长寿菜"是有一定道理的。在民间，炎热的夏季，有的人胃口不好，不思饮食，腹泻，他们就会采集新鲜马齿苋，洗净，用开水焯一下，然后放入凉开水中浸泡一会儿，捞出食用,用来开胃、增加食欲,所以说马齿苋属一种药食两用蔬菜。马齿苋并非适宜每个人食用,由于其性寒滑,故怀孕早期,尤其是有习惯性流产史者忌食之。《本草正义》中说"兼能入血破瘀"。李时珍认为马齿苋"散血消肿,利肠滑胎"。近代临床实验认为,马齿苋能使子宫平滑肌收缩。所以,孕妇忌吃马齿苋,但在临产前又属例外,多食马齿苋,反而有利于顺产。

空 心 菜

空心菜又名蕹菜、无心菜、通心菜。鲜嫩青绿的空心菜清香淡雅,滑脆爽口,容易消化,且营养价值较高,属于甲级蔬菜类,为夏秋季节主要绿叶菜之一,适合痛风患者和小儿食用,被誉为"南方奇蔬"。

空心菜属碱性低嘌呤食物,含钠均较高。中医认为空心菜能清热解毒、凉血、利尿消肿、和胃行气,对鼻出血、便秘、便血、糖尿病、淋浊、痔、夏季热、痈肿、带状疱疹、白带过多、蛇虫咬伤、龋齿痛等有辅助治疗作用。空心菜中粗纤维的含量较丰富,这种食用纤维是由纤维素、半纤维素、木质素及果胶等物质组成。嫩梢中的蛋白质含量比等量的西红柿高 4 倍,钙含量比西红柿高 12 倍多,并含有较多的胡萝卜素。具有促进胃肠蠕动、通便解毒的作用。空心菜中的叶绿素有"绿色精灵"之称,可洁齿,防龋齿,除口臭,健美皮肤,堪称美容佳品。空心菜菜汁对金黄色葡萄球菌、链球菌等有抑制作用,可预防感染。因此,夏季经常吃,可以防暑解热、凉血排毒、防治痢疾。空心菜食后可降低肠道的酸度,预防肠道内的菌群失调,对防癌防痛风有益。

韭 菜

古代不少著名诗人的诗中都提到过韭菜,如唐代诗人杜甫的"夜雨剪春韭,新炊间黄粱",宋代诗人苏轼的"渐觉东风料峭寒,青蒿黄韭试春盘"。可见,韭菜自古以来就受到我国人民的喜爱和重视。但鲜为人知的是韭菜还是一味传统的中药,自古以来就被广为应用。

韭菜属于碱性低嘌呤食物,宜于痛风患者食用。现代医学研究证明,韭菜具有促进食欲、杀菌和降低血脂的作用,特别适于高脂血症、冠心病患者食用。韭菜含有较多的粗纤维,能增进胃肠蠕动,可有效预防习惯性便秘和肠癌,这些纤维还可以把消化道中的异物包裹起来,随大便排出体外,故有"洗肠草"之称。韭菜为辛温补阳之品,能温补肝肾。因此在民间有"起阳草"之称,可与现今的"伟哥"媲美。韭菜还具有其他药用价值,《本草拾遗》中写道:"韭菜温中下气,补虚,调和脏腑,令人能食,益阳。""韭菜补肝及命门,治小便频数、遗尿。"

胡萝卜

胡萝卜又叫黄萝卜、红萝卜，原产于中亚，性味甘、平。元代传入我国，因其颜色靓丽、脆嫩多汁、芳香甘甜而受到人们的喜爱，被各地广为栽培。胡萝卜对人体具有多方面的保健功能，民间常将胡萝卜作为食疗入药。

胡萝卜属于碱性低嘌呤食物，宜于痛风患者食用。胡萝卜能提供丰富的维生素 A，促进机体正常生长与代谢，维持上皮组织，防止呼吸道感染及保护视力，治疗夜盲症和眼干燥症等。胡萝卜能增强人体免疫力，有抗癌作用，并可减轻癌症患者的化疗反应，对多种脏器有保护作用。女性进食胡萝卜可以降低卵巢癌的发病率。胡萝卜有助于防止血管硬化，降低胆固醇，对防治高血压病有一定效果。胡萝卜素可以清除导致人体衰老的自由基，经常食用有利于长寿。胡萝卜具有补血的功效。因其富含维生素 A，可润泽皮肤，治疗皮肤干燥、牛皮癣，使头发润泽变黑，防治头屑过多、头皮发痒，故被称为"美容食物"。胡萝卜对糖尿病、贫血、冠心病、便秘、单纯性消化不良、痔、久痢、咳嗽、百日咳、急性肾炎、营养不良、食欲缺乏、感冒等有辅助防治作用。

萝　卜

　　萝卜又名莱菔、罗菔。我国是白萝卜的故乡,栽培食用历史悠久。它既可用于制作菜肴,炒、煮、凉拌等俱佳;又可当作水果生吃,味道鲜美;还可腌制泡菜、酱菜等。

　　胡萝卜属于碱性低嘌呤食物,宜于痛风患者食用。萝卜营养丰富,有很好的食用、医疗价值。俗语说"常吃萝卜菜,啥病也不害""常吃萝卜喝热茶,不用大夫到自家""冬吃萝卜夏吃姜,一年四季保安康"。可见萝卜对人体有极为重要的保健作用。民间把白萝卜作为顺气消食的"保健食物"。老年人常吃萝卜,可降低血脂,软化血管,有稳定血压、预防冠心病的作用。由于熟吃白萝卜有益胃行气之效,饭后睡前吃些白萝卜,可帮助消化,避免积食,增进睡眠。白萝卜能增加机体免疫力,并能抑制癌细胞的生长,对防癌、抗癌有重要作用。白萝卜中的芥子油和纤维素可促进胃肠蠕动,有助于体内废物的排出,所以萝卜是排毒养颜的佳品。白萝卜热量较少,纤维素较多,吃后易产生饱胀感,所以适宜于痛风伴有减肥的人食用。唐·孟诜说萝卜"甚利关节"。《食性本草》认为萝卜能"行风气,去邪热"。《随息居饮食谱》也说它能"御风寒"。痛风一症,仍属于中医学的"痹证"范畴,由此可见,萝卜适宜痛风患者食用。由于萝卜属碱性食物,又含有多量的水分和维生素,而含嘌呤成分很少,所以,痛风患者多吃萝卜亦宜,无论生食、凉拌、煮食或煨汤均可。

茄 子

茄子又名"落苏",原产于印度,西汉时传入我国,已有2000多年历史。茄子肉质柔软、味道鲜美,是夏天主要的大众蔬菜之一。因其价廉物美,老幼宜食,被称为"夏令佳蔬"。茄子在蔬菜中虽然很不起眼,但却有丰富的营养价值和神奇的医疗保健作用。茄子有活血消肿、祛风通络、清热止痛的作用。它不仅是一种碱性食物,同时几乎不含有嘌呤物质,现代研究还发现它有一定的利尿功效,适宜痛风患者经常食用。

中医湿热壅郁的临床表现为足趾或其他关节疼痛剧烈,多因疲劳或饮酒饱餐后诱发,局部红肿、灼热,伴有身体不适,发热,小便黄赤,大便干燥或溏而不爽,舌质红,苔黄腻,脉滑数。民间的蒸茄子对中医湿热壅郁型痛风有食疗作用。蒸茄子配方为:茄子 250g,食盐、麻油、蒜泥各 5g,酱油 15g。将茄子削皮,切成两半,上蒸笼蒸烂,略凉凉后,放上酱油、麻油、蒜泥、食盐,拌匀即可。功效为清热解毒除湿。可以佐餐食用。

圆白菜

圆白菜来自欧洲地中海地区,也叫洋白菜或卷心菜,学名是"结球甘蓝"。它在西方是最为重要的蔬菜之一。圆白菜和大白菜一样产量高、耐储藏,是四季的佳蔬。西方人认为,圆白菜才是菜中之王,它能治百病。西方人用圆白菜治病的"偏方",就像国内用萝卜治病一样常见。

圆白菜为碱性,是一种基本上不含嘌呤的蔬菜。圆白菜含有大量的维生素 C,具有排泄体内有害物质的作用。《本草纲目拾遗》称它"补骨髓,利五脏六腑,利关节,通经络中结气"。因此,卷心菜亦属痛风之人宜食之物。

小贴士

花菜又名花椰菜,属于圆白菜的一种变种蔬菜,它的维生素 C 的含量特别丰富,而嘌呤的含量很低,每 100g 花菜含嘌呤的量在 75mg 以下。不仅如此,花菜性质清凉,能清热,又能通利大小便,所以,痛风患者宜常食之。

南　瓜

南瓜还是一种碱性低嘌呤食物。南瓜又称倭瓜、饭瓜，很早就传入我国，广泛栽种、食用，因此有"中国南瓜"之说。在我国南瓜既当菜又当粮，在乡下很有人缘。近年来，人们发现南瓜不但可以充饥，而且还有一定的食疗价值，于是土味十足的南瓜得以登大雅之堂。

常吃南瓜可以有效地防治高血压病以及肝和肾的一些病变。也有的报道说，常吃南瓜对胆结石有辅助治疗作用。南瓜中含有丰富的果胶和微量元素钴。果胶可延缓肠道对糖和脂质的吸收。钴的含量较高，是其他任何蔬菜都无法比的，它是胰岛细胞合成胰岛素所必需的微量元素，常吃南瓜有助于防治糖尿病。南瓜还能消除致癌物质——亚硝胺的致突变作用，其中的果胶还可以中和清除南瓜不仅是减肥者宜选用的食物，而且被广大女性称为"最佳美容食物"。其原因在于南瓜中维生素 A 含量胜过其他绿色蔬菜。中医学认为，南瓜具有除湿祛虫、退热止痢、止痛、安胎的功效，能主治下肢溃疡、阴囊湿疹、蛲虫、绦虫、蛔虫、骨蒸潮热、痢疾、胎动、胃痛等。《滇南本草》载："南瓜横行经络，利小便。"所以，慢性痛风者最宜食用南瓜。不仅如此，南瓜卡路里少，是低热量饮食，这对肥胖的痛风患者更为适宜。

冬　瓜

冬瓜形状如枕，又叫枕瓜，生产于夏季。为什么夏季所产的瓜，却取名为冬瓜呢？这是因为瓜熟之际，表面上有一层白粉状的东西，就好像是冬天所结的白霜，也是这个原因，冬瓜又称白瓜。冬瓜性凉，味甘淡，有利小便的作用。

冬瓜为碱性低嘌呤食物。冬瓜有良好的清热解暑功效。夏季多吃些冬瓜，不但解渴消暑、利尿，还可使人免生疔疮。因其利尿，且含钠极少，所以是慢性肾炎水肿、营养不良性水肿、孕妇水肿的消肿佳品。冬瓜是清热利尿比较理想的一种日常食物，连皮一起煮汤，效果更明显。冬瓜性寒，能养胃生津、清降胃火，使人食量减少，促使体内淀粉、糖转化为热能，而不变成脂肪。因此，冬瓜是肥胖者的理想蔬菜。冬瓜有抗衰老的作用，久食可保持皮肤洁白如玉、润泽光滑，并可保持形体健美。

《本草再新》中还说冬瓜能"利湿去风"。不仅如此，冬瓜本身又含多量的水分和丰富的营养，特别是维生素 C 的含量特别丰富，这对痛风患者的尿酸偏高者，有促进尿酸的排泄作用，故痛风之人宜常食之。民间常用的调养方法为冬瓜汤。

油　菜

　　油菜是人类栽培的最古老的农作物之一。因其籽实可以榨油，故有油菜之名。它和大豆、向日葵、花生一起，被列为"世界四大油料作物"。

　　油菜为碱性低嘌呤食物，宜于痛风患者食用。油菜的营养成分含量及其食疗价值可称得上诸种蔬菜中的佼佼者。据专家测定，油菜中含多种营养素，其中所含的维生素C较多，宜于大多数人食用。油菜中含有丰富的钙、铁元素，胡萝卜素也很丰富，是人体黏膜及上皮组织维持生长的重要营养源，对于抵御皮肤过度角化大有裨益。所以，爱美人士不妨多摄入一些油菜，一定会收到意想不到的美容效果。油菜还有促进血液循环、散血消肿的作用。产后淤血腹痛、丹毒、肿痛脓疮者可通过食用油菜来辅助治疗。科研人员研究还发现，油菜可降低胰腺癌发病的危险。

　　民间有香菇油菜汤辅助防治痛风的方法：油菜 40g，香菇（鲜）（或者干香菇也可以）40g。盐 2g，味精 2g，料酒 3g，姜 2g，花生油 5g。将水发香菇去杂质洗净切片，油菜洗净，切段儿待用。用带盖儿的锅加入香菇、油菜、盐、味精、料酒、姜片，适量清水炖 30 分钟即成。

莴　苣

　　莴苣也叫莴笋,又叫千金菜。宋代《清异录》记载:"呙国使者来汉,隋人求得种菜,酬之甚厚,故名千金菜,今莴笋也。"李时珍说:"呙菜自呙国来,故名。"莴苣口感鲜嫩,色泽淡绿,如同碧玉一般,制作菜肴可荤可素,可凉可热,口感爽脆。

　　莴苣为碱性低嘌呤食物,宜于痛风患者食用。莴苣不但是一种蔬中美食,也具有一定的食疗药用功能,食之,可利五脏,通经脉,开胸膈,利气,坚筋骨,去口气,白齿牙,明眼目,通乳汁,利小便以及消食、利尿等,能促进尿酸的排泄。《千金·食治》说莴苣:"益精力。"唐·孟诜:"补筋骨,利五脏,开胸膈壅气,通经脉,止脾气,令人齿白,聪明少睡,可常食之。"《随息居饮食谱》:"利便,析酲,消食。"

　　莴苣生吃热炒均宜。常吃莴苣可促进胃液、胆汁等消化液的分泌。莴苣中的钾有利于促进排尿,对高血压病和心脏病患者大有裨益。专家还发现莴苣能预防高脂血症。莴苣中所含的氟元素,可参与牙釉质和牙本质的形成,参与骨骼的生长。莴苣含碘量高,有利于人体的基础代谢和体格发育。莴苣富含维生素 C 和叶酸,还含有维生素 A 和铁,近年的动物实验发现它能预防结肠癌和直肠癌。此外,秋季易患咳嗽的人,多吃莴苣叶还可平咳。

菠　菜

痛风患者应该严格控制饮食中嘌呤的摄入量，这是众所周知的饮食常识。而很多报道以菠菜中嘌呤含量过高而将其列入禁区，菠菜在蔬菜嘌呤含量排行榜上到底处于什么位置？

每 100g 菠菜中含嘌呤 25～150mg，属于嘌呤含量中等的食物，并非最高。而且，嘌呤易溶于水，如食用前先用水焯一下再烹调，大概有 50％～90％溶于水中而除去。只要控制好食用量，每餐 80～100g，食用菠菜是有益无害的。

除了痛风以外，还有很多疾病都把菠菜列入黑名单，较为突出的是肾炎、肾结石等。菠菜中被宣传最多的是其草酸含量，其实草酸并不是菠菜的专利。人们日常食用的绿色蔬菜、巧克力、山核桃、橘子、酸梅等，都含有草酸。草酸的确会和钙结合形成草酸钙，只是产物通常会随粪便而排出，只要多喝水，每天饮水量 2000ml 以上。保持大便通畅，维持每天 1 次或 2 天 1 次排便习惯，就不用担心。况且，一般大众食用菠菜的量并不大，这类草酸高的食物只是配菜。因此，也不必担心会产生结石。如果还有担心，也可以在食用菠菜的同时多吃一些碱性食品，如海带、蔬菜、水果等，以促使草酸钙溶解排出，防止结石。有研究表明，菠菜内草酸会影响人体内钙的吸收，其实只要做到合理营养，平衡膳食,保证每天钙的摄取量在 800～1000mg。钙摄取量足够,即便跟草酸结合,也可以满足人体对钙的需求。

在食用菠菜的同时,只要保持充足的饮水量或者适当食用碱性食物,草酸将进一步被稀释并代谢出体内。尽量避免同时食用大量含草酸盐丰富的食品,如杏仁、坚果、可可、大黄和茶等,也可避免草酸盐过多。此外,菠菜含有大量的植物粗纤维,具有促进肠道蠕动的作用,利于排便,且能促进胰腺分泌,帮助消化。对于痔、慢性胰腺炎、便秘、肛裂等病症有治疗作用。适量食用菠菜,不要对菠菜敬而远之,痛风等患者是可以吃菠菜的。

苦 瓜

苦瓜又叫癞瓜、凉瓜,具有特殊的苦味,但仍然受到大众的喜爱。苦瓜原产于印度尼西亚,大概在宋代传入我国。苦瓜的苦味不轻易传给"别人",如用苦瓜烧鱼,鱼块绝不沾苦味,所以苦瓜又有"君子菜"的雅称。苦瓜的吃法很多且方便,可凉拌生食,也可煎、炒、煸、烧,荤素均宜。苦瓜可烹调成多种风味菜肴,可以切丝、切片、切块,可当辅料也可单独入肴,一经炒、炖、蒸、煮,就成了风味各异的佳肴。如把苦瓜横切成圈,酿以肉糜,用蒜头、豆豉同煮,鲜脆清香。我国各地的苦瓜名菜不少,如青椒炒苦瓜、酱烧苦瓜、干煸苦瓜等,都色美味鲜。

苦瓜属于碱性低嘌呤食物,宜于痛风患者食用。苦瓜是瓜类中含维生素 E 及维生素 C 最多的瓜种之一。中医学认为,苦瓜味甘苦,性寒,有清热、明目、解毒之功,主治热病烦渴、中暑、痢疾、目赤疼痛以及疮疡、丹毒、恶疮等症。现代医学证实,苦瓜具有健肤、美容、增颜之功效。苦瓜中的苦味一部分来自于它所含的生物碱,不但能刺激人的味觉神经,使人增进食欲,还可加快胃肠蠕动,有助消化。苦瓜中含有类似胰岛素的物质,有明显的降血糖作用。它能促进糖分分解,具有使过剩的糖分转化为热量的作用,能改善体内的脂肪平衡,是糖尿病患者理想的食疗食物。天热不思饮食之际,可用苦瓜开胃下饭,爽口不腻。苦瓜还能除热解乏、清心明目、益气壮阳,不仅可防止中暑,还对牙痛、肠炎、痢疾有治疗效果。苦瓜还具有一种独特的苦味成分——金鸡纳霜,能抑制过度兴奋的体温调节中枢,起到消暑解热的作用。在炎热的夏季,小儿常会出现痱子,用苦瓜煮水擦洗,有清热止痒祛痱的功效。

梨

梨又叫快果,一向被认为是"百果之宗",其中常见的有京白梨、大鸭梨、雪花梨、苹果梨等。目前在全国各地都有栽种,品种繁多,共同特点是汁鲜味美、皮薄肉细、香脆适口、肉酥质丰、风味独特。梨既可生食,也可熟食,捣烂饮汁或切片煮粥,煎汤服均可,梨除了鲜食外,还可以制成罐头、果酒等各类加工品。

梨的营养十分丰富。据测定,梨含有大量的水分、丰富的果糖、葡萄糖、蔗糖,还含有丰富的钙、磷、铁、维生素 C 等。此外,梨还含有一定量的蛋白质、脂肪、胡萝卜素、苹果酸、维生素 B_1 及维生素 B_2 等。梨是一味良药,《本草纲目》说梨能"润肺凉心、消痰降火、解疮毒酒毒"。民间也常用梨治疗支气管炎、百日咳、肺结核等病引起的咳嗽。梨性味甘寒,有润肺止咳的作用,故最适合于肺燥及阴虚所致的干咳无痰或痰少不易咳出的患者食用。而且,对热病烦渴、咳嗽、声嘶失音、便秘有调治效果。肝阳上亢或肝火上炎型高血压患者,经常食之,可滋阴清热,使血压下降、头昏目眩减轻,耳鸣心悸好转。中医学认为,梨性凉,味甘,有生津、清热、化痰的作用。现代医学认为,梨子不仅是多汁多水分的水果,而且基本不含嘌呤,同时又属一种碱性食物。所以,急性和慢性痛风患者均宜。

小贴士

梨的性味寒凉,不适合于脾胃虚寒的人食用,如果食用过多,不但对身体无益,还会使病情加重。梨对于患有便溏、泄泻、脘腹冷痛之人更不宜食用。梨不可与开水同用，因为梨性甘寒冷利，吃梨喝开水，必致腹泻，这是因为一冷一热刺激肠道的缘故。民间也有食梨饮热开水，必腹泻，《本草纲目》有"梨甘寒，多食成冷痢"的记载，所以生活中吃梨还是要尽量避免同时喝开水。

苹　果

苹果是老幼皆宜的水果之一。西方谚语："一天一苹果，医生远离我。"也从一个侧面反映出苹果的营养价值和医疗价值，所以，苹果被越来越多的人称为"大夫第一药"。苹果性凉，味甘，能生津、润肺、除烦、解暑。

苹果是碱性水果，含较多的钾盐，又含水分，基本不含嘌呤，这些都有利于人体内的尿酸排泄。所以，凡痛风患者，无论急性期或慢性患者，皆宜食用。苹果醋加蜜糖就是民间传统的治疗痛风方法，经多项临床测试证明有效。这是因为苹果醋含有果胶、维生素、矿物质（磷和钾）及酵素。苹果醋的酸性成分具有杀菌功效，有助排出关节、血管及器官的毒素。经常饮用，能调节血压、通血管、降胆固醇、亦有助于治疗关节炎及痛风症。饭后可将一茶匙苹果醋及一茶匙蜜糖加入半杯温水内,调匀饮用。

樱　桃

　　春末夏初,颜色红润的樱桃开始大量上市。樱桃不仅可以鲜食,还可以加工成各种各样的食物,如樱桃酒、樱桃酱、罐头、蜜饯等。用酸樱桃制作的樱桃汁,更是风味浓郁,不用添加任何色素,就自带一种酒红色。用樱桃作装点的食物更是不胜枚举,如蛋糕、冰淇淋、面包、馅饼等。

　　中医学认为,樱桃具有很大的药用价值。它全身皆可入药,鲜果具有发汗、益气、祛风、透疹的功效,适用于四肢麻木和风湿性腰腿病的食疗。樱桃的果肉能促进血液的循环,缓解痛风、关节炎引起的不适。体虚的人多吃樱桃能大补元气,预防感冒,痛风患者多吃樱桃可以降低尿酸。此外,樱桃能生津止渴、益脾养胃、调中益气,对脾胃虚弱导致的食少腹泻,肝肾不足而致的腰膝酸软、遗精和血虚心悸等一切虚症均有功效。

　　现在市场上有一种樱桃胶囊,就是以天然优质樱桃为原料,经过技术加工、制备的樱桃营养成分浓缩胶囊。该胶囊最大限度保持了樱桃中花青素和褪黑素的活性。对于高尿酸患者,每日服用 2 粒(其营养含量相当于 5 杯樱桃汁),即可有效控制尿酸水平,预防痛风,具有天然无不良反应。

小贴士

櫻桃虽好,但食用也有禁忌。需要注意的是,櫻桃属火,身体阴虚火旺、鼻出血等症及患热病、虚热咳嗽者要忌食或少食。櫻桃除了含铁多以外,还含有一定量的氰苷,若食用过多会引起铁中毒或氰化物中毒。

草 莓

草莓属于碱性低嘌呤食物,宜于痛风患者食用。草莓富含氨基酸、果糖、蔗糖、葡萄糖、柠檬酸、苹果酸、果胶、胡萝卜素、维生素(B_1,B_2)、烟酸及矿物质钙、镁、磷、铁等,这些营养素对人体生长发育有很好的促进作用,对老年人、儿童大有裨益。研究发现,草莓中的有效成分,可抑制癌肿的生长。草莓中含有的鞣酸,能保护人体组织不受致癌物质的伤害,且有抑制恶性肿瘤细胞生长的作用。每 100g 草莓含维生素 C 50～100mg,比苹果、葡萄高 10 倍以上。科学研究已证实,维生素 C 能消除细胞间的松弛与紧张状态,使脑细胞结构坚固,皮肤细腻有弹性,对脑和智力发育有重要影响。常食草莓除能防治坏血病外,对动脉硬化、冠心病、高血压等,也有防治效果。饭后吃一些草莓,可分解食物脂肪,有利于消化。草莓中含有一种氨类物质,对治疗白血病、再生不良性贫血等血液病,有辅助治疗作用。

草莓汁是痛风患者最好的食物。原料:草莓 50g,砂糖20g。将草莓洗净除蒂,与砂糖一同放入果汁机,加冷开水约 100ml,接电搅拌 2～3 分钟即成,加用柠檬 10g,风味尤佳。适用于食欲缺乏、脘腹胀满等症,也可防治痛风。

西 瓜

明代李时珍在《本草纲目》中指出,西瓜又名寒瓜。西瓜为清热止渴、解暑的良品,中医誉西瓜为“天然白虎汤”。西瓜,原产于非洲。埃及栽培西瓜已有五六千年的历史。汉朝时期西瓜从西域东传入中国,因为来自西方,因此中国人给它取名“西瓜”,并在元、明时期成为盛行中国的夏令水果。由于西瓜味甜多汁,凉爽可口,成为备受人们青睐的消暑佳品,古人甚至以“香浮笑话牙生水,凉入衣襟骨有风”来赞美它。中国民间有“夏吃三块西瓜,药物不要抓”,说明西瓜有防病和治病功能。

西瓜之所以对痛风有效,一方面,西瓜含有大量的水分,而且它所含的盐类主要为钾盐;另一方面它基本不含(或含极少量的)嘌呤,这对痛风急性期血中尿酸过高者,尤为适宜,可以起到迅速有效的排泄尿酸的作用。

小贴士

西瓜不能一次吃得过多。西瓜是生冷之物，一次吃多了易伤脾胃。脾胃虚寒、消化不良、大便溏泄者尤应少吃，否则会导致腹胀腹泻、食欲下降、积寒助湿。西瓜所含的大量水分还会冲淡胃液，引起消化不良和胃肠道抵抗力下降。吃冷藏时间较长的西瓜更容易伤脾胃。因为突然遇到过凉的食物，胃平滑肌和黏膜的血管会出现收缩，甚至痉挛，引起胃痛或加重胃病。另外，还可能引起咽喉炎或加重咽部炎症。

赤　豆

赤豆又称赤小豆、饭赤豆、野赤豆、红小豆、红豆。赤豆分两种：一为赤小豆（米赤豆），皮色赤红如猪肝，小粒饱满，从深红而暗者为药用佳品；一为赤豆（饭赤豆），皮色赤红而淡、平滑而有光泽、入药次之。

赤豆在中医上，主要应用于行水去水肿、利气去脚气，古籍中用红豆与鲤鱼煮烂食用，对于改善孕妇怀孕后期产生的水肿脚气，有很大的帮助。所以说红豆不仅是一种粮食，还有一定的药物作用，有利尿消肿的功能。注意赤豆治疗水肿时,因本品药性平缓,必须多用连用,方可奏效。甜味的红豆汤可以解除女性经期中的疲劳。对于内脏下垂、畏寒体冷、低血压、易疲劳的人,赤豆甜点则非常合适。

由于赤豆是一种利尿食物,而且所含嘌呤也极少。元代医家王好古就曾说过:"赤豆消水通气而健脾胃。"《本草纲目》亦云:"赤豆行津液,利小便,消胀除肿。"通利小便作用,就可增加痛风患者血尿酸的排泄,所以,无论急慢性痛风患者,最宜用赤豆煨汤食用,既增加饮水量,又加强利尿排泄作用。

黑木耳

黑木耳生于桑、槐、柳、楠、楮等朽木上,淡褐色,形似人耳,故俗称黑木耳。黑木耳色泽黑褐,质地柔软,味道鲜美,营养丰富,可素可荤,为中国菜肴大添风采。另有白色者,生于桑树上,即白木耳,又叫银耳。

黑木耳是一种碱性低嘌呤食物,宜于痛风患者食用。黑木耳属黑色食品,中医学认为,黑木耳有补肾功效。通过强化肾功能,使尿酸顺利排泄,延缓尿酸结晶引起的肾衰竭。黑色食品除黑木耳以外,还主要有黑米、黑芝麻、黑豆等。以上述食品制成食疗方,对治疗痛风有效。

黑木耳含蛋白质、脂肪、糖和钙、磷、铁等矿物质以及胡萝卜素、烟酸、维生素 B_1 及维生素 B_2 等。黑木耳还含磷脂、甾醇等。此外，木耳中还含有对人体有益的植物胶质，这是一种天然的滋补剂。木耳中的胶质可把残留在人体消化系统内的灰尘、杂质吸附集中起来排出体外，从而起到清胃涤肠的作用。黑木耳性平，味甘，有凉血止血、益气补虚、滋阴润肺、补脑强身、和血养颜的功效。黑木耳为滋补性营养强壮食物，而且能养血驻颜，令人肌肤红润、容光焕发，并可防治缺铁性贫血。对胆结石、肾结石等内源性异物也有比较显著的化解功能。黑木耳能减少血液凝块，预防血栓等病的发生，有防止动脉粥样硬化及冠心病的作用。黑木耳含有抗肿瘤活性物质，能增强机体免疫力，经常食用可防癌抗癌。黑木耳还对月经过多、大便出血、崩中漏下、痔出血、高血压、血管硬化、便秘等有防治效果。

橘　子

橘子颜色鲜艳，酸甜可口，是日常生活中最常见的水果之一，也是男女老幼皆可食用的上乘果品，尤其对老年人更为有益。它可以说全身是宝，除果肉和果汁富含营养可以食用外，橘皮可以入药。

橘子虽然口味很酸，但却是地地道道的强碱性食物，因为它们在体内代谢后的最终元素是钾元素等，所以宜于痛风患者食用。中医学还认为，橘子辛甘性温，有行气解郁、化痰醒酒之效。对郁结胸闷、咳嗽气喘、食积、口渴、伤津有辅助调治功效，人们常将其称为补阳益气的良果。橘子营养丰富，是水果中的佼佼者，因为它甜酸相当、软硬适度，是男女老少都喜欢吃的果品。同时说它营养丰富，是因为橘子中含有多种营养成分，除少量的蛋白质、脂肪外，果肉和果汁中都含有极丰富的葡萄糖、果糖、蔗糖、苹果酸、柠檬酸以及一定量的胡萝卜素，特别是维生素 C 和芦丁，含量十分丰富。

食用橘子可以降低沉积在动脉血管中的胆固醇，有助于使动脉粥样硬化发生逆转。吃橘子的人患冠心病、高血压、糖尿病、痛风的概率比较低。橘子富含维生素 C 与柠檬酸，前者具有美容作用，后者则具有消除疲劳的作用。如果把橘子内侧的薄皮一起吃下去，除补充维生素 C 以外，还可摄取膳食纤维——果胶，它可以促进通便，并且可以降低胆固醇。在鲜橘汁中有一种抗癌活性很强的物质"诺米灵"，它能使致癌物质分解，抵制和阻断癌细胞的生长，并能使人体内除毒酶的活性成倍提高，阻止致癌物质对细胞核的损伤，保护基因的完好。可以说橘子对于痛风患者是没有什么禁忌的，可以放心食用。

小贴士

橘子虽富有营养,但性温热,一次不可吃得太多,特别是在口舌生疮、食欲缺乏、大便硬结等已有火症的情况下,千万不可再多吃。饭前或空腹时不宜食用。吃橘子前后 1 小时内不要喝牛奶,因为牛奶中的蛋白质遇到果酸会凝固,影响消化吸收。吃完橘子应及时刷牙漱口,以免对口腔牙齿有害。肠胃功能欠佳者,吃太多橘子,容易发生胃石的困扰。食用过多柑橘类水果会引起"橘子病",出现皮肤变黄等症状。

大 枣

"五谷加红枣,胜似灵芝草""一日食三枣,百岁不显老"。中医许多抗衰老方剂中也常用到大枣,由此可见大枣的作用是显而易见的,它对养生保健的作用不可低估,尤其是患有慢性疾病的痛风患者,更不可忽视大枣的保健作用。常用的医疗处方中,除了大枣外,还有养血的酸枣以及具有润肺和养胃功能的鲜蜜枣和金丝蜜枣。

大枣属碱性食物,宜于痛风患者食用,大枣营养丰富,含有较多的维生素,有"天然维生素"之称,还含有蛋白质、脂肪、糖类、矿物质等营养。另外,鲜枣含芦丁也很多,柠檬是公认的含芦丁丰富的食物,但它与鲜枣比起来要逊色很多。每100g鲜枣中所含的蛋白质也几乎是鲜果类之冠。此外,它还含有铁、酒石酸等成分。大枣是中药里经常用到的,有增强肌力体质的作用,补血堪称第一。中医学认为,大枣可以"补中气、滋脾土、润心肺、调营卫、缓阴血、生津液、悦颜色、通九窍、助十二经,为合百药"。大枣适宜于食少、便溏、气血亏损、津液不足、心悸怔忡、黄疸、咳嗽、维生素 C 缺乏症、高血压、血小板减少、过敏性紫癜、肝炎、水肿、自汗、肝硬化、失眠等患者食用。

小贴士

大枣能助湿,食用不当或一次食用过多,可致脘腹痞闷、食欲缺乏,故有湿盛苔腻、脘腹胀满的人须忌用。女性月经期间,会出现眼肿或足肿的现象,其实这就是中医所说的湿重的表现,这些人就不适合服食大枣,因为大枣味甜,多吃容易生痰生湿,水湿积于体内,水肿的情况就更严重。如果非经期有腹胀的女性,也不适合喝大枣水,以免生湿积滞,越喝肚子胀的情况越无法改善。体质燥热者,也不适合在月经期间喝大枣水,这可能会造成经血过多。

山　药

　　山药属于碱性食物,宜于痛风患者食用。山药富含果胶,食用后能减少肠道内致癌物对肠道的刺激,对预防消化道肿瘤有利。近年来又发现,山药是人体干扰素的诱生剂,能增加 T 淋巴细胞的活性,提高网状内皮系统的吞噬能力,促进细胞免疫功能。临床实践已证实,山药可以扶正祛邪、防癌、抗癌,特别对预防消化道肿瘤和手术切除癌肿后预防复发有益。山药中含有黏蛋白、淀粉酶、皂苷、游离氨基酸、多酚氧化酶等物质,且含量较为丰富,具有滋补作用,为病后康复食补之佳品。山药含脂肪较少,几乎为零,而且所含的黏蛋白能预防心血管系统的脂肪沉积,防止动脉过早发生硬化。山药还有很好的减肥健美作用。山药中的黏液多糖与无机盐类相结合,可以形成骨质,使软骨具有一定弹性。中医学认为,山药具有健脾止泻、补肺益气、止咳化痰、固肾益精、助消化、敛虚汗的功效,适于糖尿病、尿频、白带、泄泻、久痢、咳嗽、遗精、盗汗、气管炎、肠炎、肾炎、遗尿、乳腺增生症、冻疮等病症患者食疗使用。山药还可用来对痛风进行食疗:常用方如下。

　　(1)山药薤白粥:生怀山药 100g,薤白 10g,粳米 50g,清半夏 30g,黄芪 30g,白糖适量。先将米洗净,加入切细怀山药和洗净的半夏、薤白、黄芪,共煮,加入白糖后食用。功用益气通阳,化痰除痹。适用于脾虚不运,痰浊内生而致气虚痰阻之痛风症。

(2)白芥莲子山药糕:白芥子粉 5g,莲子粉 100g,鲜怀山药 200g,陈皮丝 5g,大枣肉 200g。先将怀山药去皮切片,再将枣肉捣碎,与莲子粉、白芥子粉、陈皮丝共和,加适量水,调和均匀,蒸糕作早餐用,每次 50～100g。功用益气化痰通痹,适用于脾胃气虚型痛风。

小贴士

食用山药一般无明显禁忌证,但因其有收敛作用,所以患感冒、大便燥结者及肠胃积滞者忌用。凡有湿热、实邪者忌用山药。湿热、实邪的症状为舌苔白腻或黄燥、头重、腹胀、红白痢疾等山药宜去皮食用,以免产生麻、刺等异常口感。另外加工山药时最好戴上手套,因为山药皮可引起皮肤轻微过敏。如果加工时出现手发痒,只要把双手放进撒了盐或醋的温水中,一会儿就好了,或者直接把醋倒在过敏的地方就可以祛痒。

红 薯

红薯又称白薯、番薯、山芋、红苕等,在植物学上的正式名字叫甘薯。红薯味道甜美，营养丰富，又易于消化，可供给大量热量，所以有的地区把它作为主食。红薯原产美洲，欧洲第一批红薯是由哥伦布于 1492 年带回来的，然后经葡萄牙人传入非洲，并由太平洋群岛传入亚洲。红薯最初引入我国是在明朝万历年间，经推广在全国普遍栽种。

红薯是强碱性食物。这些食物中的有机酸参与体内代谢，在人体内氧化后，会产生氧气、二氧化碳和水排出体外，剩下的金属离子能使体液的碱度升高，所以红薯宜于痛风患者食用。红薯的蛋白质含量高，可弥补大米白面中的营养缺失，经常食用可提高人体对主食中营养的利用率，使人身体健康，延年益寿。红薯中含的纤维素比较多，对促进胃肠蠕动和防止便秘非常有益，可用来治疗痔和肛裂等。对预防直肠癌和结肠癌也有一定作用。脱氢表雄甾酮是红薯所独有的成分，这种物质既防癌又益寿，是一种与肾上腺所分泌的激素相似的类固醇，国外学者称之为"冒牌荷尔蒙"。它能有效抑制乳腺癌和结肠癌的发生。红薯对人体器官黏膜有特殊的保护作用，可抑制胆固醇的沉积，保持血管弹性，防止肝肾中的结缔组织萎缩，防止胶原病的发生。红薯是一种理想的减肥食物，它的热量只有大米的 1/3，而且因为其富含纤维素和果胶，所以具有阻止糖分转化为脂肪的特殊功能。所以红薯还是痛风患者用来减肥的一种食物。

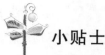 **小贴士**

红薯有些人吃了容易腹胀、胃灼热感、泛酸，所以，一次别吃过多。红薯要削皮吃，因皮中含碱量较多，会导致胃肠不适。最好煮着吃，与米、面、豆类同煮，或者蒸煮时水中稍放些碱，或放在盐水中泡十分钟再蒸煮，可减少氧化酶，就不会引起腹胀。要搭配着吃，可与大米、馒头搭配，也可与白菜萝卜搭配，同时吃些咸菜，可减少胃酸，消除不适。

豆　薯

豆薯又称地瓜、凉薯等，原产热带，由菲律宾传入我国。呈扁纺形或长纺锤形，表面有纵沟，淡黄色或白色，皮薄光滑，可以撕开，肉质鲜嫩、多汁、甘甜、洁白。豆薯的肉质块根富含淀粉、糖分和蛋白质，脆嫩多汁，皮薄而坚韧，容易剥除，可供生食、炒食或作饲料。

豆薯是一种碱性低嘌呤食物，宜于痛风患者食用。豆薯脂肪含量较低，还含有蛋白质、糖类、纤维素、钙、钠、磷、铁、胡萝卜素、人体必需氨基酸、亚麻油酸、维生素（B_1，B_2，C）等多种营养素。其纤维素除可以促进肠蠕动、减少毒素对肠道的刺激外,还可减轻人体内累积过多的肉类、蛋类以及疲劳所引起的酸化现象。豆薯还含有大量胶原及黏多糖类物质,为一种多糖蛋白质的混合物,能够保持动脉血管的弹性,可减少胆固醇的沉积,预防动脉血管粥样硬化。豆薯含有丰富的微量元素硒,更被视为能提升人体免疫力的要诀。豆薯可以说是痛风患者排毒、防癌、预防心血管病变不可或缺的保健食物。

小贴士

需要注意的是豆薯忌过食或生食。因为豆薯含有一种"气化酶"的物质,会在肠道内产生二氧化碳气体。而生豆薯中淀粉的细胞壁没有经高温破坏,难以消化,食后容易产生腹胀、嗝气、胃灼热感等不适感。在制作豆薯时不妨适当延长蒸煮豆薯的时间,或与米、面搭配食用,让"气化酶"被完全破坏,食后就不会出现不适感,又能发挥蛋白质的互补作用。

栗 子

栗子又名板栗,是干果之中的佼佼者,有"干果之王"的美称,在国外被誉为"人参果",古时还用来代替饭食。春秋战国时期,栽种栗子已很盛行。栗子有多种吃法,栗子泥制成蛋糕,是对人有益的甜点。善于吃栗子的人,将栗子风干,味更鲜美,比砂炒或蒸熟更妙。古人诗云:"老去自添腰脚病,山翁服栗旧传方。客来为说晨与晚,三咽徐收白玉浆。"说明栗子可治老年肾亏、腰足无力。

　　栗子属碱性食物,宜于痛风患者食用。中医学认为,栗子性味甘温,入脾、胃、肾三经,有养胃、健脾、补肾、壮腰、强筋、活血、止血、消肿等功效。适用于肾虚所致的腰膝酸软、腰足不遂、小便多和脾胃虚寒引起的慢性腹泻及外伤骨折、瘀血肿痛、皮肤生疮、筋骨痛等症。栗子的营养十分丰富,据介绍栗肉含有蛋白质10%,淀粉70%左右,还含丰富的微量元素及矿物质,这些都是人体必需的营养物质,能增强免疫力,维护身体健康。栗子还具有预防痛风复发的作用,方法为:栗子粉 30g,糯米 50g,水 750ml 同煮至粥熟后服。适用于痛风未发作者。

小贴士

　　栗子生食难消化,熟食又易滞气,故一次不宜吃得太多,特别是小儿,熟食也要适量,否则会致病。凡有脾虚消化不良、湿热者均不宜食用。用栗子治病，需要生吃，忌熟吃。李时珍《本草纲目》中介绍的方法是："以袋盛生栗，悬挂风干，每晨吃十余颗，随后吃猪肾粥助之，久必强健。"吃时要细细嚼碎，口感无渣，成为浆液，一点一点咽下去，才能起到作用。

荸 荠

荸荠俗称马蹄，又称地栗，因它形如马蹄，又像栗子而得名。称它马蹄，仅指其外表，说它像栗子，不仅是形状，连性味、成分、功用都与栗子相似，又因它是在泥中结果，所以有地栗之称。荸荠皮色紫黑，肉质洁白，味甜多汁，清脆可口，自古有"地下雪梨"之美誉，北方人视之为"江南人参"。荸荠既可作为水果，又可当作蔬菜，是大众喜爱的时令之品。

荸荠属于碱性食物，宜于痛风患者食用。荸荠中的含磷量是根茎类蔬菜中最高的，能促进人体生长发育和维持生理功能，对牙齿骨骼的发育有很大益处，同时可促进体内的糖、脂肪、蛋白质的代谢，可以调节酸碱平衡，对痛风患者有益。荸荠的一种抗菌成分——荸荠英对金黄色葡萄球菌、大肠埃希菌、阴沟杆菌及铜绿假单胞菌均有一定的抑制作用，对降低血压也有一定效果。这种物质还对肺部、食管和乳腺的癌肿有防治作用。荸荠有预防急性传染病的功能,在流行性脑脊髓膜炎较易发生的春季,荸荠是很好的防病食物。荸荠是寒性食物,有清热泻火的良好功效。既可清热生津,又可补充营养,最宜于发热患者食用。荸荠具有凉血解毒、利尿通便、化湿祛痰、消食除胀等功效。

柠 檬 酸

柠檬酸是食品加工业中很重要的食品添加剂,也广泛应用于医药、染料及其他工业。柠檬酸生产有两条途径,一条是以淀粉及糖类为原料,用微生物发酵方法来制取;另一条是从含酸分丰富的原料中提取,特别是在果品加工中进行综合利用如制梅胚后排出的咸酸汁液,其含酸量可达4%～5%,制柑橘胚后排出的咸酸汁液都是提取柠檬酸很好的原料。

大家都知道引起痛风的物质是尿酸,尿酸是酸,所以碱性可以使它溶解,而柠檬酸看起来也是酸,其实它进入人体后就分解成柠檬酸盐,能使血液呈碱性,从而分解了尿酸,使尿酸随着尿液排出体外,这样从源头消除减轻了产生痛风的引发物。柠檬酸可降低体液酸性物质浓度,促进新陈代谢,恢复细胞活力,解除疲劳,保持机体不易衰老,防止老年痴呆症。

柠檬酸可以防止肾结石,举例来说,最常见的草酸钙结石,草酸和钙结合后在尿液中沉淀下来就形成结石,这时最简单的化解方法就是拿柠檬酸来和草酸竞争,活性大的柠檬酸先和钙结合后就不会形成沉淀,接着再以镁或钾来和钙竞争,镁或钾和草酸结合也不会沉淀或结晶。换句话说,药物中只要增加体内尿液中柠檬酸和镁、钾这些成分,就可以用来预防肾结石产生。

34 有益于痛风调理的菜肴

痛风的发病与生活水平密切相关。以往我国人民生活水平较低,饮食中的动物性食品较少,因而痛风的发病率较低,一直被认为是一种少见病。随着人们生活水平的提高,与痛风发病有关的食品,主要是各种动物性食品在包含结构中的比重逐渐增加,使得原来少见的痛风的发病率与日俱增。为了让痛风患者在控制疾病发展的同时,既能保障人体的营养平衡,又可以充分享受美味佳肴。本书收录了数例适用于痛风患者的日常菜谱,以下家常菜均取材方便、制作简单,不仅对痛风患者大有裨益,而且对日常生活中饮食的科学搭配也有一定的参考价值。

素炒茄子

【配料】茄子 250g,酱油 15ml,盐 2g,花椒 10g,大葱

10g,色拉油 40ml。

【制法】

(1)将茄子去皮,洗净,切成长 6cm,宽 0.3cm 的细丝,放入碗内,加清水浸泡 5 分钟左右,捞出,沥净水。

(2)锅架火上,放油烧至七成热,下花椒炸焦出香味后(捞出花椒不要),再下葱末稍炸变黄,然后放入茄丝同炒 3 分钟左右,炒至茄丝变软,加精盐、酱油和素汤,汁烧开后加盖,用小火焖烧 3 分钟,汁快干时,放味精,颠翻均匀即成。

萝卜蜇丝

【配料】白萝卜 500g,海蜇皮 500g,盐 5g,白醋 15ml,白砂糖 10g,味精 2g,辣椒(红,尖)5g。

【制法】

(1)海蜇皮剔去红膜,在流动的清水中泡去腥涩味后,挤干水分,切成 1/4 火柴梗的细丝。

(2)白萝卜洗净,去皮,切成火柴梗粗细的丝。

(3)红辣椒去蒂、籽,洗净,切细丝。

(4)白萝卜丝用精盐腌渍 10 分钟,挤干盐味和水分。

(5)挤干水分与盐的萝卜丝与海蜇皮、辣椒丝(少许)和在一起,加入精盐、味精、白醋、白糖调成甜酸味,拌匀即成。

木须瓜片

【配料】鸡蛋 150g,黄瓜 100g,木耳(水发)50g,黄花菜(干)50g,盐 3g,味精 1g,大葱 5g,姜 2g,植物油 35ml。

【制法】

(1)将黄花(黄花菜)、黑木耳用温水泡软。

(2)把鸡蛋打入碗内,搅开。

(3)将葱、姜洗净切成末。

(4)黄瓜洗净,斜刀切成薄片。

(5)黄花切段。

(6)炒锅加油烧热,放入蛋汁炒成蛋花倒出。

(7)原锅加油烧热,放葱、姜炒几下,再放瓜片、黄花、黑木耳、味精,煸炒透,加入蛋花翻炒几下即可出锅。

黄瓜海蜇

【配料】海蜇皮 300g,黄瓜 200g,姜 10g,盐 5g,味精 3g,醋 10ml,香油 5ml。

【制法】

(1)黄瓜和生姜分别洗净后切成细丝。

(2)水发海蜇放入清水中浸泡,切成细丝后,再放入清水中浸泡,去净盐分和矾,放入热水锅中焯一下,捞出沥干,放入盆中,加入黄瓜丝、生姜丝、精盐、味精、醋和香油,拌匀装盘即成。

青椒丝瓜

【配料】丝瓜 300g,青椒 50g,盐 3g,味精 2g,色拉油 30ml,淀粉(豌豆)5g。

【制法】

(1)丝瓜刮去粗皮,洗净,切成长 5cm,宽 1cm 见方的条;青椒洗净,切成长方片。

(2)锅放在旺火上,放入色拉油烧至六成热,放入青椒片稍炒,放入丝瓜条炒匀,加入精盐、味精调味,炒至丝瓜软熟出水时,用湿淀粉勾薄芡,收汁后装盘成菜。

酸辣洋葱

【配料】洋葱(白皮)600g,青椒 20g,植物油 50ml,醋 30ml,盐 3g,味精 1g,白砂糖 75g。

【制法】

(1)将洋葱剥去老皮,洗净后切成菱形小丁;辣椒洗净后切成菱形丁。

(2)炒锅内倒入植物油,上火烧热后,将辣椒倒入炒香,再加入洋葱炒片刻,放入盐、白糖、味精,最后烹入白醋、陈醋,翻炒均匀即可出锅。

辣拌三丝

【配料】莴笋 500g,黄瓜 200g,辣椒（红,尖）200g,盐
10g,大葱 5g,姜 3g,醋 10ml,胡麻油 20ml。

【制法】

（1）莴笋剥去皮洗净,切成丝;黄瓜洗净切成丝;鲜红辣
椒切成丝;大葱去根洗净切成葱花;姜洗净切片。

（2）莴笋丝、黄瓜丝、红辣椒丝装盘,撒上精盐、醋拌匀,
放上葱、姜,炝上椒油即成。

葱油瓜条

【配料】黄瓜 500g,大葱 50g,香油 100ml,味精 25g,
盐 25g。

【制法】

（1）黄瓜洗净,切成 6cm 长的段,然后切成瓜条,去掉心。

（2）锅置火上,放入水烧沸,下瓜条焯一下马上捞出过
凉,放入较大容器中。

（3）锅内放入香油烧热,放入葱丝煸炒出葱香味后马上
倒入装黄瓜的容器里,凉后把黄瓜沥干水,放入盘中,放入
味精、盐和浸泡黄瓜的葱油拌匀即可。

土豆炖茄子

【配料】土豆(黄皮)250g,茄子(紫皮,长)20g,辣椒(青,尖)100g,黄瓜 50g,胡萝卜 25g,酱油 3ml,盐 4g,味精 5g,花椒 3g,大葱 10g,姜 10g,大蒜(白皮)5g,猪油(炼制)20ml。

【制法】

(1)将长茄子去蒂,洗净,切成块。

(2)土豆去皮切滚刀块。

(3)葱、姜切丝,蒜切片备用。

(4)花椒放碗内加水泡制出花椒水待用。

(5)大尖辣椒去蒂、去籽,斜切成马蒂段。

(6)黄瓜、胡萝卜均切成小方丁。

(7)将锅置于旺火上,放入猪油烧热,用葱丝、姜丝、蒜片炝锅,放入长茄子块煸炒一下,添入高汤(400ml),放入土豆块、精盐、酱油、花椒水、味精。

(8)烧开后转中火炖至土豆块、长茄子块熟烂,加入大尖辣椒段、黄瓜丁、胡萝卜丁,再炖片刻,见汤汁已浓稠时盛出即可。

土豆炖倭瓜

【配料】土豆(黄皮)700g,南瓜 700g,黄酱 40g,盐 7g,花椒 5g,八角 2g,味精 3g,大葱 8g,姜 6g,猪油(炼制)40ml。

【制法】

(1)将土豆去皮切成滚刀块。

(2)葱切段、姜切片备用。

(3)倭瓜(南瓜)洗净去籽,切成大块。

(4)将锅置于旺火上,放入猪油烧热,用葱段、姜片炝锅,添入高汤(1000ml),加入大酱、精盐、花椒水、大料(八角),放入土豆块和倭瓜块。

(5)烧开后转用小火保持烧开状。

(6)炖 30 分钟左右,见汤已不多、底部有一层锅巴时,撒上味精出锅即可。

糖醋胡萝卜

【配料】 胡萝卜 400g,盐 3g,白砂糖 50g,醋 50ml,香油 10ml。

【制法】

(1)将胡萝卜洗净,沥去水分。

(2)将白糖、精盐、麻油、醋调成卤汁。

(3)胡萝卜用刀切成两片,平放在砧板上用刀拍碎,平放盘中,叠成馒头形,浇上卤汁即成。

香拌素三丝

【配料】黄瓜 300g,土豆(黄皮)200g,梨 300g,盐 6g,醋 10ml,香油 10ml,味精 2g。

【制法】

(1)土豆洗净,去皮,先切成薄片,再切成细丝,用凉水洗净后,放开水锅中烫至断生,即捞出晾凉,放盘内,稍撒些精盐拌匀。

(2)黄瓜清洗干净后先斜切成薄片,再切成细丝,放干净碗中,撒入少许精盐腌 10 分钟,滤去盐水,黄瓜丝放在土豆丝上面。

(3)生梨洗净削去皮,纵向剖成两半,挖去核,切成细丝,放在稀水盐中浸泡 10 分钟,捞出沥水,放在黄瓜丝上面,撒上白糖,加入味精和醋,拌匀即可。

椒拌白菜心

【配料】白菜 300g。辣椒(红,尖)30g,辣椒(青,尖)30g,盐 5g,白砂糖 5g,香油 5ml,味精 2g。

【制法】

(1)白菜外帮掰去,切除菜根,只取内层紧心,冲洗后,沥去水,纵向对切,再横切成细丝(越细越好),放盘内,加入精盐腌 10 分钟。

（2）红椒、青椒去蒂和籽，清洗干净，放沸水中烫 3 分钟，捞出，切成细丝，加入白菜丝中腌数分钟，滤去盐水，加入白糖、味精、香油拌匀即可。

豌豆烧茄子

【配料】茄子（紫皮）650g，豌豆 25g，大葱 20g，姜 20g，大蒜（白皮）20g，味精 5g，料酒 15ml，酱油 12ml，盐 9g，白砂糖 25g，香油 10ml，淀粉（豌豆）10g，花生油 50ml。

【制法】

（1）将茄子削去皮，切成 3cm 厚的大片，然后从中间切 2 刀，顶刀片成菱形状，用热油炸成金黄色备用。

（2）葱、姜、蒜都切成菱形片；豌豆用开水烫一下，过凉。

（3）碗内放入味精、料酒、糖、酱油和少许盐，加入鸡汤 50ml 及水淀粉、葱、姜、蒜，对成碗汁。

（4）锅内倒入花生油烧热，把炸好的茄子再过一遍油取出；锅内留少许底油烧热，倒入豌豆，边炒边下入炸好的茄子，倒入碗汁，淋上香油即成。

豌豆烧茄子的制作要诀：原料中花生油 50ml 是实耗量，因有过油炸制的过程，需准备花生油 300ml 左右。豌豆烧茄子的特色：颜色艳丽，葱蒜香味浓厚，鲜香口味。

青椒炒黄瓜

【配料】青椒 150g,黄瓜 150g,猪油(炼制)30ml,大葱 2g,甜面酱 3g,酱油 10ml,盐 4g,味精 3g。

【制法】

(1)将葱洗净切成葱末待用;将青椒洗净,去把、去籽,切成 2cm 见方的片;黄瓜洗净,去把,切成斜刀片。

(2)青椒用沸水烫一下,控水。

(3)旺火坐净油勺,烧热,放猪油;下面酱略炒,放葱末,将青椒下勺,煸一下;再下入黄瓜片、盐和味精,烹入酱油,煸炒几遍,颠抖出勺即成。

金银蛋浸丝瓜

【配料】咸鸭蛋 60g,松花蛋(鸭蛋)60g,丝瓜 500g,大蒜(白皮)100g,盐 3g,白砂糖 3g,植物油 15ml,料酒 15ml。

【制法】

(1)丝瓜去皮洗净,切成长方块。

(2)皮蛋(松花蛋)去壳切粒。

(3)咸鸭蛋洗净打开,将蛋白、蛋黄分别切粒。

(4)锅上火,用少许油将蒜头炸至金黄色,捞起备用。

(5)丝瓜用盐水煮熟,捞起晾干水分,盛一深盘中。

（6）锅烧热，下鲜汤、咸蛋黄、皮蛋、炸蒜头及调味料，煮至蛋黄熟透。

（7）最后下蛋白，起锅淋在丝瓜上即可。

黄豆芽拌芦荟

【配料】芦荟 50g，黄豆芽 100g，黄瓜 100g，青萝卜100g，豆腐（北）100g，青椒 10g，醋 15ml，白砂糖 15g，香油15ml，盐 3g。

【制法】

（1）去刺的芦荟与黄瓜、萝卜、辣椒、黄豆芽菜一起洗净；豆腐用热水冲或热水焯一下，然后切碎。

（2）所有的菜装入盘中，放入醋、砂糖、香油、盐拌匀即可。

第 3 法

防治痛风药茶巧调理

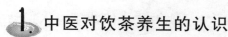1. 中医对饮茶养生的认识

饮茶养生是中医饮食养生法之一,也是生活中许多人最喜欢的补水方式之一,是国人生活中的习惯和爱好。所以茶也就成为历代中医和营养师研究的主要内容之一。李时珍在《本草纲目》中对茶叶性能的分析是:"茶苦而寒,最能降火……火降则上清矣。"《随息居饮食谱》谓茶"清心神醒酒除烦、凉肝胆、涤热消痰、肃肺胃、明目解渴"等功能。《本草拾遗》说:"诸药为各病之药,茶为万病之药。"而历代"本草"一类医著在提及茶叶时,均说到它有止渴、清神、消食、利尿、治咳、祛痰、明目、益思、除烦去腻、驱困轻身、消炎解毒等功效。现代中医学理论同样认为茶叶性味苦,甘、凉,有生津止渴、清热解毒、祛湿利尿、消食止泻、清心提神之功效,能上清头目,中消食滞,下利二便的功效。但由于茶叶的产地不同,制法不同,所以茶叶的性味和功效也不同,茶叶的寒热、温凉也就有了差异,一般习惯上依据加工

制作方法的不同和品质上的差异,将茶叶分为绿茶、红茶、青茶(乌龙茶)、黑茶、黄茶和白茶六大类。由于不同的茶叶功用不同,所以选择茶叶饮用要因人而异,才能达到养生保健的效果。

2. 茶水是延年益寿的法宝

茶水是中老年人防病治病、延年益寿的法宝。人们通过对茶叶进行分析,发现茶叶中所含化学成分近 400 种,其中主要有茶多酚类(茶单宁)、脂肪、食物纤维、糖类、蛋白质、多种氨基酸、多种维生素以及多种微量元素等。维生素 E 是当今世界上公认的延年益寿佳品,但据有关资料报道,茶多酚的抗衰老作用比维生素 E 还强。茶多酚可消除自由基对细胞的危害,可抑制细胞的突变及癌变,增强机体的免疫功能。此外茶叶尚富含多种维生素及微量元素,亦有防治老年常见心血管病及预防癌症的双重功效。历代科学研究证实,茶确实是长寿健康之品,同时在我国几千年来一直就有用茶治病,延年益寿的记载。现代医学研究也证实,茶叶有加强毛细血管的韧性和促进甲状腺功能的作用;可降低血清胆固醇浓度和调整胆固醇与磷脂的比值,从而防治动脉硬化;增强心室收缩,加快心率,使心脏功能得到改善。茶对伤寒杆菌、痢疾杆菌、金黄色葡萄球菌和铜绿假单胞菌等,均有较强的抑制作用。可以说茶的好处是说不尽的,要想延年益寿,生活中切记不要忘记饮茶。

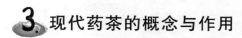

3. 现代药茶的概念与作用

药茶是中医的传统治疗方法之一,有着悠久的历史。有的药茶是由茶或药物组成,经加工制成,是可供饮用的具有治疗作用的特殊饮料,它们既可供人们工余、饭后饮用解渴,又可以防治疾病,缓衰抗老。有的药茶是以"茶"的形式出现,与平时所说的茶饮不完全相同,可以说只是饮用形式相同。但不管药茶是以何种形式出现,从疗效上看,药茶的有效成分溶出量大,药液质量好,具有携带方便,冲泡饮用易于接受及长期饮用等优点。正是由于药茶具有方便、有效、天然、节约的优点,而且既有针对性,又有灵活性,所以也就决定了药茶在临床运用上的广泛性,受到了人们欢迎。在中国的古代医籍里,有关药茶治病的方法随处可见。药茶一般作用持久而缓和,并无呆滞中焦脾胃之弊,还可以减少服药的精神负担,是一种既有汤剂之优点,又十分方便的剂型,有利于病人的调养和治疗。尤其是那种素有饮茶嗜好的患者,更容易接受。如果经常坚持饮用,辅以饮食疗法,可以达到治疗疾病,控制症状的效果。

4. 了解药茶养生疗疾发展史

　　药茶是祖国传统医学宝库中一个重要组成部分,其应用历史非常悠久,历代医书中均有记载,最早记载药茶方剂的是三国时期的张揖所著的《广雅》:"荆巴间采茶作饼成米膏出之。若饮,先炙令赤……其饮醒酒。"此方具有配伍、服法与功效,当属于药茶方剂无疑。公元 992 年,由宋代朝廷组织有关名家编著的大型方书《太平圣惠方》正式刊行,其书 97 卷中就有药茶诸方一节,收药茶方剂 8 首,公元 1078 年,由宋代太医局编成的《和剂局方》中也有药茶的专篇介绍,其中的"川芎茶调散"一方可称得上是较早出现的成品药茶。宋政和年间撰成的大型方书《圣济总录》中载有大量的民间经验方,也有应用药茶的经验。公元 1307 年,元代邹铉增编的《寿老养亲新书》中载有防治老年病的药茶方 2 首,一是槐茶方,二是苍耳茶。元代饮膳太医忽思慧在《饮膳正要》中较为集中地记载了各地多种药茶的制作、功效和主治等。至明清时期,茶疗之风盛行,药茶的内容、应用范围和制作方法等不断被更新和充实,大量行之有效的药茶被广泛应用,如午时茶、天中茶、八仙茶、枸杞茶、五虎茶、慈禧珍珠茶、姜茶、莲花峰茶等。药茶的适用范围几乎遍及内科、外科、儿科、妇科、五官科、皮肤科、骨伤科和养生保健等方面,药茶的剂型也由单一的汤剂发展为散剂、丸剂等多种剂型,使用方法也已多样化。综上所述,药茶由汉代始至今至少已有 2000 年的历史,经过历代医药学家和养生家的应用、发挥和完善,药茶已经成为我国人民防病治病与养生保健的一大特色。现代科学技术的发展使人们更加注重在养生防病的同时还要防止治疗手段和药物本身的不良反应。而茶中的多种成分均有很好的保健治疗作用,茶与药配合使用,更加有助于发挥和加强药物的疗效和有利于药物溶解、吸收。近年来茶疗热方兴未艾,不但历代的药茶方被广泛应用,而且许多新的药茶方在不断产生和推出。

5 现代药茶的种类和剂型

(1)药茶的种类:按方剂构成,分为单方药茶、复方药茶。按有无茶叶,分为含茶药茶、无茶药茶。按传统剂型,分为药茶、药露。按入药部位分为花类药茶、叶类药茶、茎类药荣、皮类药茶等。按饮用季节,分为春季药茶、夏令药茶、秋季药茶、冬令药茶。按应用功效,分为保健茶、减肥茶、健美茶、降压茶、去脂茶、活血茶、防癌茶等。

药茶的品种非常的多比如有清凉作用的薄荷药茶、冰红茶、柠檬茶、甜菊茶、柠檬蜂蜜茶、鲜橙茶、红糖姜茶、冰糖菊花茶、李子茶、甘茶、珍珠枸杞茶、解酒降脂茶、保肝茶、果汁茶、调味茶、安神催眠茶、冰糖柑橘茶、苹果茶、葡萄茶、香茶、七叶茶、苦丁茶、杜仲茶、松弛神经的洋甘菊茶、高糖丁香茶、富硒茶、橄榄茶、大枣茶、青茶及名目繁多的保健茶，加生姜和蜂蜜的暖茶，进补的冬虫夏草茶、野人参活力茶，治疗腹泻的悬钩子叶茶、榄仁叶，黄芪、大枣、参须的抗癌药茶以及含有番泻叶、芦荟的减肥茶等，不胜枚举。由于药茶制法简单，服用方便，近年来药茶的种类在逐渐增多，医治疾病的范围也在逐渐扩大，如淫羊藿茶、还童茶、甜菊茶、决明茶等品种已用于防治心血管病、老年病等，还有一些药物如人参、三七、贝母等的茎叶也在被研究制成药茶而加以开发利用。

(2)药茶的剂型：按制作方法分为冲泡剂、煎煮剂、散形茶、袋泡茶、块形茶。

冲泡剂指将药茶配方中的成分直接放入杯中，用沸水冲泡，加盖闷 10 分钟即可直接饮用。

煎煮剂指将药茶配方中的成分先用冷水浸泡 15 分钟，后放入砂锅中煎煮 15～30 分钟，去渣取汁，倒入杯中，趁热代茶饮用。

散形茶指将茶叶和药物，或将药物粉碎成粗末，混合均匀后分成若干份，每次取 1 份放入杯中冲泡或入锅中加水煎煮后取汁饮用。

袋泡茶指将药茶成分粉碎成粗末，或将药茶成分中一部分提取浓煎汁，另一部分粉碎成细末，混合后烘干成颗粒状，按每次剂量分装入特制的滤纸袋，冲泡时连滤纸袋放入杯中，用沸水冲泡后即可饮用。

　　块形茶指将茶叶和药物粉碎成粗末,混合均匀后以药量的 10%~20% 的神曲或面粉为糊作黏合剂,加入到茶粉中,搅拌成颗粒,以手捏成团,以触之能散为度,用模具或压块机制成小方块,低温干燥,使含水量降至 3% 以下即成。

小贴士

　　现代药茶研究和应用有着几个明显的特色,一是符合现代人的用药心理,因为药茶中的天然药经过浸泡,便可直接饮用;二是配伍所用的药物一般为有效成分明确,药理作用和临床疗效均深入;三是袋泡茶取代传统的饮用方法,目前一些较为流行的成品药茶多用滤泡纸或布袋包装,沸水冲泡数分钟可饮用,这样不仅节约药材,而且便于携带,并且使其色香味更接近于饮茶的本色;四是通过药剂加工制成块状或颗粒型速溶茶,饮用方便卫生,易于药物的溶化吸收。此外,还可以提取茶的有效成分制成口服液或片剂,使药茶的针对性更强,效果更好。

问荆牛蒡茶

【配料】问荆 15～20g,牛蒡 15～20g。

【制法】用开水冲泡。

【用法】每日 2 次,随意饮用,泡好后约 10 分钟后饮用。

【功效】能有效缓解痛风症状。

小贴士

问荆俗称笔头菜,在很早以前就作为治疗肾和膀胱疾病的草药,具有溶解结石的作用。这是问荆中叶绿素和硅作用的结果。叶绿素有利尿作用,所以在饮用问荆茶后会大量地排尿。随着尿一起,尿酸也排出了,所以可以降低尿酸水平。叶绿素还有止血、消炎和强肝的功能。除此之外,问荆中还含有硅、磷、钙、镁、铁等矿物元素。硅能降低胆固醇水平,预防动脉硬化等高尿酸血症的并发症,同时作用于红细胞向血管中运送氧气净化血液。问荆的采收期一般是每年的 4～7 月。采摘、干燥后,加水慢慢熬煮即可制成问荆茶。问荆茶味道很淡,也可以和草药茶或其他茶一起混合饮用。

痛风樱桃茶

【配料】300g 鲜樱桃,或 150ml 樱桃汁。

【制法】榨汁。

【用法】樱桃汁直接代茶饮用,或食用鲜樱桃。

【功效】痛风樱桃茶能有效消除血液中过高的尿酸和关节里的尿酸结晶,从而有效缓解痛风引起的关节疼痛。

菊花牛蒡茶

【配料】白菊花 15～20g,牛蒡根 15～20g,玉米须适量。

【制法】加冷水适量煮沸后饮用。

【用法】可以常年饮用。

【功效】能有效消除血液中过高的尿酸,预防痛风急性发作。菊花茶还有降血糖、降血脂作用。

山楂蓝莓茶

【配料】山楂果适量,蓝莓适量,黑刺莓适量,覆盆子适量。

【制法】4 种浆果类水果,在家用绞汁机加工成浓缩果汁。

【用法】加适量温开水冲饮。

【功效】消除痛风症状,患者经常饮用可有效治疗或预防痛风急性发作。

金银花槐花茶

【配料】金银花 30g,槐花 20g。

【制法】沸水浸泡 30 分钟。

【用法】分次饮用。

【功效】清热解毒、祛湿化浊,可加速尿酸排泄,缓解痛风症状。

苦瓜苹果茶

【配料】白色苦瓜 5 条,苹果 1 只,葡萄柚 1 颗。

【制法】榨汁。

【用法】当茶水服用。

【功效】用于痛风病的预防和保健。

茅根滑石茶

【配料】去芯鲜茅根 20～30g,飞滑石 15～30g。

【制法】鲜茅根洗净敲扁去芯,滑石入布包,两者一起放入保温杯中,以沸水冲泡 30 分钟。

【用法】代茶饮。

【功效】鲜茅根,清热利尿、凉血止血,滑石,利水通淋。适用于痛风合并肾结石。

竹叶茅根饮

【配料】鲜竹叶 10～20g,白茅根各 10～20g。

【制法】鲜竹叶和白茅根洗净后,放入保温杯中,以沸水冲泡 30 分钟。

【用法】代茶饮。

【功效】利尿,防痛风合并肾结石。

玉米须白糖茶

【配料】鲜玉米须 100～200g,白糖适量。

【制法】鲜玉米须加水适量,煎煮 1 小时滤出药汁,小火浓缩至 100ml,停火待冷,加白糖搅拌吸尽药汁,冷却后晒干压粉装瓶。

【用法】每日 3 次,每日 10g,用开水冲服。

【功效】预防肾结石,具有利尿作用。

金钱车前茶

【配料】金钱草 15～20g,车前草 15～20g。

【制法】加水适量煎煮至 50ml。

【用法】每日 1～2 次当茶饮。

【功效】利尿、排石、清热、解毒,可促进尿酸的排泄,抑制和清除尿酸盐结晶,从而达到治疗痛风的目的,对早期痛风患者有效。

木瓜薏苡仁茶

【配料】木瓜 30～50g,鲜车前草 60～80g,薏苡仁 20～30g。

【制法】加水适量,煎煮 20 分钟,去渣取汁。

【用法】不拘时当茶饮。

【功效】适用于关节肿痛,小便黄热者。

寄生桑枝茶

【配料】桑寄生 5～10g,冬桑枝 3～5g。

【制法】将桑寄生、冬桑枝洗净后切成碎片,加沸水冲泡后加盖闷 10 分钟,即成。

【用法】代茶频饮,一般可连续冲泡多次,每日 1 剂。

【功效】祛风除湿,通经活络。可用于老年体虚、正气不足而见病痛迁延的痛风患者。

牛膝菊花茶

【配料】川牛膝 5～10g,杭白菊 5～10g。

【制法】将川牛膝洗净后切片,与杭白菊一同入杯,加沸水冲泡后加盖闷 5～10 分钟,即可。

【用法】每日 1 剂,可连续冲泡,代茶频饮。

【功效】活血化瘀,除痹降脂。可用于关节疼痛、痛有定处并伴有血脂偏高的痛风患者。

灵仙木瓜茶

【配料】威灵仙 10～15g,木瓜 8～12g,白糖适量。

【制法】将威灵仙、木瓜放入砂锅中加水煎汤约 300ml,加白糖适量。

【用法】每日分 2 次服完。

【功效】通利关节,祛风止痛。适用于四肢多关节肿胀疼痛、延伸不利的痛风患者。

6 饮用防治痛风药茶注意事项

药茶对痛风病有确切的疗效,但医学专家提醒药茶疗法需辨证选茶,辨证选方。只有辨证准确,茶方使用得当,效果才显著。应用药茶防治疾病,首先应注意,平素脾胃虚弱、痛见水肿较甚、消化力差者,不宜长期饮用。另外药茶疗法对于痛风患者而言,亦相似于药物治疗,所以应用某一药茶方,需要在有经验的医生指导下使用。药茶治疗痛风,不宜过多地饮用药茶,无疑会增加脾胃的负担,冲淡胃液,削弱消化功能。其次,一般组成茶疗方剂的药物必须是甘淡爽口的,若苦味太浓,异味太烈,必然给痛风患者带来恶性刺激,还会损伤脾胃,这是茶疗组方选药时,应当注意的事项。总之药茶疗法应用得当,会取得较为满意的疗效。

第4法

防治痛风药粥巧调理

 药粥都有哪些作用

随着社会的发展和医学的进步,历代医家创造了不少宝贵的药粥食治方剂,其中有的药粥既能滋补强身,又能防治疾病,因而受到了医家和广大群众的普遍欢迎。如远在春秋战国时期,我国医药学书籍就有了治疗失眠症药粥记载。随着医学的发展,现在的药粥可以说是种类繁多,效能各异,其中既有单味药粥,也有复方药粥;既有植物类药粥,也有养生保健的药粥。药粥在治疗上更有着极为重要的作用。一般来讲,药粥的作用大致有以下几点。

(1)增强体质:"脾胃不和,百病由生"。脾胃功能的强盛与否与人体的健康状态密切相关。药粥中的主要成分粳米、糯米、粟米等,本来就是上好的健脾益胃佳品,再与黄芪、人参、枸杞子、山药、龙眼肉、芝麻、胡桃等共同熬成粥,其增强体质的效果可想而知。

(2)养生保健:益寿延年关于药粥的养生保健作用,宋代著名诗人陆游曾作诗曰："世人个个学长年,不悟长年在目前。我得宛丘平易法,只将食粥致神仙。"的确,很多中药都有延年益寿、延缓衰老的功效,如人参、枸杞子、核桃仁等。熬成药粥,经常服用,可以抗衰老、延天年。

(3)预防疾病:药粥预防疾病民间早有实践。比如,胡萝卜粥可以预防高血压,薏苡仁粥可以预防癌症、泄泻,羊肉粥、生姜粥可以预防慢性气管炎,荷叶粥、绿豆粥可以预防中暑。

(4)辅助治疗:药粥可作为药物治疗的辅助方法,如在急性黄疸性肝炎的治疗过程中,可以配合使用茵陈粥;在急性尿路感染的治疗过程中,可以配合使用车前子粥;在神经衰弱的治疗过程中,可以配合使用酸枣仁粥等。

总之,药粥养生,具有其他进补方法无可比拟的优势。首先,药粥将药物与米同煮,可以调节口味,做到香甜可口,无论男女老少皆可服用。其次,粥为平常食用之品,可以与多种药物灵活组合,既不受疗程限制,又没有不良反应,可以长期服用。

2. 药粥重在健身疗疾

药粥是药物疗法、食物疗法与营养疗法相结合的一种独特的疗法。药物与米谷配伍,同煮为粥,相须相使,相辅相成,能收到药物与米谷的双重效应。比如干姜是用于温胃散寒的药物,但无补肾之效,粳米可以健脾益气,却无温胃散寒之力,倘若干姜和粳米同煮成粥,则就具有温补脾胃的双重功效,是治疗脾胃虚寒的食疗良方;生石膏有清热生津之功,为治疗气分高热的药物,但生石膏为大辛大寒之品,易伤胃气,所以用生石膏与粳米煮成石膏粥,则可清除气分热邪而无损胃之弊。再如苁蓉羊肉粥,方中苁蓉为补肾壮阳的中药,羊肉是温补脾肾的食物,同粳米煮成稀粥,不仅可以增强温补肾阳的作用,又能收到温脾暖胃的效果。由此可见药粥结合是防治疾病、强身健体、养生保健的一种极为重要的方法。

3. 药粥是"全科医生"

　　药粥疗法简单易学,不受任何条件限制,不需要掌握高深的理论,只要通过实践,即可达到防病治病的目的。药粥疗法集医学理论、民间医疗于一体,具有全科医学的优越性,只要运用得当,可收到明显的预防保健,防病治病作用。药粥疗法强调对人体进行整体调理,多病同治,特别是对久病未愈的奇难怪病和顽疾有单纯药物所不及的独特疗效。更为重要的是药粥疗法能将平时治疗寓于美食之中,长期坚持能达到其他疗法而达不到的治疗效,对于无病之人还可以起到强身健体的作用,因为药粥的主要原料是糯米、粳米,其本身就是一味健脾益气的佳品。

药粥之妙在调理脾胃

"脾胃为后天之本""气血生化之源",这是医学工作者的名言,也说明脾胃功能的重要性。在推测疾病的预后时,也一贯认为"脾胃无损,诸可无虑",如果"胃气一散,百药难施"。说明了脾胃功能的强弱对疾病的预后起着重要的作用。而药粥疗法正是以补益胃气、顾护脾胃为重点,以祛邪治病为己任。药粥的主要食物部分是粳米和糯米,均是极好的健脾补胃之品。正如前人所赞:"粳米粥为资生化育神丹,糯米粥为温养胃气妙品。"

熬制防治痛风药粥注意事项

传统的药粥疗法之所以久盛不衰,沿用至今,是因为它独特的剂型和疗效。中药剂型有丸、丹、膏、散,这些剂型制法工艺较复杂,处方固定不变,不能灵活组方配药为其不足之处;还有汤剂,虽然应用广泛,但也因药物的异味特性,而致患者难以接受。药粥则是从传统汤剂中脱颖而出的一种剂型。它的剂型简单,既可单味药与米谷同煮,也可几味药配用与米谷煮粥;还可根据病情及个体差异,灵活组方,按季节气候的变化,适时选用,适合于长服久食,便于充分吸收,经济简便,安全有效。由于药物或药汁与米谷同煮成了粥剂,既可充饥,又可食疗;既有利于药物成分的吸收,又能制约药物的不良反应,适用于长服久食,因此,深受医家推崇,民间百姓喜欢。但熬制防治痛风药粥需要注意以下事项。

(1)注意水量:煮制药粥,应掌握好用水量。如果加水太多,则无端地延长煮煎时间,使一些不宜久煎的药物失败。况且煎汁太多,患者难以按要求全部喝下。加水太少,则药物有效成分不易煎出,米也煮不烂。用水的多少应根据药物的种类和用米的多少来确定。

(2)注意火候:煮药粥要掌握一定的火候,才能使煮制出来的药粥不干不稀,味美适口。在煮粥过程中,如果用火过急,则会使扬液沸腾外溢,造成浪费,且容易煮干;若用小火煎煮则费工费时。一般情况下,是用急火煎沸,慢火煮至成粥的办法。

(3)注意时间:药粥中的药物部分,有的可以久煮,有的不可以久煮。有久煮方能煎出药效的,也有煮久反而降低药效的。因此,把握好煎煮粥的时间亦极为重要。煮粥时间常根据药物的性质和功用来确定。因此把握好煮粥的时间亦极为重要。

(4)注意容器选择:能够供煮粥的容器有砂锅、搪瓷锅、铁锅、铝锅等。依照传统习惯,最好选用砂锅。为使药粥中的中药成分充分析出,避免因用金属锅煎熬所引起的一些不良化学反应,所以,用砂锅煎煮粥最为合适。新用的砂锅要用米汤水浸煮后再使用，防止煮药粥时有外渗现象。刚煮好粥后的热锅，不能放置冰冷处，以免砂锅破裂。

6. 防治痛风的药粥食疗经验方

　　药粥疗法是我国传统的营养疗法与药物疗法的有机结合。它历史悠久，影响极广，是我国饮食疗法百草园中一朵普通而又独特的奇葩。药物与米谷配伍，同煮为粥，协同作用，可收到药物与谷物的双重效应。如老年人发高热应用生石膏时，医生常担心石膏为大寒之品，怕伤老年人脾胃，而同米粥煮成石膏粥，就可杜绝其弊。夏天老年人吃些白扁豆，对肠胃颇有益处，这是因为白扁豆可健脾益气、解暑化湿，水果和粳米一起煮成粥，可以增强健脾养胃的作用。药粥具有汤液、流食、半流食的特点，不仅药力吸收快，而且可以养胃气。粥与药相得益彰，对体弱者和老年人尤为适宜。与丸、散、膏、丹相比较，许多药粥既可长久服用，无不良反应，又可根据病情灵活加减药味。药粥大多以单味药与米谷同煮，因而服用方便、花钱不多，易于推行。痛风的饮食疗法有很多，在平常的饮食中加入某些中药，以达到调养和治疗的目的，比如在粥中加入某些药物治疗痛风，其疗效已经得到了很好的证实。下面介绍痛风粥疗方供大家参考，根据每个人的具体情况选择。

防风薏苡仁粥

【配料】防风 10g,薏苡仁 10g。

【制法】二者水煮成粥。

【用法】每日 1 次,连服 1 周。

【功效】清热除痹。主治湿热痹阻型痛风。

桃仁粳米粥

【配料】桃仁 15g,粳米 160g。

【制法】先将桃仁捣烂如泥,加水研汁,去渣,用粳米煮为稀粥,即可服食。

【用法】早晚餐食用。

【功效】活血祛瘀,通络止痛。主治瘀血痰浊痹阻型痛风。

薯蓣薤白粥

【配料】生山药 100g,薤白 10g,粳米 100g,清半夏 30g,黄芪 20g,白糖适量。

【制法】先将米淘好,加入切细山药和洗净半夏、薤白、黄芪共煮,加适量糖可服食。

【用法】不拘时间和用量。

【功效】益气通阳,化痰除痹。主治因脾虚不运,痰浊内生而导致的气虚痰阻之痛风证。

小麦粳米粥

【配料】怀小麦、粳米各适量。

【制法】煮烂成粥。

【用法】早餐食用。

【功效】除烦热、止消渴。用于痛风具有烦渴、四肢沉重麻木者。怀小麦有良好的养心安神功效,故于脏燥证有益。痛风病患者有心神不宁情况的,十分适合食用小麦粥。

薏苡仁祛痛粥

【配料】薏苡仁、粳米各适量。

【制法】薏苡仁和粳米一起煮粥。

【用法】早晚食用。

【功效】除烦热、利肠胃,健身益气,解烦渴。薏苡仁有健脾、补肺、清热、利湿的功效。薏苡仁能祛除湿邪,缓和拘挛,因而于湿滞皮肉筋脉引起的关节疼痛、肌肉拘挛有效。适合于痛风病患者有身重、肌挛者。

小贴士

作为痛风患者的主食,百合薏苡仁粥需长期服用,才能发挥其食疗的功效。临床上,痛风患者一般较肥胖,粥中不必加任何调味品,但若患者体形偏瘦,可酌情加入冰糖调味,以增加患者的食欲,更好地达到治疗目的。

赤豆秫米粥

【配料】赤小豆、粳米、秫米各适量。

【制法】赤小豆、粳米、秫米共煮粥。

【用法】早晚食用。

【功效】利小便、消水肿、止烦渴。赤小豆利尿消肿的功效也十分显著。赤小豆熬粥对急性痛风性关节炎、痛风伴水肿者,有一定帮助。

羊踯躅黑豆粥

【配料】羊踯躅根 3g,糯米 30g,黑豆 25g。

【制法】先煎羊踯躅根,去渣取汁,入豆煎 30 分钟后入米煮粥。

【用法】空腹食用。

【功效】养血祛风止痛。主治痛风、关节肿痛、活动不利。

土茯苓薏苡仁粥

【配料】土茯苓 10～30g,生薏苡仁 50g,粳米 100g。

【制法】先用粳米、生薏苡仁煮粥,再加入土茯苓(碾粉)混匀煮沸食用。

【用法】空腹食用。

【功效】土茯苓性味甘淡,平,清热解毒、除湿通络。土茯苓可增加血尿酸的排泄,适用于痛风的防治。土茯苓配伍薏苡仁,土茯苓解毒祛湿治筋骨挛痛,薏苡仁祛风湿除痹痛,二者伍用,除湿蠲痹止痛,用于治疗湿热毒邪滞留经络、关节所致之关节疼痛等。

小贴士

除土茯苓薏苡仁以外,土茯苓还可配伍萆薢,两药均有淡渗利湿、利关节、祛风湿之功,但土茯苓偏于解毒,萆薢长于利尿,二者配伍,有解毒除湿、通利关节之功效,用

于治疗湿毒郁结之关节肿痛、小便浑浊不利等症。土茯
苓配伍金银花,土茯苓清热解毒以除湿,金银花清热解毒
以消肿,二者配伍,可增强解毒之效,用于治疗火热毒邪
所致之阳性疮疡。

荆薄豆粟粥

【配料】豆豉 150g,小米 150g,荆芥穗 50g,薄荷 50g。

【制法】

(1)先将荆芥穗、薄荷叶和豆豉分别洗净,加水煎煮,去
渣取汁液。

(2)把小米洗一洗,直接倒锅内,加入汁液,兑水,煮
成粥。

【用法】空腹食用。

【功效】此粥具有益肾、祛风的作用。

7. 防治痛风药粥食疗注意事项

痛风患者食用药粥时,应做到根据病情,辨证选粥。因
为中药有寒热温凉的不同性味,所以,药粥随着加入药物的
不同,性味也有差异。寒证用温性粥,热证用寒凉粥,气虚

用补气粥,血虚用补血粥等,都必须注意,切不可不究药性,滥施妄用。药粥的配制煎煮方法,是根据不同药物的性能与特点决定的。有把中药煎煮弃渣取汁,再与米谷煮粥的;有以原汁同米煮粥的;有用中药直接同米谷煮粥的;还有先将中药研为细粉,与米谷煮粥的。煎煮方法是否科学合理,直接影响到药粥的疗效。

第5法

防治痛风药酒巧调理

1 酒为何是古今人的最爱

酒是白酒、黄酒、啤酒、葡萄酒等的总称,是由高粱、大麦、大米、葡萄或其他水果发酵制成的含乙醇的饮料。由于酒气芬芳,酒味醇美,适量饮用后给人以蒙眬感、欣快感和兴奋感,并能促进血液循环。因此,人们若遇心情郁闷、愁结难解之际,往往借酒消愁(蒙眬感);若逢喜庆良辰,开怀畅饮,由于酒可以使人具有欣快兴奋感,所以往往能增添节日气氛,如果天寒地冻,风雪夜归时,自酌半盏,顿觉周身畅暖。因此,酒成为全世界范围内人们所喜爱的饮料之一。大概由于以上原因,关于酒也就出现了很多赞美之词,酒也成为许多文人墨客饮酒吟诵,借酒明志的工具,譬如"葡萄美酒夜光杯""莫使金樽空对月""斗酒诗百篇""借酒消愁愁更愁""对酒当歌,人生几何""酒逢知己千杯少""酒不醉人人自醉""醉翁之意不在酒""今朝有酒今朝醉"之类种种。不仅为后人留下太多的佳句,而且也留下不少千古佳话,也就是说能像酒一样千百年来为人喜爱的东西还真是少之又少。

2. 少量饮酒有益于健康

李时珍在《本草纲目》中曾引用了一个故事:有 3 个人冒雾晨行,出发前,一人饮酒,一人进食,一人空腹,由于旅途劳顿和感受寒邪侵袭,结果到了目的地,空腹者死,进食者病,饮酒者健。酒真的有这么神奇吗?

现代医学的研究表明,酒中的乙醇能被人体内醇的脱氢酶氧化成乙醛,然后氧化为乙酸,这种氧化过程可以促进体内血液循环使血流加快,脉搏加速,呼吸加快。因此,适量饮酒可以增加细胞活力,解除疲劳,增加体温,还能促进胃肠分泌,帮助消化。近年来,国内外一些研究认为,少量饮酒对身体是有益的。

(1)少量饮酒能提高智商:研究发现,男性每日饮少量葡萄酒,平均智商比不饮酒的男性高 3.3%。女性饮酒者智商比禁酒者高 2.5%。

(2)少量饮酒可减少患心脏病的概率:研究发现,每天饮一杯酒,可以减少 40 岁以上的男人和绝经后的女人患心脏病的概率,适当饮酒可保护心脏,可避免 20%～30% 的冠心病发作。认为乙醇可长期控制总胆固醇水平,增加高密度脂蛋白的水平。乙醇具有减少血小板血栓形成效应,不论葡萄酒还是烈性酒或啤酒中的乙醇，均可减少冠心病发作的病死率。

（3）少量饮酒能降低痴呆症的患病概率：有资料说科研人员，对近6000名年龄在55岁以上含55岁的、没有任何痴呆症迹象的老年人，进行了为期6年的跟踪调查发现，那些每天喝1～3杯酒的人比那些不饮酒的人患上痴呆症的概率要低42%。

3. 历史上酒与药紧密相关

在古代，酒曾被视作一种药物，除了作为饮用品外，其最大的作用就是用来治疗疾病。酒是用谷类和酒曲酿制而成，中医学认为，其气剽悍而质清，味甘辛而性热，无毒，具有温通血脉、益脾暖胃、开结化瘀、利筋骨、舒关节、润皮肤、去寒湿等功效。班固在《前汉书·食货志》中就称酒为"百药之长"。最早的上古时期，医生看病，常用酒来治疗疾病。说文解字中说"醫"字从酉酒，即说明酒与医药的密切关系。随着社会科学的进步和对医药知识的不断丰富，人们逐渐认识到酒本身不仅可以治病，也是一种良好的有机溶剂，与中药相互配合，可以起到更好的治疗作用，于是产生了药酒。这是我国医药发展史上的一个重要创举，它进一步丰富了祖国医学诊治疾病的手段，拓展了酒和中药使用的方法。较早的药酒配方中，所用的药物的味数是比较少的，多是一酒一药。随着医药的发展和人们对药酒认识的不断积累,药酒中配入药料的味数逐渐增加,并形成一定的配方或"秘方",同时也出现了对药酒的文字记载。

4. 药酒的现代概念是什么

药酒即是一种加入中药的酒。药酒是选配适当中药,经过必要的加工,用度数适宜的白酒或黄酒为溶媒,浸出其有效成分,而制成的澄明液体。在传统药酒制作中,也有在酿酒过程里,加入适宜的中药,酿制而成。药酒在我国已有数千年的历史,是祖国医药学的宝贵遗产。它既能防病治病,又可滋补身体,延年益寿,并具有服用方便、疗效确切、便于存放等优点,因而深受历代医家重视,成为我国传统医学中的重要治疗方法。因酒可以浸出许多水不能浸出的有效成分,是极好的有机溶媒,多数药物的有效成分都可溶在其中。所以药酒有时比同样的中药煎剂、丸剂作用更佳,在防治疾病方面有着更好的疗效,在我国医药史上药酒已处于重要的地位,成为历史悠久的传统剂型之一,在医疗保健事业中也同样享有较高的声誉,它能"通血脉,厚肠胃,散湿气,消忧解怒"。由此可见现代药酒的概念是极为广泛的。

5. 药酒都有哪些优点

药酒之所以千百年来受到人们的重视和欢迎,并乐于接受,自有它的独到优点。概括起来,主要表现在以下几方面。

(1)适用范围广:药酒,既可治病防病,凡临床各科多种常见多发病和部分疑难病症均可疗之;又可养生保健、美容润肤;还可作病后调养和日常饮酒使用而延年益寿,真可谓神通广大。

(2)便于服用:饮用药酒,不同于中药其他剂型,可以缩小剂量,便于服用。有些药酒方中,虽然药味庞杂众多,但制成药酒后,其药物中有效成分均溶于酒中,剂量较之汤剂、丸剂明显缩小,服用起来也很方便。又因药酒多1次购进或自己配制而成,可较长时间服用,不必经常购药、煎药,减少了不必要的重复麻烦,且省时省力。

(3)吸收迅速:饮用药酒后,吸收迅速,可及早发挥药效。因为人体对酒的吸收较快,药物之性(药力)通过酒的吸收而进入血液循环,周流全身,能较快地发挥治疗作用。临床观察,一般比汤剂的治疗作用快 4～5 倍,比丸剂作用更快。

(4)能有效掌握剂量:汤剂1次服用有多有少,浓度不一,而药酒是均匀的溶液,单位体积中的有效成分固定不变,按量(规定饮用量)服用,能有效掌握治疗剂量,一般可放心饮用。

(5)人们乐于接受:服用药酒,既没有饮用酒的辛辣呛口,又没有汤剂之药味苦涩,较为平和适用。习惯饮酒的人喜欢饮用,即使不习惯饮酒的人,因为避免了药物的苦涩气味,因药酒多甘甜悦目,故也乐于接受。

(6)药酒较其他剂型的药物容易保存:因为酒本身就具有一定的杀菌防腐作用,药酒只要配制适当,遮光密封保存,便可经久存放,不至于发生腐败变质现象。

6. 有益于防治痛风的药酒经验方

药酒主要是使药物之性借酒的力量遍布到身体的各个部位。具体操作方法是:先将药物适当粉碎后,加入白酒用浸渍法、渗漉法或其他适宜方法制备成酒剂,再经静置、澄清、过滤、分装而成。有的在澄清后还要加入冰糖或蜂糖调味。目前家庭大都采用浸泡法。工业生产上一般采用渗滤法制取,如人参枸杞酒、三蛇酒的制法。服用治疗痛风的药酒,首先要搞清痛风产生的病因,根据病因选择适应自己病症的药酒,另外需要注意酒本身对肝、肾会造成损伤。痛风患者如果伴有肝病与肾病药酒经验方则要谨慎使用。

当归独活酒

【配料】独活 50g,大豆 500g,当归 15g,白酒 1000ml。

【制法】将独活去芦头后,与当归同捣碎,置于净器中,以白酒浸泡 24 小时,将大豆炒至青烟出锅,趁热投入酒中密封,候冷,去渣备用。每日 3 次,每次温饮 5ml。

【用法】每次服 15ml,每日 2～3 次。

【功效】祛风止痛,补血活血,祛湿止痹之功效。

独活人参酒

【配料】独活 40g,白鲜皮 15g,羌活 20g,人参 15g,酒适量。

【制法】将独活、羌活分别去芦头,上 4 味药捣为粗末备用。每用 10g 药末,水 450ml,酒 50ml,煎 300ml。

【用法】去渣温服,每次 5ml,不拘时候。

【功效】祛风湿、益气血,用于痛风缓解期。

僵蚕豆淋酒

【配料】黑豆 200g,僵蚕 200g,白酒 1000ml。

【制法】将黑豆炒焦,淋酒,绞去渣,贮于净器中,将僵蚕也投入净器中,酒浸。5 天后去渣备用。每次温服 2～5ml,不拘时候。

【用法】每次服 15ml,每日 2～3 次。

【功效】用于痛风的防治。

海桐五加酒

【配料】海桐皮 150～200g,五加皮 150～200g,威灵仙 50～100g,乌梢蛇 50～100g,法半夏 30～50g,制南星 30～50g,知母 30～50g,黄柏 30～50g,川牛膝 30～50g,怀牛膝 30～50g,红花 30～50g,枸杞子 30～50g,延胡索 30～50g,佛手片 30～50g,低度白酒 2000ml。

【制法】将上述药物纳入纱布袋内,扎紧袋口,放入酒坛内,倒入白酒密封浸泡 1 个月以上,每天振摇 1 次,即成。

【用法】每次服 15ml,每日 2～3 次。

【功效】祛风通络,化痰消痹。对改善痛风患者的关节红肿热痛症状有良好作用。

祛痛九藤酒

【配料】青藤、钓钩藤、红藤、丁公藤、桑络藤、菟丝藤(即无根藤)、天仙藤(即青木香)、阴地蕨(名地茶,取根)各四两,忍冬藤、五味子藤(俗名红内消)各二两。

【制法】上药细切,以无灰老酒一大斗,用磁罐一个盛酒,其药用绵布包裹,放酒中浸之,密封罐口,不可泄气,春秋七日,冬十日,夏五日。

【用法】每次服 15ml,每日 2～3 次。

【功效】用于痛风及中风左瘫右痪,筋脉拘急,日夜作痛,叫呼不已等症,其功甚速。

当归追风酒

【配料】当归、木瓜、牛膝、羌活、杜仲、茯苓各 18g,蕲蛇、雷公藤各 30g,三七、蝉蜕、土鳖虫、红花各 6g,枸杞子、地骨皮、生川乌、生草乌、生马钱子各 6g,蜈蚣 3 条。

【制法】上药泡酒 3000ml,15 天后可服。

【用法】每次服 15ml,每日 2～3 次。

【功效】祛风通络,活血止痛。主治顽痹,骨痹。

参苓橘红酒

【配料】人参 10g(或党参 30g),茯苓 50g,橘红 30g,白酒 1000ml。

【制法】将人参、茯苓、橘红浸泡入白酒中,封闭,浸至 7 天以上。

【用法】每天 30ml,睡前服。

【功效】益气活血,化痰通络。主治痹病气虚痰阻,肌肉麻痹,骨节疼痛。

木瓜牛膝酒

【配料】木瓜 120g,牛膝 60g,桑寄生 60g,大曲酒 500ml。

【制法】将木瓜、牛膝、桑寄生加大曲酒 500ml,浸泡 7 天。

【用法】每服 15ml,每日 2 次。

【功效】补肝肾,祛寒湿,通经络,止痹痛。主治痹病血瘀痹阻。

痛风外用酒

【配料】生川乌 15g,生草乌 15g,全当归 15g,白芷 15g,肉桂 15g,红花 10g,白酒 500ml。

【制法】上药浸泡 24 小时后去渣取酒,再加入 10 瓶风油精,装瓶中。

【用法】外用,用时涂于痛处,每日数次,10 日为 1 个疗程。

【功效】主治痛风关节疼痛。

7. 痛风患者药酒疗法特别提醒

服用药酒不宜过量,因药物过量必会有毒性。药酒的用法一般应根据病情的需要、体质的强弱、年龄的差异、酒量的大小等实际情况出发,宜适度,一般每次喝 15～20ml,酒量小的病人可将药酒按 1：1～1：10 的比例与加糖的冷开水混合,再按量服用。

药酒中虽也含有乙醇,但服用量少,对人体不会产生有害影响。但有些病人,如患慢性肝肾疾病、较重的高血压、气管炎、肺心病、胃病、十二指肠溃疡及皮肤病的患者,要在医生的指导下使用,妊娠及哺乳期女性不宜用药酒,小儿也不应服药酒,年老体弱者用量应适当减少。患有糖尿病、尿酸过高,孕妇和经期女性、儿童、哺乳期女性等同样要在医生的指导下饮服药酒。

有一点应注意,选用药酒要对症,不能拿药酒当一般酒饮,有人以为补酒无碍,多喝一点儿没关系,这种认识是错误的,喝药酒过量不但能醉人,而且会引起不良反应,所以不可以滥用。药酒在医疗上不同于一般的酒,有规定的疗程,病症祛除后,不应再服用。

药酒不宜佐餐或空腹饮用,服药酒应在每天早、晚分次服用。如佐餐饮用则影响药物的迅速吸收,影响药物疗效的发挥。空腹饮酒则更能伤人,空腹饮药酒 30 分钟,药酒中的乙醇对机体的不良反应可达到高峰。

药酒不宜冷饮,失眠患者饮药酒时应该加热到 20℃以上温饮。这样既可减少胃肠刺激,而且药酒中醛类的沸点只有 20℃左右,把酒烫温,醛类就挥发掉了,减少了对人体的危害。药酒不宜混合饮用,两种以上的药酒混合饮用,由于药物的治疗作用不同,在体内产生不同的反应,会引起头痛、恶心等药物不良反应,甚至可致药物中毒。

服用某些西药时饮用药酒需慎重。饮酒并服用巴比妥类中枢神经抑制药会引起中枢抑制。精神安定药氯丙嗪、异丙嗪、奋乃静、地西泮、氯氮䓬和抗过敏药物氯苯那敏、苯海拉明等如与酒同用,对中枢神经亦有协同抑制作用,轻则使人昏睡;重则使人血压降低,产生昏迷。

第6法

痛风与维生素和无机盐的关系

1. 维生素与痛风的关系

维生素是人体不可缺少的一种营养素,是"维持生命的元素"。从最基本的生物化学概念来看,它们是这样一类有机物:在人体内的含量很小,但生理作用很大,因为它们参与人体物质与能量代谢,调节广泛的生理与生化过程,从而维持了人体正常的生理活动。人体中如果缺少维生素,就会患多种疾病。因此,有人把维生素称作"生命催化剂"。现在维生素已是一个大家族,它的种类很多。这些维生素的结构复杂,理化性质和生理功能各不相同,因此,很难用传统的化学结构和功能来分类。通常按其溶解性可分为两大类。

(1)脂溶性维生素:主要包括维生素 A、维生素 D、维生素 E、维生素 K。其在人体肠道内的吸收与脂肪存在密切的关系,吸收后可在体内储存,过量则容易中毒。

(2)水溶性维生素:主要包括维生素 B_1、维生素 B_2、泛酸、烟酸、维生素 B_6、生物素、叶酸、维生素 B_{12}、维生素 C。这些水溶性维生素极易为机体吸收，但具有吸收后不能储存的特点，当组织溶解量达到饱和后，多余的可随尿排出，一般不会造成中毒。

痛风病人应避免服用会降低尿酸排泄的维生素，如常见的烟酸、维生素 B_1 及维生素 B_{12}，除满足膳食营养素参考摄入量需要外，不宜长期大量补充这些维生素。另外，在用秋水仙碱、丙磺舒治疗时，应避免摄入大剂量维生素 C，同时还应大量饮水促进尿酸排泄。当然如果痛风患者体内长期缺乏维生素也会影响体内尿酸向尿素的充分转化。研究发现，很多痛风患者在有效补充相关营养素后，体内尿酸就会慢慢减少，一段时间后尿酸水平就会恢复正常，这一现象就证明了维生素对尿酸代谢的影响。

2 维生素平衡对尿酸的影响

医学研究表明，有痛风症状的病人，体内往往缺乏叶酸。叶酸有助于细胞核的形成，是合成嘌呤所必需的物质，也是维持肾功能的重要营养素，可由人体肠内有益的细菌合成。人体内部叶酸含量充足，则尿酸在肾小管吸收后会被充分利用，转化成尿素和氨，很快就能随尿液排出体外，不会变成尿酸盐结晶沉积在体内各处。若食物里叶酸摄入不足，或是服用某些药物（如食品添加剂、磺胺类药物、雌激素、乙醇)都能在体内破坏叶酸,致体内叶酸缺乏,尿酸在体内转化成尿素的过程自然会受影响,尿酸含量都会增高,容易形成高尿酸血症,药物也会使肾功能受损,妨碍尿酸排泄。

除叶酸外,体内长期缺乏维生素(A、B_1、B_2、C、D)也会使尿酸水平增高,另外,维生素 B_{12} 参与核酸的合成代谢,维生素 B_6 参与氨基酸的代谢,也会影响体内尿酸向尿素的充分转化。研究发现,很多痛风病人在有效补充这些营养素后,体内尿酸水平会慢慢降低,一般 6 周后尿酸水平就会恢复正常,这一现象就证明了维生素对尿酸代谢的影响。人体内部尿酸生成过程中,维生素 E 也扮演了一个重要的角色,只要有 1 个月体内缺乏维生素 E,体内尿酸水平便会比平日高 7 倍,及时补充后,体内尿酸会慢慢减少直至恢复到正常水平。

3. 叶酸有什么生理功能

叶酸,是 20 世纪 40 年代中后期被发现分离出来的 B 族维生素之一,由于开始是从菠菜的叶子中提取而得以冠名。实际上,叶酸是一组化学结构相似、生物化学特性近似的化合物的统称,科学家给它的命名是"蝶酰多谷氨酸",主要是由蝶啶、对氨基苯甲酸和谷氨酸三部分物质结合在一起的。

叶酸为淡黄色结晶状粉末,无味无臭,微溶于水,怕酸,怕碱,怕光,对热不稳定。叶酸在自然中分布很广。叶酸在机体内的许多酶反应中,充当辅酶的作用。叶酸在造血系统中对红细胞的形态和代谢有非常重要的作用,是正常红细胞和白细胞发育成熟必不可少的维生素,它在细胞的分裂、繁殖中起重要作用。另外,叶酸还参与人体内另一种维生素——胆碱和激素——肾上腺素的生物合成,也与各种氨基酸代谢关系密切,这些都使叶酸在机体内的作用显得不同寻常。叶酸能促进食欲,刺激胃酸分泌,可预防食物中毒,它与维生素 B_6、维生素 B_{12} 和维生素 C 合用来分解和利用蛋白质。

4. 痛风患者要防叶酸缺乏

痛风患者除了口服叶酸片外,还应该多吃一些含叶酸丰富的食物,如菠菜、西红柿、胡萝卜、青菜、花椰菜、油菜、扁豆、蘑菇等,应该多吃些新鲜水果如香蕉、桃子、李子、山楂、葡萄、猕猴桃等,另外核桃、杏仁、松子中的叶酸也含量丰富,应该适当多吃。

5. 维生素 E 的作用有哪些

1922 年,美国加州大学 Evans 等发现有一种提取物可恢复生育功能。当时称为维生素 X,1932 年改称为维生素 E,亦叫生育酚。第二次世界大战期间,英国人以白面包为主食,当时以此为主食的妊娠妇女发生流产情况时有发生,当时有位医生给几位连续流产四五次的妇女服用维生素 E,结果获得了成功。同时临床实践也证实维生素 E 与人类生育同样有很大关系。所以临床上也就一直将其称为生育酚。

早在 20 世纪 60 年代,科学家就发现一种奇特的现象:人体正常的细胞放在体外培养、一般分裂 60～70 代,就会出现衰老甚至死亡的情况;如果在培养液中加入维生素 E,细胞分裂的次数便会增加 1 倍左右,即到 120～140 代才衰老。也就是说,这种营养要素使人体细胞的寿命翻了一番。因此认为维生素 E 具有抗衰老、延年益寿的作用。后来科学家认识到维生素 E 能够防止细胞老化,保护人体新陈代谢正常进行的一个重要原因是它本身是一种非常强的抗氧化剂,可阻止有毒自由基对机体的伤害。除此之外,维生素 E 的营养保健功能其实还有很多。

(1)维生素 E 能维持肌肉的正常生长发育,保持机体内细胞膜的完整性和正常生理功能。使产妇乳腺末梢血管扩张,血液供应量增加,从而使乳汁分泌增加;维生素 E 能治疗婴儿的溶血性贫血。

(2)现代医学的发展还证明维生素 E 也有抗癌作用,被称为维生素家族中抗癌的后起之秀。维生素 E 有调节血小板的黏附力、抑制血小板聚集、降低血浆胆固醇水平,这些作用的整体效果是预防动脉粥样硬化,包括冠状动脉硬化和脑动脉硬化等。

(3)近年来还发现维生素 E 具有防治糖尿病及其并发症的作用,具有防治老年痴呆症和中枢神经系统功能失调的作用。维生素 E 有很强的抗体内酸化作用,它可让细胞代谢活跃,可延缓头发变白,减少肌肤黑斑。由于维生素 E 的这些特殊功用,所以有人说维生素 E 是能让人返回年轻,恢复健康的维生素。

6. 维生素 E 与痛风的关系

缺乏维生素 E 时,制造尿酸的细胞核最易受损,而形成过多的尿酸。若缺少了维生素 E,必需的脂肪酸便会形成细胞的部分组织,使细胞核因氧化而受损,将细胞分裂成小块,而且,组织中破坏细胞的酶也会比平常多出 $15\sim60$ 倍。事实上,大部分动物都能将尿酸转化成尿素,但只要有 1 个月的时间缺乏维生素 E,其尿酸的分泌便会比平常高出 7 倍。则此时必须补充维生素 E,尿酸才会减少。维生素 E 广泛地分布于动植物组织中,饮食中维生素 E 的主要来源是植物油,如麦胚油、玉米油、葵花籽油、花生油、豆油,但橄榄油中含量不多。其他如深绿色蔬菜、核果、豆类、全谷类、肉、奶油、蛋中均含有较丰富的维生素 E

（表 1）。

表 1　富含维生素 E 食物表

食物	维生素 E 含量 （mg/100g）	食物	维生素 E 含量 （mg/100g）
麦胚油	149.4	麦芽	12.5
核桃油	56	绿叶菜	1～10
葵花籽油	44.9	蜂蜜	1.9
棉籽油	35.3	花粉	100
米糠油	20	花生油	22
大豆油	11	猪肉	0.63
植物油	9.9	花生	4.6

1. 矿物质与痛风的作用

（1）矿物质的概念：矿物质又称无机盐。人体所含各种元素中，除碳、氢、氧、氮主要以有机化合物形式存在外，其他各种元素无论含量多少统称为矿物质。矿物质按各种元素在人体内含量的不同，可分为常量元素和微量元素。常量元素是指占人体总重量的 0.01% 以上的元素，占体重的 99%，包括碳、氢、氧、磷、硫、钙、钾、镁、钠、氯等 10 种，它们构成机体组织，并在体内起电解质作用；微量元素是一个针对常量元素的相对概念，是指占总体重 0.01% 以下的元素，主要有铁、铜、锰、锌、碘、硒、铂、铬和钴。微量元素顾名思义,具有两方面的含义,一是指含量很少;二是指人体对它们的需要量很少,但不可缺少。还有的营养学家又根据人体对微量元素的需求情况,又将其分为必需微量元素和非必需微量元素。

(2)矿物质的作用:营养学家说,矿物质在人体中仅占3.5%,而它在生命过程中起的作用却是不可估量的,因为宇宙间的一切物质,无论是有生命的,还是无生命的,都是由元素参与构成的,尤其是矿物质,它在人生命过程中起着重要作用,参与人体组织构成和功能形成,是人体生命活动的物质基础。矿物质与有机营养素不同,它们既不能在人体内合成,除排泄外也不能在体内代谢过程中消失。所以科学家说从生命诞生的第一天起,人体中就形成和溶解参与新陈代谢的各种矿物质,它会伴随我们每个人度过一生,也就是说矿物质是人体不可缺少的。

对痛风患者而言,必要的矿物质中,与食物的酸碱性有密切关系者有 8 种:钾、钠、钙、镁、铁、磷、氯、硫。前 5 种元素进入人体之后就呈现碱性。含钾、钠、钙、镁等矿物质较多的食物,在体内最终的代谢产物常呈碱性,如蔬菜、水果、乳类、大豆和菌类食物等。与呈碱性食物适当搭配,有助于维持体内酸碱平衡。

8 钾的主要生理功能有哪些

人体矿物质中，钾的含量仅次于钙、磷，居第三位，浓度为钠的 2 倍。与钠一样调节体内渗透压，维持酸碱平衡等。而钾大部分生理功能的发挥，与钠的协同是分不开的。

钾是机体内电解质的主要成分，在维持细胞内外渗透压及酸碱平衡中起重要作用；是细胞内液的主要阳离子，对调节体液渗透压和保持细胞容量起着重要作用。钾是保持酸碱平衡、维持神经和肌肉兴奋性不可缺少的因素。钾参与糖和糖类代谢。更重要的是钾离子控制着心脏的节律，辅助心肌有节奏地收缩。另外钾离子能使肌肉松弛。

人体细胞对钾的吸收和贮存有天然的保护性措施，可避免浓度异常升高所引起的毒性作用。因为食物中的钾，大多数是进入肠道通过扩散作用而被吸收的，小部分则是通过毛细血管主动耗能吸收，人体摄取过量时候，出现保护性的呕吐反应以阻止迅速摄取，已进入的钾则从尿中排出。在摄入高钠而导致高血压时，钾具有降血压作用。钾可减少尿酸沉淀，有助将尿酸排出体外。

9. 痛风患者如何饮食补钾

钾广泛分布于食物中。肉类、家禽、鱼类、各种水果和蔬菜都是钾的良好来源。含钾比较丰富的食物主要有米糠、葵花籽、麦麸、牛肉、马铃薯、芋头、茄子、海带、莴笋、紫菜、木耳、山药、香蕉、鱼类、西红柿、蘑菇、冬瓜、西瓜、柑、橙、山楂、鲜橘汁、豆类及其制品含钾也丰富（表 2）。

表 2　主要含钾食物表

食物	钾含量 （mg/100g）	食物	钾含量 （mg/100g）
黄豆	1503	马铃薯粉	1075
绿豆	787	红心萝卜	385
蚕豆	992	脱水胡萝卜	1117
玉米面	276	金针菜	610
小米	284	大蒜	302
麸皮	869	慈菇	707

10. 饮食补钙有益防痛风

钙有许多生理功能，但由于钙是构成骨骼和牙齿最重要的元素，被人们称为骨骼和牙齿的朋友，被称为组成骨骼和牙齿的钢筋水泥,因为约有 99％ 的钙存在于人体组织的骨骼和牙齿中,其余的钙分布在体细胞和体液中。另外钙不仅是构成骨骼组织的主要矿物质成分,而且在机体各种生理和生物化学过程中起着重要作用。

钙可维持细胞的正常生理状态。细胞内的钙离子是细胞对刺激产生反应的媒介。钙和受体钙等共同调节机体许多重要的生理功能,包括骨骼肌和心肌的收缩,平滑肌及非肌肉细胞活动及神经兴奋的维持。钙参与血液凝固过程。血液凝固时,必须有钙的存在,否则血液就凝固不起来。目前已知至少有 4 种依赖维生素 K 的钙结合蛋白参与血液凝固过程,即在钙离子存在下才可能完成级联反应,最后使可溶性纤维蛋白原转变为纤维蛋白,形成凝血。

营养学家提倡痛风患者补钙以食补为主(表 3),生活中要调整膳食结构,增加奶制品的消费和在食物中强化钙,是改善钙缺乏最有效途径。钙的食物来源以乳制品及乳为最好,不但钙含量多,而且人体容易吸收利用。当膳食中的钙不能满足机体需要时,引起中度和严重缺钙才需要服用含钙药物和钙制剂。

表3　主要的含钙食物表

食物	钙 (mg/100g)	食物	钙 (mg/100g)
冬苋菜	230	葱	95
小白菜	159	蒜	65

（续　表）

食物	钙 （mg/100g）	食物	钙 （mg/100g）
马铃薯	143	豌豆（带荚）	102
芹菜	181	大白菜	67
茼蒿	108	蒜苗	105
绿豆芽	53	小白萝卜	49
芋头	73	韭菜	105

小贴士

成年人不分性别每天钙的摄入量为 800mg，孕妇 1000～1500mg，乳母为 1500mg，儿童 2 岁以下为 600mg，3—9 岁为 800mg，10—12 岁为 1000mg，13—15 岁为 1200mg。

11 饮食补镁有益防痛风

镁是维持机体正常所必需的矿物质之一，70％的镁存在于骨骼和牙齿中，它与钙、磷一样是骨骼和牙齿的重要成分之一。其余的镁与蛋白质结合存在于软组织中。机体的细胞内液和细胞外液都含有镁,血中含有的镁分布在红细胞和血浆中。

镁是很多生化代谢过程中一个必不可少的元素,是体内多种酶的活化剂,用来调节酶的活力,参与各种酶的反应,在糖和蛋白质代谢中起重要作用,能维持肌肉和神经的兴奋性。镁参与体内三大产热营养素的代谢和神经传递、肌肉收缩等。

镁还能使十二指肠括约肌松弛,利于胆汁流出,促进胆囊排空,既利消化又利胆。镁能维护中枢神经系统的结构和功能,抑制神经、肌肉传导的兴奋性,保障心肌的正常收缩。国外医学专家还发现,镁有降低癌症发病率的功用。对于痛风患者而言,补镁可以改变酸性体质。

镁广泛地分布于植物中,肌肉和脏器中也较多,大豆及其制品、玉米、水果等含镁较为丰富,植物的种子、谷物的皮壳中含镁量更高,但精制米面、白糖中含镁量极低。因为镁是叶绿素中的主要成分,因此,经常进食绿色蔬菜有利于镁的吸收。另外瓜果、花生、芝麻、麦麸、麦胚、咖啡及牛肉、猪肉等,即能基本上满足人们镁的摄取量。含镁较丰富的食物还有小米、大麦、小麦、燕麦、辣椒、蛋黄、香蕉及多数坚果和果实等(表 4)。

表 4　主要含镁食物表

食物	镁 （mg/100g）	食物	镁 （mg/100g）
小米	107	大麦	158
燕麦片	177	麸皮	382
玉米面	111	荞麦	258
蚕豆	113	高粱米	129
豆腐干	102	黄豆	199

12 什么是脂类物质

　　脂类是脂肪和类脂的总称，是不溶于水而易溶于有机溶剂的化合物。其中，脂肪主要是指三酰甘油，即由甘油与高级脂肪酸化合而成的各种脂肪，由于其熔点的不同而在常温下有些呈液体状，如我们食用的菜籽油等，有些则呈固体。类脂，则包括由单纯脂加上磷酸等复合而成的磷脂（甘油磷脂和鞘磷脂），与糖类结合而成的糖脂（脑苷脂和神经节苷脂），脂蛋白、胆固醇及胆固醇酯（胆固醇与脂肪酸结合）等一类化合物。那么，脂类有哪些作用呢？

　　对于人体，脂类起着重要的作用：一是最佳的能量储存方式，如 1g 脂，不仅体积比 1g 糖小，而且能量高达 39.9kJ（9.3kcal），糖仅为 17.2kJ（4.1kcal），从而在必要时提供人体大量热量。二是构成生物膜的主要成分。三是协助脂溶性维生素的吸收,提供必需脂肪酸。必需脂肪酸是指人体需要但自身不能合成,必须靠五谷杂粮提供的。四是调节体温,保护内脏。如大网膜保护腹腔脏器,皮下脂肪保温。五是参与生物信号的传递,如固醇类激素可激发一些酶的活性。在人体中,各种脂类必须保持合理的组成成分、结构和动态平衡,并参与蛋白质、糖等其他营养素的作用,方能充分发挥其有效、有益的作用。一些脂类如三酰甘油、胆固醇过多,高密度脂蛋白低,而低密度脂蛋白高则可起有害作用,易导致心、脑、肾血管的硬化。

13 痛风忌吃高脂食物

　　事实上典型的痛风患者,往往生活条件优越,较常人显得肥胖,多为高脂饮食人群。临床治疗中发现,高脂饮食本身就会增加尿酸的产生,减少尿酸的排泄,食用脂肪越多血中尿酸的浓度也越高,尤其是喜欢食用动物内脏的人。所以高脂饮食者得痛风的概率比一般人高。由此可见预防痛风需要限吃高脂食物,患痛风后更要忌吃高脂食物,如此才能避免痛风的不断复发。

　　痛风患者脂肪每日摄入量每千克体重 0.6～1g 为宜,占总热量的 20%～25%。并发高脂血症者要适当限制,尤其是在急性痛风发作期需避免高脂饮食,这是因为高脂饮食会抑制尿酸排泄。其中胆固醇每日摄入量最好不超过

300mg。摄入的脂肪品种应以植物性油脂为主。因为无论动物油和植物油中所含的嘌呤都较少,植物油中嘌呤含量比动物油的更少,并且植物油含有较多的不饱和脂肪酸,他们具有加速胆固醇分解和排泄的作用,因此,痛风患者以食用植物油为宜。

14 糖类与痛风的关系

糖的概念有广义和狭义之分。广义的糖是指由碳、氢、氧 3 种元素组成的糖类。除多糖的纤维素和果胶不能被人体吸收外,其余的均可被吸收,包括有甜味的糖和没有甜味的淀粉,平常我们吃的主食如馒头、米饭、面包等都属于广义的糖类物质;狭义的糖是指精制后的白糖、红糖、冰糖和糖浆等。在营养学上,广义的糖和蛋白质、脂肪一起被称为人体最主要的三大营养素。糖不可以多吃,尤其是心、脑血管病患者或老年人。我国居民的饮食结构是以米、面为主食,这类食物中含有大量淀粉,是人体糖类营养素的主要来源,这些淀粉经消化以后即可转化为人体需要的葡萄糖。

痛风患者主食应以糖类为主,糖类应占总热量的 $50\%\sim60\%$,甚至可达 70%,可以大米、玉米、面粉为主。合并糖尿病者,糖类的摄入应加以控制,每日每千克体重 $4\sim5g$ 为宜,占总热量的 $50\%\sim55\%$。

15 什么是蛋白质

　　蛋白质是构成生命的物质基础,一切细胞和组织都由蛋白质组成。生命的产生、存在与消亡无一不与蛋白质有关,蛋白质是生命存在的形式,也是生命的物质基础。蛋白质由一个个氨基酸相连接形成,氨基酸之间又通过一种叫肽键的结构环环相扣。氨基酸以不同数目、不同顺序及空间结构连接,构成种类繁多、千差万别的蛋白质,这些蛋白质在人体内发挥它们各自不同的作用。蛋白质在体内到底发挥什么样的作用呢?

　　(1)人体是由细胞组成的,而蛋白质是构成细胞的主要成分之一。蛋白质决定着细胞的形态和结构,这也就是蛋白质在人体"建设"中的构成作用。婴幼儿、儿童和青少年的生长发育都离不开蛋白质。即使成年人的身体组织中,蛋白质也在不断地分解、合成,并更新。例如,小肠黏膜细胞每1～2日即更新1次,血液红细胞每120日更新1次。身体受伤后的修复也需要依靠蛋白质。

　　(2)体内新陈代谢过程中起催化作用的酶,调节生长、代谢的各种激素以及有免疫功能的抗体都是由蛋白质构成的。此外,蛋白质对维持体内酸碱平衡和水分的正常代谢也都有重要作用。

　　(3)虽然蛋白质的主要功能不是供给能量,但当五谷杂粮中蛋白质的氨基酸组成和比例不符合人体的需要,或摄入蛋白质过多超过身体合成蛋白质的需要时,多余的五谷杂粮蛋白质就会被当作能量来源氧化分解放出热能。

16. 蛋白质与痛风的关系

蛋白质一词源于希腊文,其意为第一位,可见它对人体的重要性。但是不论蛋白质在人类生命活动中多么的重要,蛋白质的需要量则是根据每个人的具体情况不同而不同的。中医学中有这样一个概念:"万物皆毒也无毒,关键要看用之多少!"有人称:"如果摄入蛋白质多了,它会变成一把杀人的刀!"应该说这个概念不为过,如果我们饮食中蛋白质量过大,会造成人体正常生理秩序紊乱。现在许多人对动物蛋白质的摄入量很大,此时糖类摄入量自然减少。当糖类的供能缺口加大时,更多的蛋白质参与到人体能量代谢过程。食物中的糖类、脂肪和蛋白质三者虽均可在体内氧化生热,但人更应该以糖类为主,如果以脂肪供热为主,会因氧化不全而产生酮体,久之形成酸中毒现象;而蛋白质主要为促进机体的成长和修补,用其作为提供人体所需热能是很不经济的,同时还加大了人体内的酸性负荷,这就是动物性食物摄入过量后,为何会增大患痛风危险的原因。

17. 痛风患者应选用的蛋白质

　　蛋白质主要可分为动物蛋白质及植物蛋白质,前者包括牛肉、猪肉、羊肉、家禽、鸡蛋、牛奶、鱼等,后者包括豆类、谷类和坚果类。世界卫生组织在 30 多个国家调查结果显示,肉蛋类蛋白可促进痛风、冠心脏病的发生,而进食植物性蛋白可使这些病的发病率降低。所以,为保证痛风患者每日所需蛋白质摄入量,应以进食植物性蛋白为主以代替动物蛋白。但需要指出的是植物蛋白消化分解后的最终代谢产物嘧啶的排泄率远远高于动物蛋白代谢产生的嘌呤,近年专家推荐的饮食方案中植物蛋白的含量有所增加,以补充因为控制嘌呤而人为减少的蛋白摄入量,因之有些患者就过度限制肉类而认为植物蛋白多多益善。由此可见,不考虑实际情况,简单地增加植物蛋白摄入量,除了使营养失衡,还会产生不良反应。

18. 痛风患者如何合理饮水

　　养成多喝水的好习惯。坚持每日喝一定量的水,一般以每日 2000～3000ml 为宜,也就是 250ml 的杯子 10 大杯左右。使 24 小时尿量不少于 2000ml。有些人因为工作或是其他事情常常忘记喝水,直到口渴的时候才抱起水杯大喝一顿,甚至有人认为这样很痛快。而痛风患者应在平时工作、休息之余,运动前后均记住饮水。

饮水最佳的时间是两餐之间及晚上和清晨。不要在饭前 30 分钟内和饱食后立即饮大量的水,这样会冲淡消化液和胃酸,影响食欲和妨碍消化功能。

有些人会问,注意饮水是不是说去购买超市里那些货架上的矿泉水喝呢? 一般饮用水的 pH 是 6.5～8.5,市场上供应的几种品牌的矿泉水注明 pH 为 7,故痛风患者的饮用水可以选择普通自来水,也可适当选用矿泉水。纯净水是用反渗透法制取的,pH 一般为 6.0 左右,略偏酸性的纯水对痛风患者显然不利。尿液偏碱性时尿酸易于排出,尿液 pH 为 6.5～7.0 时,尿酸可变为可溶性尿酸盐,溶解度增加 10 倍。因此,肾功能好的痛风患者可加用小苏打片,每日 3 次,每次 1g,以碱化尿液。

矿泉水、苏打水、雪碧、可乐等几乎不含嘌呤,可选用。茶叶中含少量的嘌呤,应限量饮用。咖啡含少量的嘌呤及大量咖啡因,最好不用。

19 什么是碱性离子水

碱性离子水就是所说的负离子水、阴离子水。碱性离子水能促进人的健康,这确实为不少人带来了福音。碱性离子水因具有水分子团小、渗透力强、溶解力强且富含新生态氧和钙、镁等有益于健康的矿物质等特点,可以深入到人体内,中和人体内积蓄的酸性毒素,从而达到促进人体健康。

碱性离子水进入经济比较富裕的百姓家庭,此举不仅标志着公众的健康投资提升到一个新的层面,还意味着人们开始从日常生活的最基层关注健康。碱性离子水改善的不仅仅是家庭饮用水,关键的是改善了家庭成员的健康状况。对于胃酸过多的人,碱性离子水具有调整肠胃功能的作用;对于需要服用大量药物来控制多种老年慢性疾病的患者,碱性离子水可以帮助他们修复被药物损伤的胃黏膜;碱性离子水还可以控制肠内异常发酵,预防便秘;对于骨质疏松的老年人,适量饮用碱性离子水,还能起到补充钙和抑制钙流失的作用。

碱性离子水服用者也发现,离子水对于平衡健康也发挥了不同的作用。有的人用碱性离子水泡茶以后,改善了机体的营养平衡,究其原因,是碱性离子水促进了茶中的微量元素释放,增进了人体的吸收。还有的人对某些食物产生过敏反应,像进食牛奶之后腹泻等,只能通过服用多种维生素来补充相关营养,可是长期饮用碱性离子水后,胃肠功能紊乱的现象消失了。

20 痛风患者宜喝碱性离子水

科学饮水对缓解痛风的病情有一定的作用。以普通的自来水来讲,平均每 100ml 水中能溶解的尿酸量,远低于同体积的碱性水。所以临床上医生常说,持续饮用弱碱性水,能够有效地排泄在体内造成不良影响的尿酸,使人从疼痛的困扰中解脱出来。一般人都认为痛风是难以治愈的疾病,但根据经验而言,只要持续饮用弱碱性的活性水 15 天到 1 个月,血液中的尿酸浓度就会明显下降。最好每天饮用水的量保持在 2500ml 左右,这样能有效地增加尿酸的排出,促进痛风结石的排出。

21 痛风患者不宜饮用纯净水

目前,纯净水已成为许多家庭的日常饮用水。那么,什么是纯净水? 它有什么特点呢?

纯净水是以符合生活饮用水卫生标准的水为水源,采用一定的加工方法制得的纯度很高、不含任何添加物、可直接饮用的水,是目前最为时尚的桶装饮用水。纯净水处理技术是使污染的水经过再处理以达到可饮用的特殊技术。纯净水有许多好处,主要以饮用安全、方便为特点,受到城镇居民的喜爱。

由于在制备纯净水的过程中采用了反渗透膜等技术,水中的细菌、致癌物、重金属等有害物质被过滤掉,但同时水中为人体健康所必需的矿物质也被过滤掉了,因此说纯净水是一种功能不完整的水。第一,它是弱酸性水。长期饮用弱酸性水,能破坏人体体液的酸碱平衡,导致人体酸性化。第二,它不含矿物质。长期饮用不含矿物质成分的水,容易引发四肢无力、精神不振等亚健康问题。另外,对于痛风患者而言,我国生活饮水卫生标准规定 pH 为 6.5～8.5,而目前市场上供应的纯水,其制取方法广泛应用反渗透法,pH 一般为 6.0 左右,偏向弱酸性,对痛风患者来说,这无疑是一个缺点。

22 为什么主张痛风患者多饮水

　　一般来讲,痛风患者的要害是血液中尿酸高,由此而引起痛风性关节炎、尿酸性肾结石。故本病治疗的要点之一是必须多饮水,要使每天的尿量保持在 2000ml 以上,才有利于尿酸从尿液中排出。另外一个原因是尿液 pH 在 6.0 以下时,需服碱性药物,以碱化尿液,利于尿酸的离子化、溶解和排泄。因此,要多饮水稀释尿液,每日液体摄入总量需达 2500～3000ml,使排尿量每日达 2000ml 以上,防止结石的形成。为防止尿液浓缩,让患者在睡前或半夜饮水。尤其是在盛暑时节,人体为了降低体温,大量出汗,体液消耗很多,尿液必然浓缩,所以痛风患者必须饮用足够的水,才能使尿酸通过尿液顺利排出。另外适当饮水还可降低血液黏度,对预防痛风合并症(如心脑血管病)有一定益处。痛风患者养成主动饮水的习惯,不能等有口渴感时才饮水,平时不饮不可，渴时暴饮更不可。饮水最佳的时间是两餐之间及晚上和清晨。晚上指晚餐后 45 分钟至睡前这一段时间，清晨指起床后至早餐前 30 分钟。口渴是大脑对体内缺水状态的信息反馈信号，这时才饮水的主要作用是补充水的不足，因而对促进尿酸排泄效果较差。

23 患急性痛风时如何调整营养

（1）限制总热量：总热量根据患者理想体重按休息状态计算，通常不超过每日 104.6～125.5kJ（25～30kcal）/kg。临床经验表明，成年患者若属中度以上肥胖者（超重 30%～50%），每日总热量超过 6300kJ，往往不能使体重下降。下述方法，可供限制总热量，减轻体重参考。

①超重 30%～50% 及以上患者总热量以 6300kJ/d 起始，分为三餐供给。1 个月后改为 5460kJ/d；或在原饮食基础上减少热能 2310～4620kJ/d，以每周减轻体重 0.5～1.0kg 为目的。

②超重或轻度肥胖者总热量以 6300kJ/d 起始，分三餐供给；或在原饮食基础上减少热能 525～1050kJ/d，以达到每月减肥 0.5～1.0kg 的目的。

（2）三大营养的分配：在限制总热量前提下，三大营养素的分配原则是：高糖类、中等量蛋白质和低脂肪。

①糖类包括蔬菜和水果，应占总热量的 65%～70%。

这也符合国人的饮食习惯,如此,可以减少脂肪分解产生酮体,有利于尿酸盐排泄。但应尽量少食蔗糖或甜菜糖。

②蛋白质应占总热量的 11% ～ 15%,通常每日为 0.57～1.0g/kg。主要选用牛奶、奶酪、脱脂奶粉和蛋类的蛋白部分。因为它们既是富含必需氨基酸的优质蛋白,能够提供组织代谢不断更新的需要,又含嘌呤甚少,对痛风患者几乎不产生不良影响。但酸奶因含乳酸较多,对痛风患者不利,故不宜饮用。

③脂肪总热量的其余部分,则以脂类补充,通常为 40～50g/d。由于脂肪氧化产生热量,约为糖类或蛋白质的 2 倍,为降低患者体重,无疑应该限制。

④正常嘌呤摄取量为 600～1000mg/d,患者应长期控制嘌呤摄入。急性期应选用低嘌呤饮食,摄入在 150mg/d 之内,故需选含嘌呤低的食物,禁用含嘌呤高食物,如动物内脏、沙丁鱼、凤尾鱼、鲭鱼、小虾、扁豆、黄豆、浓肉汤及菌藻类等。

(3)限制热能:痛风病与肥胖、糖尿病、高血压及高脂血症等关系密切。痛风症患者糖耐量减退者占 7% ～ 24%,高三酰甘油血症者达 75% ～ 84%。因痛风病患者多伴有肥胖、高血压和糖尿病等。故应降低体重、限制热能,体重最好能低于理想体重 10% ～ 15%;热能根据病情而定,一般为 6276～7531kJ(1500～1800kcal)。切忌减重过快,应循序渐进;减重过快促进脂肪分解,易诱发痛风病急性发作。

(4)蛋白质和脂肪:适量供给,标准体重时蛋白质可按 0.8～1.0g 供给,全天在 40～65g,以植物蛋白为主。动物蛋白可选用牛奶、鸡蛋;因牛奶、鸡蛋无细胞结构,不含核蛋白,可在蛋白质供给量允许范围内选用。尽量不用肉类、禽类、鱼类等,如一定用,可将瘦肉、禽肉等少量,经煮沸弃汤后食用。脂肪可减少尿酸正常排泄,应适当限制,控制在 50g/d 左右。

(5)维生素和矿物质:供给充足 B 族维生素和维生素 C,多供给蔬菜、水果等成碱性食物。蔬菜 1000g/d,水果 4～5 次;在碱性时能提高尿酸盐溶解度,有利于尿酸排出。再则蔬菜和水果富含维生素 C,能促进组织内尿酸盐溶解。痛风患者易患高血压和高脂血症等,应限制钠盐,通常每天 2～5g。

(6)水分:多喝水,食用含水分多的水果和食物,液体量维持在 2000ml/d 以上,最好能达到 3000ml,以保证尿量,促进尿酸的排出;肾功能不全时水分宜适量。

(7)禁用刺激性食物:禁用强烈香料及调味品,如酒和辛辣调味品。过去曾禁用咖啡、茶叶和可可,因分别含有咖啡因、茶碱和可可碱。但咖啡因、茶碱和可可碱在体内代谢中并不产生尿酸盐,也不在痛风石里沉积,故可适量选用。

第7法

防治痛风运动能助力

1. 痛风患者运动调养的原则

（1）适度不疲：运动养生是指通过锻炼来达到养生延年，而适度运动尤为重要，痛风患者要注意掌握运动量的大小，尤其是体质较差的人更要注意。运动量太小则达不到锻炼的目的，起不到健身作用；运动量过大则可能超过了机体的耐受程度，反而会使身体因过度疲劳而受损。孙思邈在《千金方》中指出："养生之道，常欲小劳，但莫大疲及强所不能耳。"因此，运动养生强调适度不疲，循序渐进，不可急于求成。操之过急，往往欲速而不达。

若运动后食欲减退，头昏头痛，自觉劳累汗多，精神倦怠，说明运动量过大，超过了机体耐受的限度，会使身体因过劳而受损。那么，运动量怎样掌握才算合适呢？一般来说，以每次锻炼后感觉不到过度疲劳为适宜。

目前多采用按心率的快慢来判定运动量的大小。方法是：在运动最高潮时测定一下心率，先测出10秒钟的心率数,再乘以 6,所得的即是每分钟的心率。180 减去年龄数,所得之差即是锻炼时的合适心率。低于合适心率则要增加运动量,高于合适心率则应减少运动量。

小贴士

一般不主张痛风患者参加剧烈运动或长时间体力劳动,例如打球、跳跃、跑步、爬山、长途步行、旅游等。

这些剧烈、量大、时间长的运动可使患者出汗增加,血容量、肾血流量减少,尿酸、肌酸等排泄减少,出现一过性高尿酸血症。另外,剧烈运动后体内乳酸增加,会抑制肾小管排泄尿酸,可暂时升高血尿酸。目前已有大量资料证实,剧烈或长时间的肌肉活动后,患者呈现高尿酸血症,在这种情况下不利于患者痛风病情改善,还可能诱发痛风关节炎,因此痛风患者要避免剧烈运动和长时间的体力活动。

(2)贵在坚持:运动养生并非一朝一夕之事,贵在坚持。"流水不腐,户枢不蠹"这句话一方面说明了"动则不衰"的道理,另一方面也强调了持久而不间断的重要性。水常流才能不腐,户枢常转才能不被虫蠹。

只有持之以恒,坚持不懈地进行适宜的运动,才能收到养生健身的效果。运动养生不仅是形体的锻炼,也是意志和毅力的锻炼。人贵有志,学贵有恒,做任何事情,要想取得成效,没有恒心是不行的。古人云"冰冻三尺,非一日之寒",说的就是这个道理。这就说明,锻炼身体非一朝一夕之事,要经常而不间断,三天打鱼两天晒网是不会达到锻炼目的的。

运动养生不仅是身体的锻炼,也是意志和毅力的锻炼。如果因为工作忙,难以按原计划时间坚持,每天挤出 10 分钟、8 分钟进行短时间的锻炼也可以。若因病或因其他原因不能到野外或操场锻炼,在院内、室内、楼道内做做原地跑、原地跳、广播操、太极拳也可以。无论如何不能高兴时练得累死累活,兴奋过去多少天都不练。

(3)有张有弛:运动养生,并非是要持久不停地运动,而是要有劳有逸,有张有弛,才能达到养生的目的。因此,紧张有力的运动,要与放松、调息等休息运动相交替;长时间运动,应注意有适当的休息,否则能影响工作效率,使运动不协调,精神不振作,甚至与养生健身不利。

为健康而进行的锻炼,应当是轻松愉快的、容易做到的、充满乐趣和丰富多彩的,人们才愿意坚持实行。即"运动应当在顺乎自然的方式下进行。"在健身方面,疲劳和痛苦都是不必要的,要轻轻松松地逐渐增加活动量,不能一口吃个胖子。

（4）动静结合：不能因为强调动而忘了静，要动静兼修，动静适宜。运动时，一切顺乎自然，进行自然调息、调心，神态从容，摒弃杂念，神形兼顾，内外俱练，动于外而静于内，动主形而静主养神。这样，在锻炼过程中内练精神、外练形体，使内外和谐，体现出"由动入静""静中有动""以静制动""动静结合"的整体思想。

（5）因时制宜：一般来说，早晨运动较好，因为早晨的空气较新鲜，而室内的氧气经过一夜的睡眠后，大部分被人吸收了，二氧化碳的浓度相对增多，到室外空气清新的地方进行运动锻炼，即可把积聚在身体内的二氧化碳排出来，吸进更多的氧气，使身体的新陈代谢增强，为一天的工作打好基础。此外，午睡前后或晚上睡觉前也可进行运动，以消除一天的紧张，轻松地进入梦乡，但运动不要太激烈，以免引起神经系统的兴奋，影响睡眠。

总之，许多健身运动，随时都可以做，多少做些，都是有益的。但稍微剧烈的运动，不要在吃饭前后进行，因为在饭前呈现饥饿状态，血液中葡萄糖含量低，易发生低血糖症；饭后剧烈运动，大部分血液到肌肉里去，胃肠的血液相对减少，不仅影响消化，还可引起胃下垂、慢性胃肠炎等疾病，但最好还是根据自己的实际，因时制宜。

（6）因人而异：对于老年人来说，由于肌肉力量减退，神经系统反应变慢，协调能力变差，宜选择动作缓慢柔和、肌肉协调放松、全身能得到活动的运动，像步行、太极拳、慢跑等。而对于年轻力壮、身体好的人，可选择运动量大的锻炼项目，如长跑、打篮球、踢足球等。

每个人工作性质不同，所选择的运动项目亦应有别，如售货员、理发员、厨师要长时间站立，易发生下肢静脉曲张，在运动时不要多跑多跳，应仰卧抬腿；经常伏案工作者，要选择一些扩胸、伸腰、仰头的运动项目，又由于用眼较多，还应开展望远活动。但运动因人而异是运动的基本原则之一。

2. 运动对痛风患者有什么好处

体重增加和体力活动减少常是痛风和 2 型糖尿病发生的重要诱因，也是产生痛风及冠心病等的病因，特别是肥胖患者，更需要增加运动，以减轻体重。长期有规律的运动可有以下效果。

（1）增加热能消耗，减少体内脂肪，减轻体重：运动时肌肉活动增加，需要大量热能来支持，这样就可以消耗摄入的过多热量。一般情况下，即使是轻微的体力活动也能使机体多消耗 10%～20% 的热量。运动还能调整大脑皮质活动状态，恢复神经内分泌系统对新陈代谢的正常调节，促进脂肪分解，减轻体重。

（2）增强胰岛素敏感性，减轻胰岛素抵抗：近来的研究发现，2 型糖尿病、糖耐量减低、冠心病、痛风、高血压、肥胖、高尿酸血症等，均存在着共同的发病机制——胰岛素抵抗,并把上述疾病群称为胰岛素抵抗综合征。长期适量运动可使细胞膜上的胰岛素受体敏感性增高,达到降糖、降脂作用。

(3)通过影响食欲减少食物的摄入量:运动可使五羟色胺水平升高,从而抑制食欲,减少热量的摄入。运动还可改善腹腔脏器的活动,增强胃肠蠕动,减少腹胀、便秘等常见的消化道症状。

(4)降低血脂:运动可降低血中极低密度脂蛋白和低密度脂蛋白、胆固醇、三酰甘油、胰岛素和血尿酸水平,有利于防止心血管并发症发生。

(5)精神效能:运动后使人感到精神爽快,消除精神紧张,产生镇静作用,减轻患者在限制饮食过程中的精神紧张。

(6)改善循环系统功能:运动还可以改善血液循环系统的功能,降低血压,增强心肺功能,特别是长期规律适量的运动,可增强患者的工作能力,提高生活的信心,易使患者养成良好的生活习惯。

痛风患者完全可以适当运动。痛风患者大多数有肥胖、超重、高血压和动脉硬化,许多患者年龄已在 50 岁以上,心血管功能不是十分健全,故应该进行适当的体育运动,以增强体质,改善心血管功能。体育运动还有利于维持理想的体重,防止肥胖。所以应把运动作为治疗痛风有益的辅助措施。

小贴士

痛风患者的身体一般都比较弱，开始运动时，应先从短时间的轻微活动开始，随着体质的增强，逐渐增加运动量，延长活动时间。每日锻炼1～3次，每次15～30分钟比较合适，不要过度劳累。运动宜在早、午饭后1小时左右开始。运动的方式有多种多样，如散步、广播操、太极拳、打球、滑冰、跑步等。

3. 痛风患者的运动禁忌证

老年痛风患者有下列情况之一者，属运动的绝对禁忌证：各种急性感染，肝、肾衰竭，心力衰竭，轻度活动即发生心绞痛，新发生的心肌梗死（4周以内），心脏室壁瘤、心律失常，运动后室性期前收缩增多，Ⅰ度、Ⅱ度房室传导阻滞，不能控制的心房颤动、心房扑动等，最近发作的血管栓塞，由肺心病引起的严重通气障碍，未控制的高血压以及并发严重足坏疽，痛风性肾病及肾功能不全等。未控制的急性发作的痛风，也绝对禁止。有下列情况之一者，属运动的相对禁忌证：代偿性心瓣膜疾病、运动后加重的心律失常、左束支传导阻滞、装有心脏起搏器、有严重的静脉曲张、过去曾有血栓性静脉炎者,神经肌肉疾病或关节畸形有加重趋势者,最近有暂时性脑缺血发作者,极度肥胖者,服用某些药物如洋地黄制剂及 β 受体阻滞药者。

小贴士

冬季运动不宜早:严寒的冬季,一般来说,太阳出来30 分钟后,寒冷才开始缓解。科学研究证实,冬季清晨地面空气中氧的含量,是全天最低的时候。太阳出来后,随着绿色植物的光合作用,吸碳吐氧,地面上空气的含氧量方得以逐步增加,才有利于人们的呼吸。

清晨地面上的空气污染也最重,如工业排放出来的废气,汽车排放的尾气,还有人和动物排放的二氧化碳等。上述有毒有害的气体,因受夜间温度的下降而沉降于地的表面,只有待太阳出来,地表温度升高后,才得以升向高空散去。

老年人抗寒、抗毒害能力的日益下降,冬季晨练"必待日光"赶迟不赶紧。早晨起床后,先喝杯白开水,然后在室内走动走动,活络一下关节、肌肉,为晨练做准备,待太阳升起半小时后再外出晨练,同时,吃点如牛奶、豆浆、面包、饼干之类流质或半流质食物,避免空腹锻炼。动则生阳,静则生阴。冬季里运动宜迟不宜早,但最忌拥衾长卧。应常在阳光下练功,如太极拳、五禽戏等。

4. 适宜于痛风患者的有氧运动

治疗痛风,必须标本兼治,控制饮食,严格限制嘌呤含量丰富的食物,同时注意减肥,控制体重,适当增加体力活动。

适当的体育活动可增强体质,促进全身血液循环,促进细胞对葡萄糖的利用,降低血糖、血脂,帮助减肥,防止糖尿病和动脉硬化,改善心脏功能,促使血压平稳,减少心血管并发症。

痛风病人体育锻炼前应接受专科医生指导,先做有关检查,对体质进行恰当评估。即使已有痛风结石,只要表面皮肤没有破溃,肾功能良好,没有明显的心血管并发症,关节功能正常,仍可进行身体锻炼。根据身体状况选择合适的体育锻炼项目,确定运动强度、时间。慢步短程小跑、太极拳、广播操、快步走、乒乓球等项目较为合适,而竞技性强、运动剧烈、消耗体力过多的项目,如快跑、足球、篮球、滑冰、长跑等,皆不适宜。

散步、匀速步行、打太极拳、跳健身操、骑车及游泳等,其中以步行、骑车及游泳最为适宜。这些运动的活动量较为适中,时间较易把握,只要合理分配体力,可以既起到锻炼身体之目的,又能防止高尿酸血症。

散　步

有一种可以降血尿酸的简单运动——散步。许多经常散步的痛风患者都有亲身体会:如此简单的活动却有令人惊喜的功效! 的确,散步是一项非常好的运动,简单方便,效果肯定,所以我们向所有痛风患者推荐这种活动方式。1个小时的散步大约可以消耗 836kJ 的热能,假如你不增加进食总量,那么每天散步 1 小时,坚持 2.5 周,你就减掉约453g 的体重。因此,希望你步行去购物中心,步行去超级市场,步行去位于街角的药店。散步对于肌肉和关节来说是"小菜一碟",也很少会导致不良反应。经常运动还会增加机体对热能的利用,这样就更有助于你控制体重和降低血尿酸。

痛风患者如果选择散步,应注意每天以 10 000 步为目标进行,稍微快步(1 分钟 100 步左右)。

甩　手

甩手是一种十分简易的锻炼方法,对于痛风患者、体弱者特别适宜,它有利于活跃人体生理功能,行气活血,疏通经络,从而增强体质,提高机体抗病能力。甩手的作用有防病强身,治疗慢性疾病,如咳嗽、胃肠慢性病、眩晕、失眠等功效。

(1)甩手方法

站立姿势:双腿站直,全身肌肉尽量放松,两肩两臂自然下垂,双足分开与肩同宽,双肩沉松,掌心向内,眼平视前方。

摆臂动作:按上述姿势站立,全身松静1～2分钟后,双臂开始前摆(勿向上甩),以拇指不超过脐部为度(即与身体成45°),反回来,以小指外缘不超过臀部为限。如此来回摆动。甩手时手的姿势大致有3种:一是双手向前摆,摆至前臂与躯体成45°角左右收回,收回时不超过躯体的轴线;二是摆回时又向后方甩去,与躯体成45°角;三是两手手心都朝前方,往前甩。

双手同时向前甩,又同时收回,连续甩动,就像钟摆那样,其速度为每一个来回2秒左右,即大约每分钟甩30次。

(2)注意事项:①甩手要根据自己的体力,掌握次数和速度,由少到多,循序渐进,使身体能适应,才能达到锻炼的目的。②全身放松,特别是肩、臂、手部,以利气血通畅,以腰腿带动甩手,不能只甩两臂,腰动才能增强内脏器官。③自然呼吸,逐渐改为腹式效果更好,唾液多时咽下。烦躁、生气、饥饿或饱食时禁止锻炼。④甩手后保持站立姿势1～2分钟,做些轻松活动即可。

慢　跑

痛风患者,尤其是老年患者,不宜参加冲击性、竞技性强的剧烈运动,而慢跑对这些患者来说则是既简单而又易行的有氧运动。系统的参加长跑锻炼,可以延缓冠状动脉病变,降低心肌梗死发生率,促进冠状动脉侧支循环的建立,降低血中胆固醇的含量,对防治肥胖症、冠心病、痛风等均有好处。慢跑能增强新陈代谢,从而能改善人的精神状态。坚持慢跑锻炼的人,跑后会感到全身舒适,头脑清醒,精神焕发,尤其对离退休后的老年人,由于失去了紧张的工作节奏,社交活动减少,容易产生孤独、寂寞、情绪抑郁等精神变化。慢跑运动能使人身心愉快,使老年人精神爽朗,增强治愈疾病的信心。老年患者在参加慢跑运动之前,应做全面的体格检查,如测血压、查心电图等,然后根据自己的身体状况量力而行。无心、脑、肾、肺重要器官器质性病变的老年人运动时的最高心率不要超过(170－年龄)。如一个60岁的老年人,运动后的心率不宜超过每分钟110次。

保 健 操

第一式:躺在床上,双手抱住右腿,将右膝往胸部方向靠近,头往右膝盖靠近,停 5 秒;换另一侧,重复 10 次。躺在床上,双手抱住双腿,将膝盖往胸部方向靠近,头往膝盖靠近,停 5 秒,重复 5 次。

第二式:盘坐,身体前倾,上臂往前伸展,直到感觉拉到背部的肌肉,停 5 秒,要回复坐姿前,可先将手肘放在膝盖上,再慢慢将身体撑起,重复 5 次。

第三式:坐姿,两腿弯曲抱在胸前,下巴弯向胸部,再缓缓向后躺,前后滚动,放松,重复 5 次。

第四式:四肢跪在地板或床上,往胸部收紧下巴,使背部弓起,停 5 秒,放松,重复 10 次。

第五式:平躺在床上,使背部平贴在床面上,两腿靠拢,将膝盖转向右侧,停 5 秒,再将膝盖转向左侧,放松,重复 10 次。

第六式:平躺在床上,以双手支撑着腰部,慢慢将腿带过头部,直到感觉拉到腰部为止,放松,重复 5 次。

游 泳

游泳是所有运动项目中对身体各部位的锻炼最为全面

的运动,是各种年龄的健康者较为理想的锻炼项目。坚持游泳可增强机体对外界的反应能力及抗病能力,使人体肌肉富有弹性,体型健美。游泳时水的拍打、震动对身体是一种很好的按摩作用,水的低温是一种自然的冷水浴,水的压力对胸部是很好的锻炼。游泳时需全身肌肉、骨骼、关节参加活动,故能增强心、肺、肌肉及骨骼的功能,尤其增强腰背肌肉群的力量,对预防及治疗痛风、腰肌劳损、腰背疼痛、坐骨神经痛等有明显疗效。游泳能增强人体四肢肌力,改善关节功能,改善肺组织弹性,增加膈肌的活动度,从而提高呼吸功能。游泳有明显改善新陈代谢的作用。游泳还能提高机体对外界刺激的抵御能力,从而提高人体的免疫功能。游泳对匀称地发展肌肉、增强人体耐寒能力有帮助。游泳能锻炼内脏特别是心肺的功能,促进新陈代谢以及培养勇敢顽强的意志等方面都有积极作用。痛风患者在游泳前,建议先咨询医生需注意什么。

关 节 操

(1)指关节操:握拳与手指平伸交替运动,握拳时可紧握铅笔或粗一点的棍棒,手伸时可将两手用力合掌。

(2)腕关节操:两手合掌,反复交替用力向一侧屈曲,亦可紧握哑铃做手腕伸屈运动。

(3)肘关节操:手掌向上,两臂向前平举,迅速握拳及屈曲肘部,努力使拳达肩,再迅速伸掌和伸肘,反复进行多次,然后两臂向两侧平举,握拳和屈肘运动如前。

(4)肩关节操:一臂由前方从颈伸向背部,手指触背。同时,另一臂从侧方(腋下)伸向背部,手指触背,尽量使双手手指在背部接触,每天反复多次。

(5)踝关节操:坐位,踝关节分别做屈伸及两侧旋转运动。

(6)膝关节操:下蹲运动与向前抬腿运动,每回重复活动 10~15 次,每天 2~3 回。

退 步 走

退步走疗法是以向后退步连续进行为主要动作,治疗腰痛的一种方法。因为退步走是人体的一种反向运动,所以它消耗能量比散步和慢跑大,对腰臀、腿部肌肉锻炼效果明显。倒走,不受年龄、性别和体质强弱的限制,不需任何器械,亦不受场地制约。此法具有锻炼腰背部肌肉,增强肌力,加强脊柱稳定性和灵活性的作用,是治疗腰肌劳损较好的一种方法。此法来源于我国传统的健身术——太极拳等。

倒走或倒跑比向前走或向前跑所消耗的热量多,所以消耗的能量也大。身体的躯干部分是略为向前屈的,倒走则正好相反,这样就使腿、臀、腰得到功能性锻炼。而腰部疾病患者,大多是腰肌、臀肌、特别是外旋肌发生劳损所致。

而倒走时,每当足跟提起向后迈步时,由于骨盆倾斜和向前走正好相反,这样就可使受伤的肌肉得到充分休息,起到康复和保健作用。

(1)倒走方法

叉腰式:躯体直立,抬头挺胸、两目平视前方,两手叉于腰间,拇指在后,按于肾俞穴(第 2 腰椎棘突下旁开 4～5cm),其余四指在前。先从左腿开始,左大腿尽量后抬,向后迈出,身体重心后移,以左前足掌着地过渡到全足掌着地,将身体重心移至左腿,再换右腿。如此左右交换退步,每退一步都要用两手拇指按揉肾俞穴 1 次。

摆臂式:身体直立,抬头、挺胸,两目平视,两臂自然下垂于体侧,两腿动作同叉腰式,退走时两臂配合腿的动作前后自由摆动。退走时要尽量后抬大腿和挺胸。

倒卷肱式:按照太极拳中倒卷肱动作进行。参见太极拳疗法篇。

以上 3 种方法任选一种,每天 1 次,每次退走 200～400步,开始锻炼时退走步数宜少,以后逐渐增多。坚持 3～5 个月后,腰痛会明显减轻。

(2)适应范围:适用于腰肌劳损和一切非器质性的慢性腰痛患者。

(3)注意事项:①此法为健身疗法,收效较慢,故患者不能心急。只要长期坚持,会收良效。②此法可与其他疗法同时进行,如按摩、药疗等,以增强疗效。③倒走健身法,不可在公路上进行，以免发生事故。在公园或树林进行锻炼，一定注意周围的树、石头，以免跌倒或撞伤。

呼 吸 操

呼吸操是一种疗效显著的医疗保健运动体操，简单易行。其特点是全身运动与呼吸相结合。一方面可强身健体，另一方面可防治眩晕、咳嗽、气喘等肺系疾病。锻炼方法如下。

（1）准备姿势：全身放松，自然站立，两足开立与肩同宽，两臂自然下垂，意念集中于做动作，自然呼吸。

（2）两臂微屈，两手手指自然张开，经前方上举到头上方，同时吸气开始上举即同时开始吸气，待上举到头上方时，完成吸气。

（3）两腿下蹲（下蹲时，上体要保持正直），两臂同时由上方随下蹲沿头、胸前方落到腿侧，成自然下垂姿势，下蹲、两臂下落和呼吸三者要同时开始和完成。

（4）两腿起立，两臂也同时随着经前方举到头上方，同时吸气；这样一起一蹲为 1 次，可做 10～20 次，依个人情况而定（次数过多，过分换气，可能引起头晕；以做完动作后感到清爽为度。

（5）上述动作熟练后，可在蹲立时加做左右转体动作，即在起立、臂上举和呼气的同时上体左转或右转，而向左方或右方。

太 极 拳

太极拳是我国宝贵的民族遗产,它姿势优美,动作柔和,男女老幼皆宜,并不受时间和季节的限制。既能锻炼身体,又能防治疾病,不仅我国人民喜欢练,而且受到世界各国人民的欢迎。太极拳在我国历代人民的长期实践中不断地演进和发展,使它无论在技术上、理论上都形成了完整而系统的内容,成为具有宝贵医疗价值,轻松柔和的运动项目。这是我国古代人民在运动事业上的巨大贡献。

(1)太极拳的作用:太极拳对许多疾病有防治和康复作用,如冠状动脉粥样硬化性心脏病、心绞痛、心肌梗死后恢复期、高血压病、风湿性心脏病、肺源性心脏病、神经衰弱、各种类型的自主神经功能紊乱、胃肠神经官能症、老年性便秘、消化性溃疡、慢性支气管炎、慢性非活动性肺结核等许多疾病。太极拳具有补益肾精、强壮筋骨、抵御疾病的作用,所以经常坚持这项运动,能防止早衰,延缓衰老,使人延年益寿。

(2)太极拳的运动特点:举动轻灵、运作和缓、呼吸自然、用意不用力,是静中之动,虽动犹静,静所以养脑力,动所以活气血,内外兼顾,心身交修。也就是使意识、呼吸、动作三者密切结合,从而达到调整人体阴阳,疏通经络,和畅气血,使人的生命得以旺盛,故可使弱者强,病者康,弱者复壮,起到增强体质、祛病延年的作用。

(3)太极拳的练习要领:①虚领顶劲。头颈似向上提升,并保持正直,要松而不僵可转动,劲正直了,身体的重心就能保持稳定。②含胸拔背、沉肩垂肘。指胸、背、肩、肘的姿势,胸要含不能挺,肩不能耸而要沉,肘不能抬而要下垂,全身要自然放松。③手眼相应,以腰为轴,移步似猫行,虚实分清。指打拳时必须上下呼应,融为一体,要求动作出于意,发于腰,动于手,眼随手转,两下肢弓步和虚步分清而交替,练到腿上有劲,轻移慢放没有声音。④意体相随,用意不用力。切不可片面理解不用力。如果打拳时软绵绵的,打完一套拳身体不发热,不出汗,心率没有什么变化,这就失去打拳的作用。正确理解应该是用意念引出肢体动作来,随意用力,劲虽使得很大,外表却看不出来,即随着意而暗用劲的意思。⑤意气相合,气沉丹田。就是用意与呼吸相配合,呼吸要用腹式呼吸,一吸一呼正好与动作一开一合相配。⑥动中求静,动静结合。即肢体动而脑子静,思想要集中于打拳,所谓形动于外,心静于内。⑦式式均匀,连绵不断。指每一指一式的动作快慢均匀,而各式之间又是连绵不断,全身各部位肌肉疏松协调而紧密衔接。

(4)练太极拳注意事项:①心要静而精神要振作,忌低眉垂目,萎靡不振,缺少生气。但也要忌怒目攒睛,挺胸露齿。周身要节节贯通,勿使有丝毫间断。②重视前辈积累的经验，遵照典型的架势来认真锻炼。但要练得自然松静，使举动周身轻灵。必须"依规矩熟规矩，化规矩，不离规矩"。本此精神，才能练得太极之精髓。③练习太极拳应注意"以心领意、以意导气，以气运身"，做到动作均匀和连绵不断，呼吸自然，上下一致（指手足），内外一致。气和形虚实分清，动静分明，刚柔相济；力求各部器官协调，不仅有动作之形，更要有形成动作之意念，方能使气运于身，达到祛病健身之效果。

总之，太极拳每一架势都有它的精义，必须悉心揣摩，仔细领会。举手投足，不可太拙，太拙则腰腿不随，全身易于强硬。要步随身换，进退须有折叠。姿势必须先求开展，后求紧凑。随时留意，招招用功，式式须要清楚，不可含糊，而又要连贯，一气呵成，日积月累，功到自成。

太 极 功

太极功根据太极拳某些功法调息相配合编创而成，其特点是动作简单，容易掌握，疗效较佳。操作上比太极拳容易简便，因而更适合于练太极拳有困难的神经衰弱患者锻炼。长期坚持练功可以使人精力充沛，睡眠安适，食欲旺盛。

（1）起势调息：自然站立，两足分开与肩同宽，两目平视，两手自然下垂于体侧。微顿，两臂慢慢向前平举，手心向下，稍高于肩，同时吸气。两腿屈膝下蹲，两手轻轻下按直到平肚脐,同时呼气。开阔胸怀将两手逐渐上提至胸前,两腿直立,翻掌手心相对,平行向两侧拉成扩胸动作,同时吸气。再将两侧的手向中间靠拢至胸前,转手心为向下,同时屈膝呼气。

(2)挥舞彩虹:两手平行上提至胸前,膝关节逐渐伸直,两手上升至头顶,两臂伸直,手心朝前,同时吸气。身体重心向右足移动,右腿微屈,左腿伸直,以脚尖着地,左手从头顶向左侧伸直,手心向上,右手肘关节弯曲成半圆形,右手心向下,成右体侧动作,同时呼气。接着,重心向左足移动,重复以上动作,成左体侧,同时吸气。

(3)抡臂分云:重心移至两腿之间,两腿屈膝成马步,两臂向下,右手与左手交叉,右手在上,置于小腹前。交叉的双手随着膝关节伸直,翻掌手心向上,继续交叉上升直到头顶,同时吸气。接着,两手分开向两侧弧形下落,交叉于小腹前,同时呼气。

(4)定步倒卷肱:站好马步,将小腹前交叉双手翻掌,手心向上,左手往前上方伸,同时,右手经腹前由下向后上方画弧平举,上体随之右转,眼看右手,同时吸气。然后,提右臂屈肘,手心向前,经耳侧向前推出,同时呼气。而前伸的左手平行往胸前收,刚好与右手的小鱼际相擦而过。左手继续向后上方画弧平举,上体随之左转,眼看左手,同时吸气。然后,提左臂屈肘,手心向前,余动作同上,仅左右交换。

(5)湖心划船:当左手推掌与胸前右手相擦之际,转两手心朝上,经体前由下向上画弧。两臂向上伸直平举,手心向前,腿伸直同时吸气。两手随着弯腰动作向后下方画弧,同时呼气。当两手在后下方尽处时,伸腰提臂,两手继续向外侧画弧伸直平举头顶,手心向前,同时吸气。

(6)肩前托球:当弯腰和两手向后下方画弧到尽处时,伸腰,左手不动,右手翻掌向左上方,平左肩高时做托球动作,重心放在左足上,右足虚步,同时呼吸。接着,右手返回右下方。重心移至右脚,余式同上,仅左右交换。

(7)转体望月:两足自然站立,两手置于体侧,两手伸直同时向左后上方挥手,上体随之向左侧转动,头转眼望左后上方,同时吸气。然后恢复自然站立的姿势,同时呼气,余动作同上,方向相反。

(8)转腰推掌:站马步,两手握拳,拳心向上,分别放在腰部两侧,左手肘关节后拉,上体向左转动,右手变拳为掌,手心向前,用力推出,同时吸气。然后恢复原来姿势,同时呼气。接着,体向右转,余动作同上,方向相反。

(9)马步云手:左手推掌后,翻掌,肘微屈,左手心向后与眼高,右拳变掌向前置于腹前,手心斜向左与脐高,随着腰部向左转的同时,两手平行向左移,同时呼气。向左转到尽处时,右手往上,余动作同上,左右手交换。

(10)捞海观天:左腿向前跨半步成弓箭步,上体前倾,两手在左膝交叉,同时吸气,交叉的手随着上体后仰而上提。过头顶而两手向两侧伸展,做观天动作,手心相对,同时呼气。随着上体前倾，两手又下按到膝前交叉，重复前动作。

（11）推波助浪：将上举的两手屈肘，置胸前，手心向外，身体重心往右足移，左足跟着地，足趾抬起，同时吸气。然后，重心移到左足上，上体前移，左足全部着地，右足虚步，两掌向前推出，齐眼高，同时呼气。

（12）飞鸽展翅：将前推的两臂变成伸直平行，翻拳掌心相对，重心移至右足，左前足掌抬起，同时吸气。然后，两臂平行往两侧拉到尽处，重心移到左足，右足跟抬起，同时呼气。

（13）伸臂冲拳：由弓步变马步，两手握拳放在腰部两侧，拳心向上，右手先出拳吸气，收回原处呼气，余动作同上，左右交换。

（14）大雁飞翔：自然站立，两臂平举，两腿下蹲，两臂下按，像大雁飞翔样子，同时呼气，身体直立，两臂上提，同时吸气。

（15）环转飞轮：自然站立，两手置小腹前，两臂伸直，向左上方随腰转做环转动作，双手向左侧举到头顶时，同时吸气。手从头顶向右下时呼气，接着，动作同上，方向相反。

（16）踏步拍球：提左腿，右手在右侧做拍球动作，同时吸气，提右腿，左手动作如上，同时呼气。

（17）按掌平气：自然直立，手心向上，手指相对，从腹前上提到眼前，同时吸气，翻掌手心向下，手指相对，从眼前下按到小腹前,同时呼气。

松 静 功

松静功的目的是达到身心放松和入静的境界。

(1)姿势:锻炼时,身体姿势可采取坐式、站式或卧式。通常以坐式为主。舒适地坐在椅子上,头部伸直向前,双眼微闭,肢体放松,两手轻置在两腹侧。

(2)呼吸:先采用自然呼吸,逐步地转入腹部均匀呼吸。

(3)意守:症状不同而决定其内容和部位。

开始练功时,如症状为焦虑紧张,首先要消除紧张,则以放松作为调心、调身的内容。默念“放松”或“松”一词来消除精神上的紧张,在默念“松”时同时想象身体各部位肌肉关节的放松。只有尽量消除精神上的紧张才能做到肌肉关节的放松,而肌肉关节的放松可进一步解除精神上的紧张,两者相互促进。因此用默念“松”的方法,首先引导头部各肌肉的放松,面部各部位肌肉的放松,如此顺序向下,再至颈部、左右上臂、前臂、手指,再至胸部,前胸、后胸、腹部、腰部。练坐功时放松到臀部,练站功时要放松到两足。经过一段放松功的锻炼,各部位肌肉关节随意念所指而能轻易地松弛后,即可进行呼吸锻炼。开始时可随自然呼吸默念“呼”和“呼”词,然后逐步地默念“吸”词同时吸气,将气吸至小腹脐下丹田处,停留数秒,再默念“呼”词,将气缓慢地呼出,如此以意领气周而复始,使之变成均匀、缓慢而深沉的呼吸,也可将气按经络路线向全身运行。开始练功时如不易做到放松,也可用录音机播放放松训练程序的录音来促进全身各部位肌肉的放松和呼吸的调整。

开始练功时入静比较困难,不能急于求成。从默念放松或默念呼吸开始,都可以促进入静,当练功时不再出现精神上的紧张,四肢处于松弛状态,则可以默念转到意守,再从意守进入万念摒除忘我的境界,达到高度的入静。每次练功完毕,必须按顺序将意念、呼吸和姿势逐渐恢复到原来的自然状态,然后起立,散步片刻,再进行日常的规定活动。练功时间一般在早上、晚上环境安静时为宜。如条件许可白天也可加练 1 次,每日 3～4 次,每次约 30 分钟。每日练功次数和练功时间可按情况增加减少,灵活掌握,但必须持之以恒。

生津内养功

(1)姿式:同松静功。可采用侧卧、仰卧和普通坐式 3 种姿式的任何一种。

(2)意守:以意守丹田法为主,也可采用意守涌泉法。

(3)呼吸:口唇自然闭合,以鼻呼吸。在开始时先自然呼吸 3～5 分钟,然后再进行如下练功呼吸法。吸气时,舌头抬起顶上腭,将气吸入丹田后要停闭一会儿,这时舌头抬起顶上腭不动。呼气时,舌头同时放下。这样周而复始地进行呼吸,一边默念字句。默念字句,最初一般是三字一句、如"津上承"。当默念第一个字"津"的时候吸气,同时舌抵上腭。默念第二个字"上"的时候呈停闭气状态(即不吸不呼),舌抵上腭不动。默念最后一个字"承"时,舌放下将气呼出。随着功夫加深,肺活量加大,可渐默念 4 个或 5 个字,但一般不要超过 7 个字。如"津液上承""津液上承于肺"等。待津液满口时,以舌搅口,将津液分 3 次缓缓下咽。

生津内养功适宜于痛风证属阴虚燥热、症状明显者。

5. 痛风并发偏瘫的患者恢复期如何康复锻炼

痛风并发偏瘫患者因活动不便,给锻炼带来一定困难,但决不能因此丧失信心、放弃活动,长期卧床者精神不振、悲观消极,不利于病体的康复。锻炼时应因人而异。首先,可进行健康肢体的功能锻炼,如在床上做肢体的上抬、屈伸、旋转等活动,以促进血液循环,消耗体内及肌肉中的尿酸。其次,可对患侧肢体进行被动活动,如头、颈、上肢、下肢、腕、踝等关节的运动,一方面可防止失用性肌萎缩,另一方面可加强患肢血液循环,促使患肢早日康复。患者肢体功能有所恢复时应鼓励并帮助他们下床活动,从扶持患者运动到患者自己扶杖而走,甚至弃杖而行,可从室内活动逐渐过渡到户外活动等。

　　活动时应注意活动量不可过大,尤其是卧床时间较长者,体质一般较差,更应注意。被动活动时活动幅度不可过大,以免拉伤或损害关节功能。另外,应做好患者的思想工作,在进行被动锻炼时,不要让患者躺在床上无所事事,而应充分发挥主观能动性,从心理上和行动上积极配合。痛风并发偏瘫患者的康复锻炼需要医生、家庭,甚至全社会的帮助,我们应动员各方面力量,使痛风并发偏瘫患者得到最大限度的康复。

6 痛风并发下肢血管病变患者如何运动

　　痛风患者出现动脉粥样硬化并影响到下肢血管时,因缺氧,患者可出现间歇性跛行,下肢休息痛,甚至溃疡、坏疽,给运动带来一定的困难。在锻炼时应注意以下情况:①选择既适合病情又易坚持的运动方式,例如步行就是有效运动方式之一。步行时可以促进下肢及足部血液循环,改善局部症状,但行走的速度、距离要因人而异,一般以不产生下肢疼痛为原则,可配合做下肢抬高、平伸、下垂运动。方法是:平卧床上,抬高下肢 45°,维持 1～2 分钟,再将肢体下垂 2～3 分钟,然后水平放置 2 分钟。同时活动足部,伸屈及旋转,如此反复活动 30 分钟,每日进行 2～3 次。②注意防冻、保暖,穿软底、宽大合适的鞋。③避免碰伤,温水洗脚,防止感染。④当下肢静脉新近发生栓塞、皮肤有感染、坏疽时应禁止运动以防加重病情。

痛风性肩周炎患者如何锻炼

肩周炎是痛风常见的骨关节并发症之一,运动是治疗肩周炎的有效方法之一。患者可在早晚做内旋、外旋、外展、环转上臂等动作,并注意缓慢持久,不可操之过急。还可做以下锻炼。

(1)侧身爬墙:让患者侧身站立靠近墙壁,上臂逐渐向上移动,做肩外展、上举动作,每日2~3次,每次5~10分钟,逐日增加上臂外展幅度。

(2)拉手触耳:用健肢拉患肢过头顶后,尽量触耳,可反复数次。

(3)上下牵拉:可在上方装一滑车,其上有一牵绳,患者两手握牵绳两端,并用健肢上下牵拉患肢,来帮助肩关节活动。

此外,还可选择上肢活动较多的体操、舞蹈及五禽戏中的鹤飞翔等动作。越是在肩周疼痛、活动受限的时候,越是要坚持锻炼,并持之以恒。

8 痛风患者锻炼要注意什么

(1)因为痛风一般都采用药物治疗,所以在锻炼的初期,不宜将药物全部撤掉,应随练功水平的提高,逐渐减少所用的药物。

(2)痛风好转后,仍要坚持锻炼。不过每日练功次数和时间可以适当减少。这样不但可以巩固疗效,防止复发,还可以使身体强壮、益寿延年。

(3)痛风患者多数体质较弱,且多为痛风患者。练功时,应以内养功为主,有利静养正气,扶正祛邪。切勿热衷于内气外发功,防止耗精伤气,于病无益。

第8法

防治痛风心理调适不可少

1. 痛风对心理健康有何危害

痛风患者往往伴有高脂血症、高血压、冠心病、糖尿病，这些疾病均与精神因素的关系非常密切，因而被称之为身心疾病，痛风的危险因素也包括精神心理失调。日本学者认为，虽然目前没有明确的证据证明心理压力与血尿酸值和痛风的关系，但是根据各种资料显示，心理压力和痛风之间的确存在一些联系。

痛风不同于一般的感冒发热，它的治疗是长期的、综合性的，而且难以痊愈，不少患者可能产生消极情绪，心情沮丧，自暴自弃，甚至抗拒治疗。要善于释放有害的情绪，自我解脱，培养乐观的性格。痛风患者可根据自己的情况，选择适合自己的活动，如郊游览胜、琴棋书画、种花、养鱼、垂钓、摄影、集邮等。并且要正视疾病，树立战胜疾病的信心。国内外医学心理专家研究认为，信念是患者的精神支柱。有顽强的意志和坚定信念的人，能保持开朗、愉快的心情，可调动机体内存在的抗病能力,战胜疾病,达到扶正祛邪之目的。

2. 痛风患者如何避免情志刺激

情志刺激是诱发和加重痛风病情的重要因素之一,因此要尽量避免,可从以下几方面着手。

(1)增强痛风患者的自我控制能力:自控能力的强弱与患者的生理功能是否健全及对痛风病的认识是否正确有关。应根据患者的客观表现,向其详细述说病因,分析病情,使其对疾病有正确的认识,以改变其不良的心理状态,增强其自控能力。

(2)尽量减少各种情志刺激因素:家庭成员、医务人员及亲朋好友对痛风患者的精神安慰、体贴照顾是非常重要的。这种精神支持不仅避免了社会和家庭对痛风患者的不良情志刺激,而且能使患者保持良好的精神状态,克服恐惧心理,增强战胜疾病的信心。

(3)建立新型的医患关系:新型的医患关系要求医务人员不仅有高超的医疗技术,而且要有同情心,能亲切热情地对待患者,为患者保守秘密,把患者疾苦放在首位。亲切、耐心、体贴、医德高尚的医务人员形象本身,对于病残者有很大的心理治疗作用,给患者以希望及积极的暗示作用,增强患者战胜疾病的信心。

小贴士

有些人患某种疾病后,往往将注意力经常集中在疾病上面,怕病情变坏,怕不易治愈,怕因病影响工作、劳动、学习和生活,整天围绕着疾病胡思乱想,陷入苦闷、烦恼和忧愁之中,甚至紧张、恐惧。在这种情况下,分散病人对疾病的注意力,使思想焦点从病所转移于他处;或改变周围环境,使患者不与不良刺激因素接触,这就是"移情易性"的意疗方法。其意义正如华岫云在《临证指南医案》中所说:"情志之郁,由于隐情曲意不伸……郁症全在病者能移情易性。"《续名医类案》中说:"失志不遂之病,非排遣性情不可""虑投其所好以移之,则病自愈。""移情易性"的具体方法很多,应用时当根据不同人的心理、环境和条件等,采取不同的措施,进行灵活运用。

3 痛风患者如何远离不良环境疏导情绪

各种情绪的产生都离不开环境。避免接触强烈的环境刺激,有时是必要的,但最好要学会情绪的积极转移,即通过自我疏导,主观上改变刺激的意义,从而变不良情绪为积极情绪。另一方面是从改变环境入手,如改变环境治疗、工娱治疗,实际上都是通过具体环境的改变,减少不利环境对人体心理和生理上的不良刺激,形成积极暗示作用,消除消极的不良影响,以达到治疗目的。如果你遇到烦恼、郁闷不结时,你可以试着改变目前所处的环境,对情志病症的恢复有明显的好处。

《历代中医心理治疗医案》有这么一则案例:有一中年妇女,对其邻居一位男士有了感情,日思夜想,后来抑郁成病。医者了解到患病的缘由后,认为只有改变环境方可愈疾。这位女子接受了医生的建议,改搬到了其他远离这位男士的地方居住,经过一段时间后,这位女子的病果然痊愈。

超脱,即超然,思想上要把事情看得淡一些,行动上应脱离导致不良情绪的环境。一个人只要不气馁,振作精神,面向生活,面对自己的现实,路就在你的足下,前途同样是宽广的,应该挺起胸膛去迎接生活。对于社会上的闲言冷语不必理睬。此时最好找一个安静的环境,冷静地思考一下,或外出做社会调查、旅游,亦是改变环境,恢复心理平衡的方法。

小贴士

　　音乐安神疗法多选缓慢轻悠的旋律与柔绵婉转、曲调低沉、清幽和谐的乐章、歌曲,以安神宁心,消除紧张及烦躁情绪;音乐开郁疗法多选节奏轻松、明快、优美动听的乐曲,以开畅胸怀,舒解郁闷;音乐喜乐疗法多选旋律悠扬,节奏多变,给人以轻松、欣快和喜乐之感的音乐,以消除悲哀忧思郁怒之情绪。

第9法

防治痛风起居调节要注意

1. 痛风患者外出旅游如何防病发

外出旅行,日常生活规律势必被打乱,不当的饮食及活动量增加会使血尿酸波动,使病情加重或引起急性并发症。所以在旅行中应注意以下几方面。

(1)充分做好准备:首先确定自己的血尿酸已控制在较满意水平,无急性并发症,可耐受一定量的运动强度,方可外出旅行。出发前对于旅行路线、乘车时间及携带物品都要充分做好准备,带上足够的药品,并妥善保管。要选择舒适合脚的鞋子,以免足部受伤。遇任何事情都应从容不迫,保持平和心态,因为焦急和情绪波动同样会影响血尿酸。

(2)生活要有规律:旅游的日程安排尽量按平时的作息规律,按时起床、睡眠,定时、定量进餐,不要为赶时间而放弃一餐,也不要暴饮暴食,一定要保证有足够的饮水量。

　（3）注意劳逸结合：安排各种活动需恰当而有节制，运动量较大的活动如爬山、观光等，宜安排在饭后 30 分钟，不可清晨空腹或临睡前大量活动，以免发生低血糖。要保证充足睡眠，以免过度疲劳，抵抗力下降。

　（4）对症处置：旅途中由于紧张劳累，机体的调节功能及免疫力都有所下降，应备好常用药品，若遇有感冒、腹泻等，可以应付急需。若痛风病情加重，甚至导致痛风性关节炎，要及时到当地医院诊治，不可掉以轻心。

　外出旅途中容易打乱生活规律，在与人交往中常会饮食过量，睡眠不足和运动过量，过度疲劳，过于忙碌忘记服药。为此，在旅途中应尽量保持与日常相同的生活规律。正在服用控制尿酸药物的患者，要考虑到情况的变化多带一些药。另外，在旅途中，有可能会患上痛风以外的疾病而必须服用相关药物，应该对医生讲清楚自己现在正在服用什么药，因此，必须记住所服药物的名称。

2 痛风患者要劳逸结合

　痛风患者中有很大一部分是压力大，工作忙，起居不规律，出门乘车，体力活动越来越少，又没有时间进行运动，每天只能睡三四个小时。这类人通常因工作繁忙不注意休息和饮食，给痛风的发作埋下了隐患。而痛风的治疗很大一部分是靠患者自己来完成的，"三分治七分养"对痛风患者来说是有道理的。故痛风患者应注意劳逸结合,学会自我放松,自我调节,以良好的心态和体质与病魔作斗争。劳累了一天下班回家可适当做些家务,忘掉工作的烦恼和压力。晚饭后去公园散散步或者参加一些舞会,这样不仅可以强身健体,还有助于消除压力,促进身心健康。

想一想:下列几个最佳时间你做到了吗? ①上床最佳时间:上床睡眠的最佳时间是 21:00—22:00。②起床最佳时间:早晨 5:00—6:00。③用脑最佳时间:上午 8:00 大脑具有严谨周密的思考能力,10:00 精力充沛,下午 14:00 反应最敏捷,晚上 20:00 记忆力最强。④饮水的最佳时间:早起后喝一杯开水,有"洗涤"肠胃作用。餐前 1 小时饮一杯水,有助于消化液分泌。⑤锻炼身体的最佳时间:冬春季节锻炼时间应该避免早上 6:00—7:00;夏秋季节,早晨5:00—6:00 锻炼。⑥美容的最佳时间:晚上临睡前使用化妆品美容护肤效果最佳。⑦饮茶的最佳时间:餐后 1 小时为饮茶的最佳时间。⑧吃水果的最佳时间:饭前 1 小时吃水果最为有益,有利于保护人体免疫系统。⑨刷牙的最佳时间:每次进食后 3 分钟内刷牙最佳。

3. 痛风患者不宜做哪些工作

由于痛风患者能量代谢水平处于不正常状态,血尿酸忽高忽低,易发生身体不适。此时患者会出现突然的头晕乏力甚至意识不清、昏迷等，故某些工作不宜由痛风患者承担，如汽车司机、挡车工、与机械打交道的工种及炼钢工等。以汽车司机为例，过度的紧张、不规律的生活，使一日三餐很难定时定量，工作强度很难稳定在一定水平，这就会给治疗带来困难。当药量过大而饮食不能保证或工作强度过大时，会产生高血尿酸。若药量不足、饮食量过大，而又需维持一定的劳动强度，此时血尿酸不能转化成能量，体内脂肪消耗过多，会产生痛风并发症。长期的紧张或精神高度集中，会增加体内儿茶酚胺、生长激素、皮质醇等激素的分泌，使血尿酸升高。长期高尿酸血症会导致各种急、慢性并发症，故痛风患者不宜做长期紧张的、劳动强度过大的、易发生危险的工作。

4 痛风患者沐浴时要注意什么

沐浴不仅能清洁皮肤，疏经活络，还能让人感到精神愉快，轻松舒适。由于痛风患者机体抵抗能力较差，而且常常合并冠心病、高血压、糖尿病等，所以沐浴时应该注意以下几点。

（1）控制水温：痛风患者沐浴时水温既不宜过高，也不宜过低。当水温达到45℃时，会使机体交感神经系统过度兴奋，身体大量出汗而导致大量失水，从而引起血液浓缩，血尿酸升高，严重时甚至会诱发虚脱或脑梗死。相反，如果水温过低,特别是骤冷,会强烈刺激交感神经,导致血管收缩,血压上升,容易发生心肌梗死和脑出血。因此,水温宜控制在 40℃ 左右,略高于体温,此时副交感神经兴奋,身体不会出汗过多,而且有镇静安神的作用。

(2)控制沐浴时间:沐浴时如果浸泡时间过长,外周血管扩张,会减少大脑和内脏的血液供应,出现眩晕、心悸、恶心、呕吐等现象,重者甚至会虚脱或跌倒在地。所以尤其是老年患者,沐浴时间应在 20 分钟左右为宜。

(3)选择沐浴时机:空腹沐浴可能发生晕厥,饭后立即沐浴则会使大量血液流向体表,胃肠道血液供应减少,从而影响食物的消化和吸收,故空腹、饭后均不宜沐浴。一般选择晚间入睡前或饭后 1 小时以后沐浴较好,因为晚间入睡前沐浴,可使肌肉、关节全面松弛,有助于入睡。

(4)沐浴不宜过勤:沐浴过勤过多,会使患者的皮肤更加干燥,导致或加重皮肤瘙痒。一般来讲,除夏季外,中青年患者每周 2 次,老年患者每周 1 次即可。

(5)家人陪同:老年患者沐浴时,最好由家人陪同,以防由于地面太滑而跌倒。如果发生胸闷、眩晕、心悸、恶心、呕吐等情况,可及时发现、及时救治。

5. 痛风患者温泉疗养治疗法

沐浴和饮用含碳酸氢钠或氡的泉水,会增加尿液中尿酸的排泄量,减少血液中的尿酸值。其效果之一,就是饮用非温泉水后排尿量增加。同时,通过浸泡和饮用,使温泉水中的各种有益成分被体内吸收,达到扩张肾血管、增加肾的血液流量、有利于排尿的效果。尿液中溶解的尿酸越多,排出体外的尿酸量就越大。

也就是说,增加肾的尿酸清除量(尿中排泄尿酸的比重),将对尿酸代谢产生好的影响。

(1)沐浴方法:开始时应该每天 1～2 次,经过数天后最多每天 3 次。泉水温热(40℃左右),浸泡 10～20 分钟效果最佳。沐浴后,用毛巾将肌肤上的水分全部擦干,静卧休养 30 分钟左右非常重要。

(2)饮用方法:温泉水每天 2～3 次,在饭前 30 分钟左右喝下,每次 1～2 杯。在欧洲,痛风疗养时饮用氡泉、碳酸氢钠泉、石膏泉、重碳酸类泉,并作为"痛风之水"经常饮用。欧洲的氡泉水,是 pH 在 8.0 以上的纯碱性泉水。而日本的纯碱性泉水,也作为"痛风之泉"饮用。

(3)在温泉地的治疗方式:在痛风发病病理已被弄清楚,尿酸利尿和尿酸合成抑制等已经被应用于临床的今天,痛风治疗与过去相比容易了许多。

然而,痛风容易引起发糖尿病、肥胖、高血压和心肌梗死等合并症。在急性期要服用抗炎镇痛药,还必须控制温泉浴,但是饮用温泉水无大碍。

温泉疗养的最佳时期是间歇期。在这一时期,最好将饮食疗法和尿酸排泄剂（根据病例）的服用一同进行。而局部的泥裹包、泥浴、交替浴和运动浴等的治疗也要酌情并用，这样才会促进尿中尿酸排泄物的排出并抑制血液中尿酸值的上升，将尿酸发作防患于未然，也有利于慢性痛风合并症的预防。

第10法

防治痛风按摩有疗效

1. 什么叫按摩

　　按摩,是应用手或肢体的其他部位,在患者体表特定的部位和穴位上,施以特定的技巧动作,达到防治疾病目的的方法。按摩是一种适应证十分广泛的物理疗法,属汉唐养生家的外治法范畴。按摩已有数千年的历史。可以由他人按摩,也可以自我按摩,不受时间、环境、条件的限制。按摩可以调整胃肠神经功能,减轻自觉症状,改善消化功能,可应用按摩防病、治病、健身益寿。按摩疗法主要是应用特定手法作用于人体体表的穴位及其他特定部位,改变疾病的病理生理过程,使疾病症状缓解或消除,加速疾病康复。按摩疗法的基本原理是疏通经络、行气活血,具有安全有效,简便易用的特色。

　　点穴疗法与针灸按摩同出一辙,实际上是以指代针,以传统中医的阴阳五行学说、脏腑经络学说、卫气营血学说等基本理论为指导,依据辨证论治的原则,用双手在患者体表面特定穴位上采用点、按、揉、压、提、捏、拿、擦、推、摩、搓、掐等手法对穴位施加刺激，从而达到养生保健、治疗疾病的一种方法。

中医学认为，点穴疗法具有平衡阴阳、疏通经络、调理气血、调整脏腑功能等作用。现代医学研究也证实，点穴疗法对人体的循环系统、呼吸系统、消化系统、内分泌系统、免疫系统、神经系统、运动系统、皮下组织以及人体的能量系统、信息系统均有很好的调节作用。加之点穴疗法不用针、不用药，方便快捷，治疗范围广，疗效显著，颇受大众欢迎，尤其在缺医少药的地区或家庭保健治疗方面更有其独特的优势。

2. 按摩的基本作用有哪些

临床实践和基础研究发现，按摩通过"穴位—经络—脏腑"或"筋经—关节"途径，运用"量—效"关系，产生疏通经络、行气活血、祛瘀镇痛、理筋散结、整骨错缝、滑利关节、调整脏腑、增强体质等作用。

（1）疏通经络、行气活血、祛瘀止痛：经络是人体内经脉和络脉的总称，它内属脏腑，外达肢节，通达表里、贯穿上下；像网络一样将人体各部分联系成一个有机的整体。经络具有运行气血而营阴阳，濡筋骨，利关节之功能，当其正常的生理功能发生障碍时，外使皮、肉、筋、脉、骨失养不用，内则五脏不荣、六腑不运,气、血是构成人体的基本物质,是正常生命活动的基础,经络、脏腑、肢节的功能发挥依赖于气血运行的正常。《素问·调经论》中说"血气不和、百病乃变化而生"明确指出,若气血不和将使阴阳失调,皮肉筋骨、五脏六腑失濡,以致人体正常的生理功能不能发挥,产生一系列病理变化。

按摩手法作用于体表,引起局部经络反应,激发和调整经气,通过经络系统影响所连属的脏腑、肢节,以调节机体的生理、病理状况,则百脉疏通、五脏安和,使人体恢复其正常的功能活动,所谓"经脉所至,主治所及"阐明的就是这个道理。通过按摩手法作用,增强气血生化,推动气血运行,祛瘀消滞止痛。《素问·举痛论》曰:"寒气客于背俞之脉则脉泣,脉泣则血虚,血虚则痛,其俞注于心,故相引而痛。按之则热气至,热气至则痛止矣。"形象地说明了按摩手法对经络气血功能作用的基本原理,所以,按摩手法作用是以"通"为用。

(2)理筋散结、整复错缝、滑利关节:筋骨、关节的活动可以出于患者的直接或间接损伤,或长期劳损等诸多内外因素而产生一系列的病理变化,包括局部扭挫伤、纤维破裂、肌腱撕脱、关节脱位等病症。按摩手法作用后,可促进局部气血运行,消肿散结,改善新陈代谢。《灵枢·本藏》说"是故血和则经脉流利,营复阴阳。筋骨劲强,关节滑利也"。运用适当的被动运动有助于松解粘连,滑利关节,纠正筋结出槽、关节错缝，恢复人体正常的生理功能。这些作用在《医宗金鉴》中都有描述："或因跌仆闪失，以致骨缝开错。气血郁滞，为肿为痛、宜用按摩法。按其经络，以通郁闭之气，摩其壅聚，以散瘀结之肿，其患可愈。"

（3）调整脏腑功能，增加防病抗病能力：脏腑是化生气血，通调经络，主持人体生命活动的主要器官。中医的脏腑包括五脏、六腑和奇恒之腑。按摩手法作用于人体体表，通过经络传导，对脏腑功能有双向调节作用。中医理论认为，疾病的发生、发展及其转归的全过程，就是正气与邪气相关斗争盛衰消长的结果。"正气存内，邪不可干"，描述了机体如有充分的防病抗病的能力，致病因素就不起作用，"邪之所凑，其气必虚"，疾病之所以发生和发展，就是因为机体的防病抗病能力处于相对劣势，邪气乘虚而入，而按摩手法可以通过各种途径，使机体处于最佳的身心状态、有利于增加防病抗病能力。有报道，对体弱和过敏患者进行按摩手法治疗，可预防或减少感冒的发生；一些心血管患者经常按摩治疗或自我按摩，可预防心、脑血管意外事件的发生；另外更有大量资料显示，按摩对老年病的防治作用正日益受到重视，特别对老年人的退行性病变、功能性疾病、疾病康复以及养生抗老方面，按摩有着不可替代的作用。

总之，通过按摩疏通经络、行气活血、散瘀止痛、理筋散结、整骨错缝、滑利关节、调整脏腑、增加防病抗病能力的这些作用，使人体最终达到阴阳调和。

3. 按摩对手法有哪些要求

按摩手法虽流派众多,风格迥异,但对按摩手法的基本要求是一致的,必须具备持久、有力、均匀、柔和,达到深透的目的。按摩手法必须根据要求去练习,才能事半功倍。这是前辈们经过长期临床实践的经验概括。我们应加倍努力使之发扬光大,达到手到病去。

(1)持久:持久是指按摩手法在操作过程中,能够严格地按照规定的技术要求和操作规范持续地运用,在足够的时间内不走样,保持动作和力量的连贯性,不断断续续,以保证按摩手法对人体的刺激足够积累到临界点,以起到调整内脏的功能,改变病理状态的作用。

(2)有力:有力是指按摩手法在操作过程中必须具备一定的力度和功力,使按摩手法具有一定的刺激量。因此,有力是指按摩手法直接作用于体表的力;二是指维持按摩手法所需要之力。按摩手法要有力是操作者必须具备的条件之一,有力并不是单纯指力气大,而是一种技巧力。要根据治疗对象、施术部位、手法性质和病证虚实以及患者的体质而变化应用,并借以调整力的大小,施加恰当的手法力。因此用力的基本原则是既保持治疗效果,又避免产生不良反应。一般来说,肌肉丰厚的部位(如腰臀部)操作时,力量可稍重些,而肌肉薄弱的部位(如胸腹部、头面部)力量可稍轻些;青壮年患者,操作时力可稍重些;年幼患者,力应稍轻些。此外季节与气候,如秋冬季节,肌肤腠理致密,治疗时力应稍重些,相反春夏季节,肌肤腠理较疏松,力应稍轻些。总之,手法力量的不及或过之都会影响治疗效果,根据临床具体情况而施加恰当的手法力,须经过长期的实践,才能掌握。

(3)柔和:柔和是指按摩手法操作时,动作稳柔灵活,按摩手法变换时,自然、协调。使按摩手法轻而不浮,重而不滞。所以柔和并不是软弱无力,而是用力要缓和,按摩手法不可生硬粗暴。《医宗金鉴》中指出:“法之所施,使患者不知其苦,方称为手法也。”又云:“法也不可乱施,若元气素弱,一旦被伤,势已难支,设手法再误,则万难挽回矣,此所以尤当审慎者也。”

(4)均匀:均匀是指按摩手法操作时,其动作幅度、速度的快慢、手法压力的轻重,都必须保持相对的一致,幅度不可时大时小,用力不可时轻时重,应使按摩手法操作既平稳而又有节奏性。

(5)深透:深透是指病人对按摩手法刺激的感应和按摩手法对疾病的治疗效应。深透是要求按摩手法的刺激,不仅作用于体表,而且能够克服各种阻力,使按摩手法的效应能传之于内,达到深处的筋脉骨肉,甚至脏腑。如《小儿按摩广意》所说的“外呼内应”,以能“操造化,夺天工”而达到防治疾病的目的。以上几个方面,密切相关、相辅相成,互相渗透。持续运用的按摩手法可以逐渐降低患者肌肉的张力和组织的黏滞度,使按摩手法功力能够逐渐渗透到组织深部。均匀协调的动作,能使按摩手法更趋柔和。而力量与技巧相结合,则是按摩手法既有力,又柔和,达到"刚柔相济"的境界。在临床运用时,力量是基础,按摩手法技巧是关键,两者必须兼而有之,缺一不可。体力充沛,能使按摩手法技术得到充分发挥,运用起来得心应手,反之,如果体力不足,即使按摩手法技术高超,但运用时,有力不从心之苦。滴水穿石,非一日之功,要使按摩手法持久、有力、均匀、柔和,达到刚中有柔、柔中有刚,刚柔相济的境界,就必须勤学苦练,才能由生而熟,熟而生巧,乃至得心应于,运用自如。

4. 按摩对体位有哪些要求

在推拿临床治疗过程中,无论医生与患者,都应选择一个最佳的体位,以利于按摩手法的操作,防止异常情况的发生。在选择体位时,应考虑以下两个方面。即既有利于病人肌肉充分放松、并保持较长时间接受治疗的舒适、安全体位,又有利于医生按摩手法能得到充分发挥,运用自如。

(1)医者体位:根据患者被操作的部位与体位,术者一般在头面部和胸腹部的操作多采用坐位,有时肩部操作也采用坐位;其他如颈项部、腰背部以及下肢大多采用站立位操作。

术者在操作过程中,要全神贯注,思想集中,不要左右观顾,心不在焉;要含胸舒背,收腹吸臀,做到意到手到,气到力到。身体根据按摩手法操作的需要,随时相应变换,转侧灵活,保持施术过程中全身各部位的动作协调一致,这也是推拿医师的一项基本功。俗话说"行家一出手,便知有没有",所以在平时训练时,特别是在人体按摩手法操作训练中,要注意这方面的基本功锻炼。

(2)患者体位:对病人来说,所采取的体位一般为卧位与坐位,立位则较少采用。

①仰卧位:病人仰面朝天而卧,两下肢伸直,上肢自然置于身体两侧,或根据治疗需要,一侧、双侧上肢或下肢外展、内收、上举、屈曲位等。在颜面部、胸腹部及四肢前侧方等部位施以按摩手法时,常采取此体位。

②俯卧位:病人背面朝天而卧,头转向一侧或向下,两下肢伸直,上肢自然置于身体两旁或屈肘向上置于头部两侧,肌肉放松,呼吸自然,或者根据治疗需要,上肢或下肢置于上举、外展或屈曲等位。在肩背、腰臀及上、下肢后外侧施术时,常采用此体位。

③侧卧位:病人面朝左或右,侧向而卧。两下肢均屈曲位或一侧下肢屈曲,另一侧下肢伸直;在上的一侧上肢自然伸直,置于身上,靠床的上肢前屈,置于床面或枕于头下。在肩部及上肢外侧或臀部及下肢外侧施术时,常采用此体

位;在做腰部斜扳法时亦采用此体位。

④端坐位:患者端正而坐,肌肉放松,呼吸自然,两上肢自然下垂,或根据治疗需要一侧上肢或者下肢呈外展、前屈等位。在做肩部、膝部及拿肩井、肩关节摇法、腰部摇法、直腰旋转扳法时,常采用此体位。

⑤俯坐位:患者端坐后,上身前倾,略低头,两肘屈曲置于膝上或两臂置于桌上及椅背上,肩背部肌肉放松,呼吸自然。在颈项部以及腰背部按摩手法操作或肘压法、湿热敷时,常采用此体位。

5. 痛风穴位按摩常用处方

按摩处方 1:大椎、身柱、曲池、膈俞、脾俞、膀胱俞、血海。

按摩处方 2:内关、合谷、委中、阳陵泉、太冲、足三里。

6. 痛风经络按摩常用处方

(1)按摩脾经:对痛风患者来说可以通过按摩小腿的脾经是比较有效的,如果加上肾经的复溜穴,以缓解肝的负担,达到补肝的目的,肝不可直接补,一补就上火,所以减少肝的负担就是补了,这对治疗痛风有很好的效果。

(2)直推法:直推法也是常见的痛风按摩治疗方法,专家指出：术者用鱼际、掌根、全掌等不同部位，着力于患者一定部位，做直线前推，称为直推法，患者俯卧于床上，将按摩乳涂于腰骶部、术者用单手或双手直推，用鱼际或全掌自上而下，力量均匀柔和的操作。

（3）指揉法：按摩治疗痛风还可以通过指揉法来进行，一般来说，患者俯卧位，术者用拇指末节，以指腹、指侧着力，腕部轻韧柔和，富有弹性地做回旋揉法。重点是腰背部及四肢关节肌肉、穴位和压痛点。

7. 按摩治疗痛风要注意什么

（1）要注意禁忌证：凡急性传染病、恶性肿瘤、溃疡性皮肤病、烧烫伤，感染性、化脓性和结核性关节炎、严重的心脏病、肝病、精神病、月经期、妊娠期妇女，胃、十二指肠穿孔，年老体弱的危重症患者，骨折、骨裂和脊椎脱位伴有便秘者，禁用按摩疗法。

（2）按摩者的手要保持清洁，每天修剪指甲，冬季保持温暖，坚持使用滑石粉等介质，防止损伤患者皮肤。

（3）按摩者要全神贯注，精力集中，以取得较好的按摩效果。

（4）饱餐后、酒后、暴怒后及大运动量后，不可立即按摩，宜休息后再进行。

（5）按摩的疗程以 15 次为 1 个疗程，疗程间宜休息几日,以免连续按摩时间太长而影响治疗效果。

8. 痛风患者如何耳部按摩进行保健

摩耳是一种防止听力衰退和兼具养生保健功效的自我按摩方法。耳朵,不仅是人体的一个独立听觉器官,而且与五脏六腑、十二经脉有着千丝万缕的联系。通过按摩耳部有关部位,可以产生健脑聪耳、调整脏腑功能等作用,起到防治疾病的效果。耳部按摩可以起到清醒头脑、增进记忆、强化听力、消除疲劳的作用。

(1)按摩方法

①摩耳郭:用两手分别按摩左右耳郭,反复摩擦 1 分钟。

②捏耳垂:用拇指、示指捏持耳垂,反复揉搓,并同时向下牵拉,以带动整个耳郭向下延伸,牵拉的力量以不使耳根及耳郭疼痛为度。

③钻耳眼:两手示指分别轻插进两侧耳孔,来回转动十几次,突然猛力拔出,重复 10～20 次。

④鸣天鼓:两手四指摸到后枕部,用掌心按住耳道,然后做有节律的鼓动 10～20 次,再用掌心按住耳道,然后用示指和中指在枕部叩击,耳中可听到击鼓之声,反复做 10～20次,治头晕、头胀、头痛,能提神。

⑤揉捏耳朵:两手示指分置耳内,拇指置于耳背,揉捏整个耳朵 30 次。

⑥揪耳：每天早晨起床后，右手绕过头顶，向上拉左耳14 次；然后左手绕过头顶，向上拉右耳 14 次；有空时一天可揪耳多次。也有的每天坚持按摩耳朵的穴位若干次。经常揪耳朵或按摩耳朵，能够刺激全身的穴位，使得头脑清醒，心胸舒畅，有强体祛病之功效。

（2）适用范围：耳部按摩简便易学，经常做能促进耳郭的血液循环，调节脏腑器官的功能，补肾降火，健脑聪耳，不仅可防治肾虚耳鸣、听力减退，眩晕头痛等疾病，还可使人耳聪目明、精神爽快，起到抗衰防老、延年益寿的作用。

（3）注意事项：按摩耳部要长年坚持，才能渐显功效。耳部患有急性炎症时应暂停按摩。按摩前把指甲剪平整光滑，钻耳眼手法用力要均匀，切勿损伤外耳道。

9. 痛风患者如何进行头部按摩保健

中医学认为，"头为诸阳之会"，人体十二经脉和奇经八脉都聚会于头部，而且头部有几十个穴位。正确的按摩和日常的一些良好习惯可以起到意想不到的健身作用。

（1）梳头：可促进头部血液循环，起到疏通经脉，流畅气血，调节大脑神经，刺激皮下腺体分泌，增加发根血流量，减缓头发的早衰，并有利于头皮屑和油腻的清除。此外，还能保持头脑清醒，解除疲劳。梳头对治疗眩晕、失眠、高血压、动脉粥样硬化等疾病也有较好的疗效。

方法是每天早、中、晚各梳头 1 次,用力适中,头皮各部全部梳理一遍,每次 2～3 分钟。治疗血管性头痛、偏头痛和眼病等,每天用梳子反复梳头后再用木梳齿轻轻叩打头皮 3～5 分钟,最后再梳理一遍。若能结合头部穴位和疼痛部位叩打,则效果更佳。

(2)推发:两手虎口相对分开放在耳上发际,示指在前,拇指在后,由耳上发际推向头顶,两虎口在头顶上会合时把发上提,反复推发 10 次,操作时稍用力。两掌自前额像梳头样向后按摩,至后颈时两掌手指交叉以掌根挤压后颈有降压的作用。

(3)叩头:双手五指分开成半屈状,用指端由前发际向后叩击,反复叩击 12 次,叩时要用力均匀并稍用力。

(4)擦鬓角:用双手示指、中指、环指、小指的指腹在鬓角部位上下反复擦 12 次,要用力擦至发根为好。

(5)击百会:用右手(左手也可)五指并拢,用掌指击百会穴 36 次。要求击时手掌动作要半起半落,力量尽可能均匀。

(6)疏松头部:以两手示指自印堂穴向上延眉梢左右向外按摩至两侧太阳穴,并揉摩拍击印堂、太阳穴各十几次,并按摩风池等穴各十几次。治头晕、头胀、头痛。

第11法

防治痛风日常做足疗

足部的养生保健作用

现代医学认为,足是由多块骨头、肌肉、肌腱、血管、神经等组成的运动器官,足部血液循环的好坏,与脑、骨盆内的血液循环密切相关。足有无数的神经末梢与大脑紧密相连。足部距离心脏最远,位置又最低,容易出现传统医学所说的"气滞血瘀",所以有"未老腿先衰""人到老年须护足"等俗语。而通过足部保健能使人体各大系统的生理功能得到调整和加强,阴阳失衡状态得到纠正,有病的机体得到恢复,无病的机体更加强健。具体来说强化足部保健对人体具有以下作用。

(1)调节功能:人体本身就具备有奥妙的调节机制,而通过足部保健的调节,这种调节是双向调节,是通过神经或经络、神经体液的调节和局部调节,迅速恢复机体功能的失衡状态。

(2)挖掘潜在能力:人体的潜在能力很大,有许多器官的功能(如大脑、心、肺等)没有全部发挥出来。通过足部保健能挖掘机体的潜在能力,因此人的精神面貌,记忆力,适应能力,反应能力等都能得到改善和提高。

(3)增强免疫能力:通过加强足部保健,可以提高机体免疫系统的功能,增强机体抗体的产生,吞噬细胞的吞噬作用等都会加强,从而保护机体健康。

(4)提高机体自愈能力:通过足部保健,能启动人体内的自我调节机制,激发脏腑器官的潜能,充分发挥机体本身的自卫能力和自我修复能力,调动体内一切积极因素,使机体成为有机的协调运转的整体。能够得到更多的治疗因子,如各种激素等。使人体对内外环境的复杂变化能及时作出规律性和适应性的反应。

2. 足部生物全息与健康

把一棵完整植物的枝条剪下来,插进土壤里,它会生长出一棵与原来植物完全相同的一个新个体。动物的"克隆"也同样,它们生长发育的后代也都像它们的"父母"。之所以如此是因为人作为一个整体,人体每一个有独立功能的器官都含有人的整体信息和图像。这些信息具有与人体器官相对应的特点。也就是说人体是一个有机的整体,足部有病可以影响全身健康,身体其他部位有病也会反映到足部。当人体某器官发生生理性或器质性变化时,足部反射区会首先做出反应,我们就可以及时从足部的细小变化得到一些自己身体健康与否的信息。

3. 组织信息的足部分布

　　科学已经证实,全部的人体器官、组织信息在足部的分布,是以一个"胎儿"状平卧在足掌面上的方式完成的。"胎儿"头部朝向足跟,臀部朝向足趾,五脏六腑就分布在足心。足趾就代表人体的头部,足掌的前半部代表人的胸部,足掌的中部代表人的腹部,足跟代表人的下腹部和盆腔,足的内侧代表人体的脊柱,就是我们的整个脊椎。足的外侧就代表人体的肩、肘、膝,足背就代表人体的正面,比如说像我们的眼睛、上额、下颌,横膈膜等,上身淋巴、下身淋巴都是在人体正面。而当刺激足部某一部位,该部位所对应的人体其他组织器官功能,就会有所改善,进而起到防病治病的作用(图 3,图 4)。

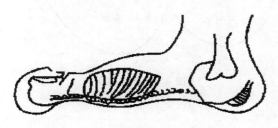

图 3　足与人整体的关系

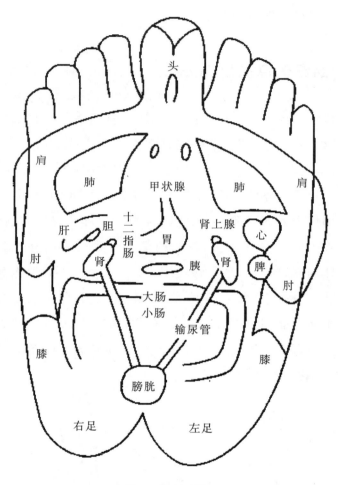

图 4　足底反射区

4. 足部经络与人体健康

传统医学认为,在人体内存在着一个经络系统,由于此系统可将人体脏腑组织器官联系成为一个有机的整体,并借以运行气血,从而使人体各部位的功能活动得以协调和相对的平衡。而人体中最重要的经络是十二正经和奇经八脉,其中足太阴脾经、足少阴肾经、足厥阴肝经、阴维脉、阳跷脉则终止于足部。这些经络都通往特定的脏器,或司辖特定的功能。通过足部保健能使循行于脚部的经络得以疏通,人体气血运行得以流畅,从而促进人体正常生理功能活动。另外传统医学认为,人体的五脏六腑在足上都有相应的穴位,足底是十二经脉起止的汇聚处,足背、足底、足趾间汇集了很多穴位,刺激这些穴位则能起到疏通经络、强身健体、防病治病的作用。

总之,日常生活中之所以强调加强足部保健,主要是由于刺激足部激发了人体神经、经络的调控作用,使人体脏腑阴阳平衡,促进气血运行通畅,能达到自然防病、治病、保健的目的。所以充分开发足部这个"特区"的保健潜能,对预防某些疾病有一定益处。

5. 足部血液循环与健康

人体通过血液循环，将氧气和营养物质运输到全身的各组织器官，并且把各组织的代谢产物如二氧化碳等废物排出体外。而心脏是血液循环的动力，血液通过心脏的搏动与压迫，从而流向身体的各个部位。但是，足是人体离心脏最远的部位，即使血液本身的压力很大，让血液在体内循环到足，也较其他部位相对困难。因此，距离心脏越远的组织，越会出现供血不足的症状，长此以往，不仅影响血液的正常回流，而且还会影响其他器官的功能，这时如欲增加"搏动""促进"血液回流，在人体中完成"第二次起动"，非足莫属。通过对足部的按摩刺激，可增加血液的回流速度，使血液循环畅通，相关脏器的功能得到改善。

近几年，科学研究也证实，只要刺激足部的反射点，通过反射神经的传导，可使人体血液循环增强，同时在施加刺激的 2～3 分钟，人体红细胞的数量会增加。对于患有心律失常的人，只要在特定的反射点（即足穴）施加压力，心脏有可能恢复正常功能，心电图也会清楚地显现出其治疗效果。

6. 足部反射学说与健康

现代医学认为，足部反射区是足部神经聚集点。当人体器官或某部位发生病变时,其相应的反射区亦产生变化,同理,反射区发生病变时,亦会影响相关器官的功能。而按摩足部反射区时,可引起皮肤上大量的神经末梢兴奋并传递至神经中枢,同时阻断了其他病理冲动传入神经中枢,将病理的恶性循环变成良性循环,从而起到保健治病的作用。另外,对足部的良性刺激,通过神经反射活动,能够启动人体机体内部的调节机制可增进各组织器官的功能,从而起到防病治病的作用。

7. 痛风患者如何足底按摩进行保健

　　足部按摩养生是中医学的重要组成部分,此法是通过按摩足底部相应的有关穴位,施加压力使它影响全身,调节身体各器官的功能,以达到防治疾病,养生保健的目的。早在《黄帝内经》中就论述了足部保健养生的理论原则。千百年前,我们的祖先就使用足部按摩的方法来达到治病和保健的目的。民谚有"若想人不老,天天按摩脚",《八股杂锦歌》讲:"摩热足心能健步。"

　　中医经络学指出,足心是肾经涌泉穴的部位,手心是心包络经劳宫穴的部位,经常用手掌摩热擦足心,有健肾、理气、益智、交通心肾,使水火相济,心肾相交,能防治失眠、多梦等功效。

　　足部与全身脏腑经络关系密切,承担身体全部重量,故有人称足是人类的"第二心脏"。有人观察到足与整体的关系类似于胎儿平卧在足掌面。头部向着足跟,臀部朝着足趾,脏腑即分布在跖面中部。根据以上原理和规律,刺激足穴可以调整人体全身功能,治疗脏腑病变。

人体解剖学也表明足上的血管和神经比其他部位多,无数的神经末梢与头、手、身体内部各组织器官有着特殊的联系。所以,单纯对足部加以手法按摩,就能治疗许多疾病。按摩方法分为两种,养生保健法和疾病治疗法。

(1)保健按摩法:晚上,热水浴足后,用左手握住左足趾,用右手心搓左足心,来回搓 100 次,然后再换右足搓之。

(2)疾病治疗

①掌握手法:足部按摩的常用手法之一叫作单指扣拳法,用示指的关节部刺激有关部位。它主要用于足底部,因为按照足部反射区分布,有很多内脏反射区全在足底,必须力度比较大,才能起到有效刺激作用。足内侧、足面是骨膜,所以要柔和地刺激,不能刺激力太大,容易把骨膜伤着。

②找准反射区:按摩双足治疗疾病和保健 5 个必须选择的反射区。第 1 个反射区就是腹腔神经丛,第 2 个反射区是脾,第 3 个反射区是肾,第 4 个反射区是输尿管,第 5 个反射区是膀胱。这 5 个反射区是在按摩的开始或结束时,都必须加强的 5 个反射区。

进行足部按摩时,要因人而异,手法灵活运用,按压区位时,要进行适度持续性的刺激,有正常的压痛感最好,应以反射区内压痛最敏感部位为重点,当体内器官发生病变时,双足相应的反射区会有针刺感。

(3)注意事项:进行足部按摩时应保持室内清静、整洁、通风,按摩前用温水洗净足部,全身放松。按摩每个穴位和病理反射区前,应测定一下针刺样的反射痛点,以便有的放矢。按摩结束后 30 分钟内患者应饮一杯温开水,这样有利于气血的运行,从而达到良好的按摩效果。

8. 痛风患者如何足疗治疗痛风

痛风一般会影响关节,尤其是跖趾关节,所以按摩时以局部治疗为主。①示指关节刮压肾、输尿管、膀胱、尿道、腹腔神经丛反射区 5~7 分钟;②示指关节刮压甲状腺 20~30 次;③示指关节点按甲状旁腺、肾上腺 30~50 次;④示指关节按揉肝、胆、脾、胃肠道、脊椎、生殖腺、坐骨神经各 20~30 分钟;⑤拇指按揉病变关节对应的反射区 3~5 分钟;⑥拇指点按侠溪、血墟、陷谷、内庭、足三里、然谷、太溪、至阴、昆仑等穴位各 30~50 次;⑦重复刮压 5 个基本反射区 2~3 分钟。

9. 痛风患者足浴如何治疗痛风

(1)取鸡血藤 150g,苏木、川续断、狗脊、独活、羌活各

100g,川芎、牛膝、乌蛇、血竭、儿茶各 60g,红花 30g,当归、制乳没各 20g。水煎取汁足浴及熏洗患处,每日 1 次,2 日 1 剂,15～30 天为 1 个疗程。

(2)取王不留行 40g,大黄、海桐皮各 30g,红花 15g,马钱子、生半夏、艾叶各 20g,葱须 3 根。水煎取汁 2000ml 足浴,每日 2 次,每日 1 剂,7 天为 1 个疗程。

(3)取羌活、防风、威灵仙、川芎、木瓜、炒艾叶、五加皮、地龙、当归、伸筋草各 30g。水煎取汁足浴,每日 2 次,每次 20～30 分钟,每日 1 剂,连续 3～5 天。

(4)取当归 15g,川芎 20g,制乳香 10g,制没药 10g,川牛膝 20g。入锅,加水煎煮 2 次,每次 30 分钟,合并滤液,与开水同入泡足桶中,先熏蒸后泡足,每天 2 次,每次 45 分钟。15 天为 1 个疗程。

(5)取樟木屑 60g,柳树枝 100g。切碎,入锅中,加水煎煮 30 分钟,去渣取汁,与开水及白酒 50ml 同入泡足桶中,先熏蒸后泡足,每天 1 剂,每次 45 分钟。15 天为 1 个疗程。

(6)取生大黄 20g,艾叶 60g,王不留行 15g,木瓜 20g,伸筋草 30g,白芷 15g。入锅,加水煎煮 2 次,每次 30 分钟,合并滤液,与开水同入泡足桶中,先熏蒸后泡足,每天 1 剂,每次 45 分钟。15 天为 1 个疗程。

(7)取天麻 15g,红花 10g,川牛膝 30g,豨莶草 50g。入锅,加水煎煮 2 次,每次 30 分钟,合并滤液,与开水同入泡足桶中,先熏蒸后泡足,每天 1 剂,每次 45 分钟。15 天为 1 个疗程。

(8)取乌梢蛇 20g,白花蛇 15g,延胡索 30g,川芎 20g,桃仁 30g,白芷 15g。入锅,加水煎煮 2 次,每次 30 分钟,合并滤液,与开水一同倒入泡足桶中,先熏蒸后泡足,每天 1 剂,每次 45 分钟。15 天为 1 个疗程。

(9)取制川乌、制草乌、木瓜、红花各 30g。每日 1 剂,加水 2500ml,煎取 2000ml,泡足或湿敷患处。

(10)取走马胎、四叶风各 30g,岩川芎、两面针、威灵仙、红牛膝、八角黄连、四肢通、见风消各 20g。将上药煮沸 15 分钟后待温,倒入盆内,双足入盆浸泡 30 分钟,每日 2 次,连续治疗 1 周。

(11)取威灵仙 15g,黄柏 20g,苍术、牛膝各 30g,薏苡仁、忍冬藤各 50g。每日 1 剂,煎汤浸足泡洗,每日 2 次。

10. 痛风患者外洗治疗痛风常用处方

方一:防风、独活、当归、红花、白芷、延胡索、川芎、威灵仙、大黄、黄栀子、生地黄各等份,共研成粉末,以每包 100g 装包备用。使用时将药粉放入盆内加入 80℃左右的热水 500ml 待自然冷却到 45℃左右,将患肢放到药水中浸泡或用毛巾渗透药液敷洗。每次治疗 15～20 分钟,用药 1 包,每日早、晚各治疗 1 次,连续治疗 1 周。同时每日要饮 2500ml 以上白开水,每餐饮蔬菜汤适量,禁饮肉汤,严格控制蛋白质的摄入,少食肉类。

方二:闹羊花、艾叶各 20g,制川乌、制草乌、制马钱子、细辛各 15g,桂枝、大驳骨、小驳骨、雷公藤、羌活各 30g。每日 1 剂,水煎取汁,外洗患处;药渣酒炒热后外敷患处。每日 1 剂。2 周为 1 个疗程。

方三:黄柏、栀子、大黄、生半夏各 20g,生川乌、生草乌各 15g,红花、樟脑各 10g,薄荷 12g。每日 1 剂,煎煮后去渣,加食醋 20ml,待水温合适时外洗浸泡患处;每次 30 分钟,每天 2 次。7 天为 1 个疗程。

方四:透骨草 50g,乳香、没药各 20g,忍冬藤 30g。每日 1 剂,煎汁外洗患处,每日 1 次。15 天为 1 个疗程。

方五:苍术、薏苡仁各 18g,黄柏、川牛膝各 12g,土茯苓、萆薢、金银花各 30g,蚕沙、红花、大黄各 9g,泽兰 15g。内服后药渣再兑水至 1500~2000ml,煮沸 15 分钟,待温(38~40℃)后浸洗发病部位 30 分钟,再用消毒纱布敷盖,每日 2 次。7 天为 1 个疗程。

方六:薏苡仁 15g,延胡索、川芎、威灵仙、泽泻、两面针、续断、牛膝各 10g,豨莶草 15g,甘草 6g。内服后,将剩下的药渣加水 100ml,煮沸 20 分钟,等药温适宜后病变部位浸泡,时间 30 分钟,每日 2 次。2 周为 1 个疗程。

方七:大黄 60g,芒硝 120g。上药纳入砂锅或不锈钢容器中,加水 1500~2000ml,浸泡 30 分钟左右。先用武火烧至沸腾,改用文火煎煮 10~15 分钟。待药温降至 40℃时即可浸洗患处。

方八：桃仁、红花、当归、黄柏、栀子、麻黄、桂枝、白芥子各 30g。上方按制剂规范制成颗粒剂，每包相当于生药 50g。每次 1 包，用 500ml 温水溶解，溶液温度为 30～40℃；将患处关节浸于药液中，每次 30 分钟，每日 2 次。

方九：①苍术、薏苡仁各 30g，川乌、威灵仙各 15g，红花、艾叶、木瓜、牛膝、茯苓各 20g。②苍术、生半夏、制南星、艾叶各 20g，红花 15g，王不留行 40g，大黄、海桐皮各 30g，葱须 3 根。上述诸药辨证分型借助熏蒸机熏蒸患部，每日 2 次，疗程 1 周。

方十：皂角刺、生大黄、透骨草、威灵仙各 30g，朴硝 15g。每日 1 剂，水煎后先熏，待水温降至适宜时局部洗浴 30 分钟。

方十一：生川乌、生草乌、生半夏各 20g，徐长卿、桑枝、桂枝、艾叶各 30g，生甘草 50g。每日 1 剂，加水至 2000～3000ml 煎汤；不分证型，每日 2～3 次，先熏后洗患处。10 天为 1 个疗程。

方十二：伸筋草、败酱草各 30g，木瓜、威灵仙、苍术、黄柏各 20g。每日 1 剂，水煎取汁，每晚 1 次，将患处放入药液中熏洗浸泡 20 分钟，药渣药汁可反复加热熏洗 3 次。15 天为 1 个疗程。

方十三：生姜 30g，制川乌（先煎）、炙甘草、威灵仙、羌活、独活、延胡索各 15g，白芍 20g。每日 1 剂，水煎取汁，浴足;每日 2～3 次,每次 30 分钟,一般浴足 1～2 周。

方十四:猪苓、牵牛子、花椒、青风藤、威灵仙各 20g,麻黄、炙川乌、炙草乌各 15g,透骨草 30g,冰片 10g(单包后放)。每日 1 剂,水浸 40 分钟,再煎煮 40 分钟,取药汁 1000ml,每剂药煎煮 3 次;先熏蒸后洗,每次 30 分钟,每日 1 次;浴毕不用冲洗残留药液,以保持药效,晾干后穿袜。

方十五:皂角、川大黄、透骨草各适量。用开水适量,冲 50g,熏洗、浸泡患处,水冷后再加热熏洗,每次 30 分钟,每日 2～3 次。

方十六:羌活、防风、木瓜、当归、鸡血藤、细辛、白芷、生川乌、生草乌、透骨草各 15g,桑枝 30g,川芎、桂枝各 10g。风寒湿痹选用方。每日 1 剂,水煎取汁,熏洗患处,每次 20～30 分钟。

方十七:忍冬藤、生大黄、仙鹤草、桑枝、生石膏各 30g,威灵仙、赤芍、丹参、乳香、没药、泽兰、薄荷、白芷各 15g。湿热痹选用方。每日 1 剂,均水煎取汁,熏洗患处,每次 20～30 分钟。

方十八:生大黄 50g,乳香、没药各 15g,虎杖 20g,红花 6g。每日 1 剂,水煎取汁 600ml,先局部熏洗,然后浸泡 20 分钟,每日 2 次。

第 12 法

防治痛风针刺有妙法

1 什么是毫针刺法

毫针刺法和灸法都是通过对穴位的刺激,激发经络的功能来达到调整气血、平衡脏腑阴阳,达到扶正祛邪、治疗疾病、恢复健康的目的。针刺中的行针寻气是保证针法疗效的重要手段,也是实施补虚泻实手法的基础,而合理的针刺操作又需要熟练的技巧、完好的针具、适当的体位和病人积极的配合。因此,要掌握和运用好针刺方法,就必须熟悉有关针刺法的基础知识。现代所用毫针多为不锈钢制成,但也有金银或者合金制成的,其结构共分5个部分。

针尖:指针的前端锋锐部分,又称针芒。

针身:指针尖与针柄之间的部分,又称针体,毫针的长短、粗细规格主要指此而言。

针根:指针体与针柄连接的部分。

针柄:针的一端用金属丝缠绕呈螺旋状,便于执针的部分。

针尾:针柄的末端,一般用金属丝(铜丝或铝丝)缠绕,呈圆筒状(图 5)。

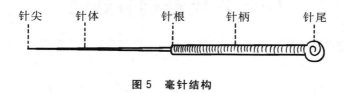

针尖　　针体　　　　针根　　　针柄　　　　针尾

图 5　毫针结构

2. 针刺前的准备

做好针刺前的准备工作,是保证治疗顺利进行、防止发生意外的重要保证。

(1)术前解释:对于初次接受针刺治疗的患者,应让他们了解针刺治病的常识,已达到消除顾虑、积极配合的目的。主要告知事项应包括精神勿紧张、不要空腹、不要过于疲劳、不要酗酒,进针后不要随意变动体位,如有不适应及时告知等。

(2)选择合适体位:体位的选择应遵循既方便医者操作,又保证患者舒适的原则。常用的体位有以下几种。

①仰卧位:适用于头面部、胸腹部的腧穴,四肢部的部分腧穴(图 6)。

②侧卧位:适用于身体侧面的穴位(图 7)。

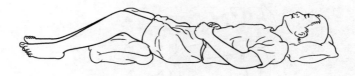

图 6　仰卧位

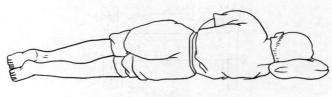

图 7　侧卧位

③俯卧位：头、项、背、腰、臀部以及下肢后面的腧穴（图 8）。

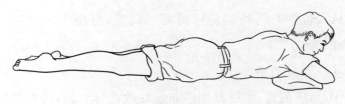

图 8　俯卧位

④仰靠坐位：适用于头面、颈部、胸部腧穴，四肢部部分腧穴（图 9）。

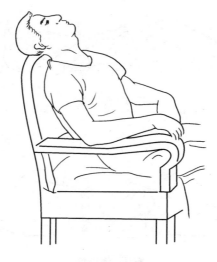

图 9 　仰靠坐位

⑤俯伏坐位：适用于头、项以及背部穴位（图 10）。

（3）穴位消毒：选用 1％ 的聚维酮碘与 75％ 乙醇的混合液，从穴位中心向外周旋涂消毒。同时，对操作者的手也应严格消毒。

（4）针具消毒

①高压消毒：将针具用纱布包好放在针盒内，放在高压消毒锅内，维持在 15 磅气压、120℃ 的高温，持续 15 分钟即可。

②煮沸消毒：将针具用纱布包好放置在清水锅内，待水沸腾后再煮 10～15 分钟即可。也可将清水调制成 2％ 重碳

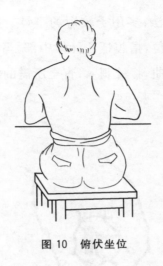

图 10　俯伏坐位

酸钠溶液,以提高水的沸点。

　　③药物消毒:将针具放入 75％的乙醇溶液中,浸泡 30
分钟;或放入 0.1％的苯扎溴铵溶液中浸泡 30 分钟。

3 毫针进针法

　　临床上一般用右手持针操作,主要是拇、示、中指夹持
针柄,其状如持笔,故称右手为"刺手"。其作用是掌握针
具,实施手法操作。用左手指切按压所刺部位或辅助针身,
故称左手为"押手",其作用是固定腧穴的位置,夹持针身,
以利于进针,减少刺痛和协助调节、控制针感。临床常用的

进针方法如下。

(1)单手进针法:多用于较短的毫针。用右手拇、示指持针,中指端紧靠穴位,指腹抵住针体中部,当拇、示指向下用力时,中指也随之屈曲,将针刺入,直至所需的深度(图11)。

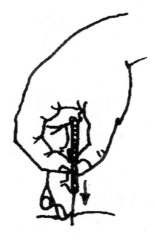

图 11　单手进针法

(2)指切进针法:用左手拇指或示指端切按在腧穴位置上,右手持针,仅靠左手指甲面将针刺入腧穴。此法适宜于短针的进针(图12)。

(3)夹持进针法:用左手拇、示二指夹持针身下端,将针尖固定在所刺腧穴的皮肤表面,右手捻动针柄,将针刺入腧穴。这种方法适宜于长针的进针(图13)。

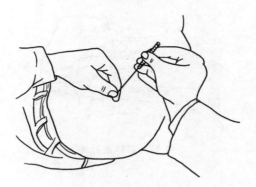

图 12　指切进针法

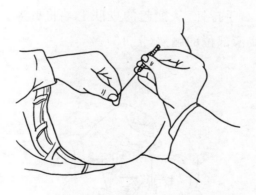

图 13　夹持进针法

　　(4)舒张进针法:左手五指平伸,示、中两指稍稍分开置于穴位两旁并向两边撑开,使皮肤绷紧,右手持针从左手中示两指间将针刺入穴位。此法适用于皮肤松弛部位的腧穴(图 14)。

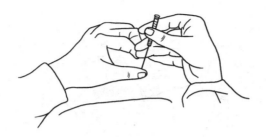

图 14　舒张进针法

（5）提捏进针法：用左手拇、示两指将所刺腧穴部位的皮肤提起，右手持针，从捏起的皮肤上端将针刺入。此法适用于皮肤浅薄部位的腧穴（图 15）。

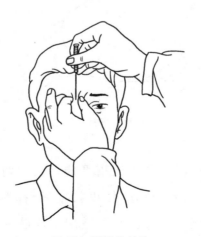

图 15　提捏进针法

4. 常用的运针方法

（1）提插法：是将针刺入一定深度后，施以上提下插的操作手法。对于提插幅度的大小、层次变化、频率快慢和操作时间的长短，应根据患者的体质、病情、腧穴部位和针刺目的等灵活掌握。一般而言提插时应保持指力均匀、幅度适中，以 3～5 分钟为宜，频率以 60 次为宜。还应保持针身垂直，不改变针身方向、针刺角度（图 16）。

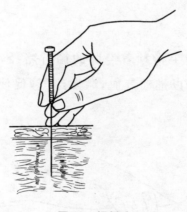

图 16　提插法

（2）捻转法：是将针刺入一定深度后，施以捻转使针在腧穴内反复来回旋转，捻转时应注意不能单向捻转否则针身会被肌纤维缠绕引起疼痛或导致滞针(图 17)。

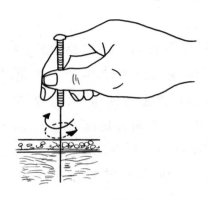

图 17　捻转法

(3)循法:用手指顺着经脉的循行路径,在腧穴的上下轻柔地循按。可以推动气血,激发经气,促使针后易于得气(图 18)。

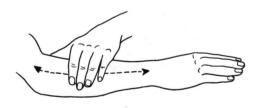

图 18　循法

（4）弹法：在留针过程中用中指轻轻弹动针柄。此法多在进针有针感后或在留针期间使用。应用此法除可增强针感外，还可代替补或平补平泻的部分手法。适用于针刺敏感的病人（图19）。

（5）刮法：用拇指指腹轻轻按压针柄顶端，以中指指甲沿针柄由下向上刮动。这种运针法刺激较轻，可作为留针期间增强针感的辅助手法，也可作为补或平补平泻手法的操作。适用于针刺敏感的病人（图20）。

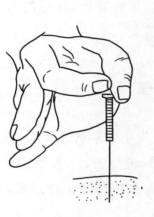

图19　弹法

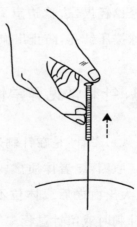

图20　刮法

5. 针刺的留针与退针

（1）留针：针下得气经过补泻操作后，将针留在穴位中不动以加强针感和针刺持续作用。留针与否及留针时间的长短，应根据病情而定。一般运针完毕后可适当留针15～20分钟，一些顽固性、慢性、疼痛性、痉挛性疾病可延长留针时间，在留针期间应每隔数分钟行针1次。

（2）退针：左手持消毒棉球按住针孔周围皮肤，右手持针轻捻轻提，边捻边退到皮下，然后将针提出，并用消毒干棉球按压针孔，防止出血。

6. 针刺常见异常情况的处理

（1）晕针：是在针刺过程中病人发生的晕厥现象。

原因：患者体质虚弱，精神紧张，或疲劳、饥饿、大汗、大泻、大出血之后或体位不当，或医者在针刺时手法过重，而致针刺时或留针过程中发生此现象。

症状：患者突然出现精神疲倦，头晕目眩，面色苍白，恶心欲吐，心慌，四肢发冷，血压下降，脉象沉细，或神志昏迷，仆倒在地，唇甲青紫，二便失禁，脉微细欲绝。

应急处理：立即停止针刺，将针全部起出。使患者平卧，注意保暖，轻者仰卧片刻，给饮温开水或糖水后，即可恢复正常。重者在上述处理基础上,可刺水沟、素髎、内关、足三里,灸百会、关元、气海等穴,即可恢复。若仍不省人事,呼吸细微,脉细弱者,可考虑配合其他治疗或采用急救措施。

预防:对于晕针应注重预防。如初次接受针刺治疗或精神过度紧张、身体虚弱者,应先做好解释,消除对针刺的顾虑,同时选择舒适持久的体位,最好采用卧位。医者在针刺治疗过程中,要精神专一,随时注意观察病人的神色,询问病人的感觉。一旦有不适等晕针先兆,应及时及早采取处理措施,防患于未然。

(2)滞针:是指在行针时或留针后医者感觉针下涩滞,捻转、提插、出针均感困难而病人则感觉剧痛的现象。

原因:患者精神紧张,当针刺入腧穴后,病人局部肌肉强烈收缩;或行针手法不当,向单一方向捻针太过,以致肌肉组织缠绕针体而成滞针。若留针时间过长,有时也可以出现滞针。

现象:针在体内,捻转不动,提插、出针均感困难,若勉强捻转、提插时,则病人痛不可忍。

处理:若病人精神紧张,局部肌肉过度收缩时,可稍延长留针时间,或于滞针腧穴附近进行循按或叩弹针柄,或在附近再刺一针,以宣散气血,而缓解肌肉的紧张。若行针不当,或单向捻针而致者,可向相反方向将针捻回,并用刮柄、弹柄法,使缠绕的肌纤维回释,即可消除滞针。

预防:对精神紧张者,应先做好解释工作,消除患者的顾虑。注意行针的操作手法和避免单向捻转,若用搓法时,应注意与提插法的配合,则可避免肌纤维缠绕针身而防止滞针的发生。

(3)弯针:是指进针时或将针刺入腧穴后,针身在体内形成弯曲,称为弯针。

原因:医生进针手法不熟练,用力过猛、过速,以致针尖碰到坚硬的组织器官或病人在针刺或留针时移动体位,或因针柄受到某种外力压迫、碰击等,均可造成弯针。

现象:针柄改变了进针或刺入留针时的方向和角度,提插、捻转及出针均感困难,而患者感到疼痛。

处理:出现弯针后,即不得再行提插、捻转等手法。如针柄轻微弯曲,应慢慢将针起出。若弯曲角度过大时,应顺着弯曲方向将针起出。若由病人移动体位所致,应使患者慢慢恢复原来体位,局部肌肉放松后,再将针缓缓起出。切忌强行拔针,以免将针体折断,留在体内。

预防:医者进针手法要熟练,指力要均匀,并要避免进针过速、过猛。选择适当体位,在留针过程中,嘱患者不要随意更动体位,注意保护针刺部位,针柄不得受外物硬碰和压迫。

(4)断针:又称折针,是指针体折断在人体内。若能术前做好针具的检修和施术时加以应有的注意,是可以避免的。

原因:针具质量欠佳,针身或针根有损伤剥蚀,进针前失于检查；针刺时将针身全部刺入腧穴，行针时强力提插、捻转，肌肉猛烈收缩；留针时患者随意变更体位，或弯针、滞针未能进行及时正确处理等，均可造成断针。

现象：行针时或出针后发现针身折断，其断端部分针身尚露于皮肤外，或断端全部没入皮肤之下。

处理：医者态度必须从容镇静，嘱患者切勿更动原有体位，以防断针向肌肉深部陷入。若残端部分针身显露于体外时，可用手指或镊子将针起出。若断端与皮肤相平或稍凹陷于体内者，可用左手拇、示二指垂直向下挤压针孔两旁，使断针暴露体外，右手持镊子将针取出。若断针完全深入皮下或肌肉深层时，应在 X 线下定位，手术取出。

预防：为了防止折针，应认真仔细地检查针具，对不符合质量要求的针具应剔出不用；避免过猛、过强地行针；在行针或留针时，应嘱患者不要随意更换体位。针刺时更不宜将针身全部刺入腧穴，应留部分针身在体外，以便于针根折断时取针。在进针、行针过程中，如发现弯针时，应立即出针，切不可强行刺入、行针。对于滞针等亦应及时正确地处理，不可强行硬拔。

7 针刺的注意事项

在针刺过程中，为了防止异常事故的发生，要求医生必须掌握针刺的注意事项。

（1）饥饿、疲劳及酒醉者不宜进行针刺；初诊患者精神紧张，或体质过于虚弱者刺激量不宜太大，并要采取卧位，以防晕针。

（2）妇女怀孕 3 个月以下者，下腹部禁刺；3 个月以上者，上下腹部、腰骶部以及一些能引起子宫收缩的穴位如合谷、三阴交、昆仑、至阴等不宜针刺；月经期间最好不针刺，月经不正常为了调经，经期针刺应注意剂量。

（3）小儿囟门未闭合，头部腧穴不宜针刺；小儿不能配合，故不宜留针。

（4）针刺胸背部腧穴不宜过深，严防发生创伤性气胸。对于脊髓、内脏和大血管附近的腧穴应注意针刺的角度、方向和深度。

（5）皮肤有感染、溃疡、瘢痕和肿瘤者的局部穴位不宜针刺。

（6）患者有出血倾向的疾病不宜针刺。

（7）针刺眼区腧穴，要运用押手，并掌握针刺的角度、方向和深度，不宜大幅度提插和捻转，以防刺伤眼球或出血。

8. 穴位到底是什么

腧穴是人体脏腑经络气血输注于体表的部位。腧与"输"通，有转输的含义，"穴"即孔隙的意思。腧穴在《黄帝内经》中有"节""会""气穴""气府""骨空""溪"等名称。《甲乙经》中称为"孔穴",《太平圣惠方》中称为"穴位"。

　　早在石器时代,我们的祖先在生产劳动的同时,在与自然环境作斗争,与疾病作斗争的过程中,当时没有什么医药可谈。人体某处有了病痛,很自然就会用手去揉按或者捶击,从而使病痛得到缓解,有时候偶然的情况下被火灼伤,或被乱石、荆棘所刺伤,结果使身体某部的病痛得到减轻和消失。这种有限的偶然的现象重复出现了多次,经过了漫长的历史长河,使人们的感性认识逐渐提高到理性认识,从无意地受到刺激减轻病痛到有意的去刺激,如灼烤、捶击某些部位从而亦使病痛得到治疗,这样就产生了穴位的概念。这时既没有规定的部位,也没有所谓的穴名,只是"以痛为腧"——这是最早的穴位概念。

　　而对穴位有系统研究的当推最早的《黄帝内经》,它指出,"气穴所发,各有处名",并记载了 160 个穴位名称。晋代皇甫谧编纂了《针灸甲乙经》,对人体 340 个穴位的名称、别名、位置和主治一一论述。迨至宋代,王惟一重新厘定穴位,订正讹谬,撰著《铜人腧穴针灸图位》,并且首创研铸专供穴位指压教学与考试用的两座穴位指压铜人,其造型之逼真,篆刻之精确,令人叹服。

　　按照中医基础理论,人体穴位主要有三大作用,它既是经络之气输注于体表的部位,又是疾病反映于体表的部位,还是穴位指压、按摩等疗法的施术部位。穴位具有"按之快然""驱病迅速"的神奇功效。总的来说,腧穴是针灸施术的部位,在临床上要正确运用针灸治疗疾病,必须掌握好腧穴的定位、归经、主治等基本知识。

9. 针刺治疗痛风常用处方

针刺可以加强人体对糖、脂肪和蛋白质的合成、酵解和被组织利用的功能,进而降低血尿酸。可使血液中尿酸含量降低,抑制血尿酸的合成,降低血尿酸。有调节生长激素的分子水平的功能,又有调节中枢神经对该部分重新控制的作用。针刺可以纠正紊乱的自主神经系统功能,调和阴阳。针刺不仅表现在降低血尿酸方面,还可改善血液循环,减轻痛风并发症的发生、发展。总之,针刺不失为治疗痛风的一种行之有效的辅助方法。

通过刺激穴位治疗痛风,并非某一个穴位的单一结果,而是多个穴位综合治疗的结果,临床应随机应用。

方法一

主穴:足三里、三阴交、丰隆;配穴:大都、太白、太冲等。

施术:急性期以提插捻转泻法为主,恢复期多取平补平泻手法治疗,每日或隔日针 1 次,每次留针 30～60 分钟,并加用电针,10 次为 1 个疗程。可以清热利湿,逐痰化瘀,通络止痛,调理脾肾,用于治疗急性痛风。

方法二

主穴:足三里、三阴交。

施术:针刺加电针,用连续波,频率为每分钟 300～400次,留针 25 分钟,每日 1 次,5 次为 1 个疗程。

方法三

主穴:急性期取患侧隐白、大敦、太冲、三阴交、太溪、照海、阿是穴,伴发热加大椎、曲池、合谷穴;头痛者加风池、太阳穴。

施术:隐白、大敦穴用三棱针点刺放血数滴,两穴交替使用,每日 1 次,其余诸穴用针刺,急性期每日 2 次,手法用泻法,7 日为 1 个疗程。恢复期每日 1 次,手法用平补平泻,10 日为 1 个疗程。

方法四

取穴:行间(泻)、商丘(泻)、复溜(补);配穴:太溪、三阴交、肾俞、足三里,用补法。

施术:偏肝血热者加太冲、大敦,用泻法;偏脾湿热者加大都、太白,用泻法;瘀滞患者可用放血疗法。治疗 10 次为1 个疗程,每周 3 次。

方法五

取穴:双侧八风、三阴交、阴陵泉、血海、上巨虚、下巨虚、曲池、合谷、阿是穴。

施术:患者仰卧,双膝下垫松软低枕。穴位常规消毒后,选用华佗牌 0.30mm×40mm 一次性针灸针,快速进针,行捻转泻法,每隔 10 分钟行针 1 次,留针 30 分钟,快速出针,肿痛关节处穴位不按压针孔,如有针孔出血,任其自行出血,然后用消毒棉签擦净。前 10 天每日上、下午各施针 1 次,后 10 天每日施针 1 次。10 天为 1 个疗程。

方法六

取穴:足三里、三阴交、丰隆;配穴:大都、太白、太冲。

操作:急性期以提插捻转泻法,恢复期多取平补平泻手法治疗。每日或隔日针 1 次,每次留针 30～60 分钟,并加用电针,10 次为 1 个疗程。

小贴士

应掌握针刺疗法的适应证。肥胖型痛风患者效果好,而消瘦型效果差,不可单用针刺疗法。对各种急性重症并发症应慎用或禁用,对伴有关节、皮肤感染者应禁用。痛风患者体质多偏弱,正气多不足,极易并发感染,因此,针刺部位必须进行严格消毒,以防感染。同时,艾灸宜选悬灸法,以防灼伤皮肤引起感染。如患者在接受针刺前已服降血尿酸药,针刺时仍应按原量服用,待病情改善以后,再逐渐减量以至停用药物。针刺治疗期间,应控制饮食,且配合食疗,并每日坚持体育活动以增强体质,对针刺疗效的发挥有促进作用,见效亦快。

第 13 法

防治痛风的艾灸治疗

艾灸是治病和养生的有效方法

灸法是利用菊科植物艾叶作原料，制成艾绒，在一定的穴位上，用各种不同的方法燃烧，直接或间接地施以适当温热刺激，通过经络的传导作用而达到治病和保健目的的一种方法。

艾灸的作用机制和针疗有相近之处，并且与针疗有相辅相成的治疗作用，通常针、灸并用，故称为针灸。针灸治病在国内外有着深远的影响，但现代人说针灸，多数时候仅指针疗，已经很少包含艾灸的内容了。

我们通常认为针和灸是同一种疗法，其实并不是这样。虽然它们都是建立在人体经络穴位的认识之上，但针疗产生的只是物理作用，而艾灸是药物和物理的复合作用。而且两者治疗的范围也不一样，所谓"针所不为，灸之所宜"，指的就是其中的区别。我们说艾灸的一种神奇的疗法，因为它的确有很多不同凡响之处。首先，艾灸的疗效就十分神奇。艾灸疗法的适应范围十分广泛，在中国古代是主要治疗疾病的手段。用中医的话说，它有温阳补气、温经通络、消瘀散结、补中益气的作用，可以广泛用于内科、外科、妇科、儿科、五官科疾病，尤其对乳腺炎、前列腺炎、肩周炎、盆腔炎、颈椎病、糖尿病、肿瘤等有特效。

其次，艾灸具有奇特养生保健的作用。用灸法预防疾病，延年益寿，在我国已有数千年的历史。《黄帝内经》中"大风汗出，灸谚语穴"，说的就是一种保健灸法。《庄子》记载圣人孔子"无病而自灸"，也是指用艾灸养生保健。日本人须藤作等做过的灸法抗癌研究，还表明艾灸可以使皮肤组织中潜在的抗癌作用得到活化，起到治癌抗癌的作用。近年来，随着人们对艾灸疗效独特性的认识，艾灸疗法重新得到了医学界重视，现代化研究的步伐也在加快。

2. 艾灸的六大作用

一是温通经络、祛湿散寒：灸法具有温经散寒的功能。临床上常用于治疗寒凝血滞、经络痹阻所引起的寒湿痹痛、痛经、经闭、胃脘痛、寒疝腹痛、泄泻、痢疾等。

二是温补中气、回阳固脱：阳气下陷或欲脱之危证，皆可用灸法，以扶助虚脱之阳气。临床上多用于治疗脱证和中气不足、阳气下陷而引起的遗尿、脱肛、阴挺、带下、久泻、痰饮等。

三是行气活血、消瘀散结：灸能使气机通畅，营卫调和，消散瘀结。所以临床常用于治疗气血凝滞之疾，如乳痈初起、瘰疬、瘿瘤等。

四是预防疾病、保健强身：无病施灸，可以激发人体的正气，增强抗病的能力，使人精力充沛，长寿不衰。《扁鹊心书·须识扶阳》说："人于无病时，常灸关元、气海、命门、中脘，虽未得长生，亦可保百年寿也。"

五是解表散寒、温中止呕：隔姜灸可用于外感表证及虚寒型呕吐、泄泻、腹痛等疾病。

六是清热解毒、杀虫疗癣：隔蒜灸可用于疮疡疔肿、毒虫咬伤等病证，对哮喘、肺痨、瘰疬等也有一定疗效。

小贴士

艾叶的选择：孟子曰："七年之病，必求三年之艾。"《本草纲目》也认为"凡用艾叶，须用陈旧者，治令细软，谓之熟艾。若生艾，则易伤人肌脉"。一是应选择农历 4～5 月采摘；二是选新鲜、肥嫩的艾叶；三是去除杂质，筛去尘土；四是发霉或腐烂艾叶不用；五是艾叶储存时间越长久越好。灸法之所以最后选择艾还有其他的原因。灸对灸火的材料亦有所选择，至《黄帝虾蟆经》已载有松、柏、竹、橘、榆、枳、桑、枣八木不宜作为灸火之说,因为其对人体有所伤害,所以逐渐被淘汰,但桑树灸在后世亦有用之者。槐木火灸,病疮易瘥,但艾叶熏灸则疗效最著,故以后才逐渐多用艾叶来代替其他灸疗。

3. 艾灸疗法是如何分类的

艾灸疗法的分类见图 21。

灸法
- 艾炷灸
  - 直接灸:化脓灸、非化脓灸
  - 间接灸:隔姜灸、隔蒜灸、隔盐灸、隔饼灸(附子灸、豆豉灸、胡椒灸)、黄蜡灸、硫黄灸
- 艾条灸:温和灸、雀啄灸、熨热灸、太乙灸、雷火灸
- 温针灸
- 温灸器灸
- 药物灸(药物发疱法):毛茛灸、斑蝥灸、白芥灸、蒜泥灸、蓖麻子灸

图 21　艾灸分类

4. 痛风患者艾炷直接灸的方法

即将艾炷直接放在穴位上灸。为防止倾斜,施灸前可

先在穴位局部皮肤上涂以少量大蒜汁、凡士林或清水,以增加黏附性或刺激作用。艾炷是用艾绒捏成的圆锥形小体,每燃烧尽一个艾炷称为"一壮"。一般以艾炷的大小和壮数来掌握刺激程度,一般灸 7～9 壮为宜。直接灸临床又分瘢痕灸、无瘢痕灸和发疱灸 3 种。

(1)瘢痕灸(又称化脓灸):用火点燃小艾炷,每壮艾炷必须燃尽,除去灰烬,再更换新炷。灸时可产生剧痛,术者可拍打施灸穴位四周,以缓解疼痛。待所需壮数灸完后,施灸局部皮肤往往被烧破,可予贴敷生肌玉红膏于创面,每日换贴 1 次,1 周以后即可化脓,5～6 周灸疮结痂脱落,局部留有瘢痕。临床常用于瘰疬、皮肤溃疡日久不愈、疣、痣、鸡眼及局部难治之皮肤病。

(2)无瘢痕灸:施灸后局部皮肤红晕而不起疱,且灸后不留瘢痕。临床应用中、小艾炷,施灸时病人稍觉灼痛即去掉艾炷,另换一炷。以局部皮肤红晕、无烧伤、自觉舒适为度。临床适用于湿疹、痣、疣、疥癣及皮肤病溃疡不愈。

(3)发疱灸:用小艾炷。艾炷点燃后患者自觉局部发烫时继续灸 3～5 秒钟。此时施灸部位皮肤可见一艾炷大小的红晕,1～2 小时后局部发疱,一般无需挑破,外敷消毒纱布3～4 天后可自然吸收。临床用于疮肿、瘰疬、白癜风、皮炎、疥癣等的治疗。

5 痛风患者艾炷间接灸的方法

间接灸是用药物将艾炷与施灸腧穴部位的皮肤隔开而施灸的一种方法。此种灸法可产生艾灸与药物的双重作用,是临床广为应用的一种灸法。

(1)隔姜灸:将鲜生姜切成3~4mm厚的姜片,中间以针刺数孔,放置穴位处或患处,上置艾炷施灸(图22)。病人感到局部灼热疼痛,可将姜片稍提起,然后放下再灸,灸完所规定的壮数,至局部皮肤红晕为度。多用于皮肤冷痛、虚寒性慢性病、面瘫、冻疮、皮肤慢性溃疡、疮癣等的治疗。

(2)隔蒜灸:将鲜蒜切成3~4mm厚的片,中间以针刺数孔。具体灸法同隔姜灸(图23)。隔蒜灸后多有水疱,注意皮肤护理,预防感染。多用于治疗瘰疬、疮毒、皮肤红肿、瘙痒、毒虫咬伤、肺结核等。

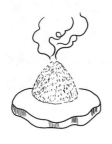

图22 隔姜灸

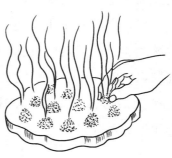

图23 隔蒜灸

（3）隔盐灸：用纯净的食盐填平脐中，或于盐上再置一薄姜片，上置大艾炷施灸（图 24）。本法适用于阳痿不起、滑泄、不孕、荨麻疹、瘙痒症，以及美容、保健、抗衰老等。

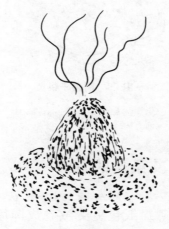

图 24　隔盐灸

（4）隔附子饼灸：附子研成粉末，加面、酒调和制成直径 2~3cm、厚约 0.8cm 的附子饼，中间以针刺数孔。具体灸法同隔姜灸（图 25）。多用于身肿、面黑有尘的皮肤色素沉着病和疮疡久溃不敛等。

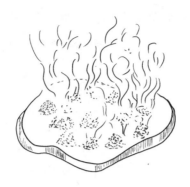

图 25　隔附子饼灸

6. 痛风患者艾条灸的方法

艾条灸是用薄绵纸包裹艾绒卷成圆筒形的艾条,施灸时点燃一端,在穴位或患处施灸。艾条灸法又分为温和灸、雀啄灸和回旋灸 3 种。

(1)温和灸:将艾条的一端点燃,对准施灸部位,距皮肤 1～2cm 进行熏灸(图 26),使患者局部有温热感而无灼痛,一般每穴施灸 3～5 分钟,以皮肤红晕为度。多用于面瘫、眼袋、皱纹、白癜风、皮肤瘙痒症、雷诺现象、斑秃、荨麻疹、血管炎、风疹及皮肤疱疹久不收口等多种疾病。温和灸多用于灸治慢性病。

(2)雀啄灸:点燃艾条一端后,与施灸部位并不固定在

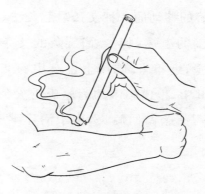

图 26　温和灸

一定距离,而是像鸟雀啄食一样,一上一下地施灸称为雀啄灸(图 27)。本法适应证基本同上,但雀啄灸多用于灸治急性病。

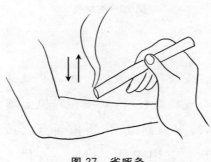

图 27　雀啄灸

（3）回旋灸：又称熨热灸法。是指将燃着的艾条在穴区上方做往复回旋的移动的一种艾条悬起灸法（图28）。本法能给以较大范围的温热刺激。回旋灸的艾条，一般以纯艾条即清艾条为主，近年来，临床上也有用药艾条施灸，取得较好的疗效。其中，报道较多的为赵氏雷火灸法，以独特的配方研制成的药艾条做回旋灸，用于治疗某些五官科及妇科病症。

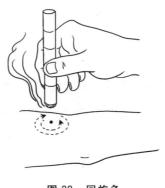

图28　回旋灸

（4）实按灸：按灸，艾条灸之一种。将艾条（通常用药艾条）燃着端，隔布或棉纸数层，紧按在穴位上施灸（图29），使热气透入皮肉，待火灭热减后，再重新点火按灸，每穴可按灸几次至几十次。常用于风湿痹症。古代的太乙神针、雷火针灸法属此范畴。《寿域神方》卷三："用纸实卷艾，以纸隔之，点穴于隔纸上，用力实按之，待腹内觉热、汗出，即瘥。"

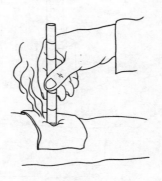

图 29　实按灸

痛风患者温灸器灸的方法

温灸器灸又称"灸疗器灸""温筒灸"，是用一种特制的金属温灸器施灸的方法。器具：温灸器的样式有多种，一般是用金属片制成的，分内外两层，都有数小孔，内层内侧装艾绒和药物，外层是保护层（图 30）。样式虽多，原理相同（市场有出售）。

操作法：使用温灸器时，先将艾绒及药末放入小筒内燃着，然后在拟灸的腧穴或部位上来回熨烫，至局部发红为止。适用于妇人、小儿及惧怕灸者，可用于虚寒性腰痛、腹痛、关节痛等疾病。

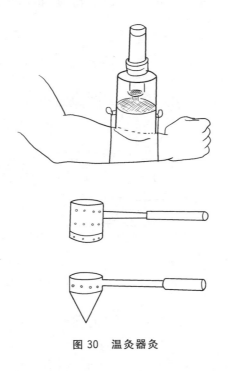

图 30 　温灸器灸

8. 痛风患者艾灸疗法

　　艾灸治疗主要以痛点和肿胀的部位为主，同时加上中脘、神阙、关元和足三里、肾俞、腰阳关。因为我们不仅仅要治疗痛点，我们还要用艾灸的方式来恢复体能，来恢复被疾病破坏的正气，用艾灸来升元阴元阳。艾灸的主要功能也是驱、补、通、调。就是驱寒邪,补正气,通经络,调整人体元阴元阳。当您了解了这么多,那么您就可以尝试用艾灸来治疗痛风了,不要期待神效,需要慢慢体会疗效,这个过程,因人而异,有的人出现的效果可能会很快,有的人出现的效果也许很慢,但是,只要您不放弃,用艾灸治疗痛风也许是最好的选择,因为艾灸助阳,艾灸用火驱寒,驱除风邪。

9. 痛风患者针灸并用疗法

取穴:曲池(双)、足三里(双)、大椎、肾俞(双)、膀胱俞(双)、阴陵泉(双)、阿是穴。

操作:针刺:取患处阿是穴及经穴,常规消毒皮肤,采用25～40mm 毫针,快速进针,待患者有酸胀感时,留针 30 分钟,每隔 10 分钟捻转 1 次;每日 1 次,7 天为 1 个疗程,可连续治疗 2 个疗程。艾灸:选用药艾条,点燃一端后,将其靠近疼痛部位熏灸 30 分钟,以患者耐受为度;每日早、晚各 1 次,7 天为 1 个疗程,可连续治疗 2 个疗程。

10. 痛风患者温针灸疗法

方一:患者取坐位,在第 1 跖趾关节处取太冲(或行间)、大都、太白、公孙;在第 2 跖趾关节处取内庭(或陷谷)以及触痛最敏感点的阿是穴。75％乙醇消毒后,用 28 号 1.5 寸不锈钢针灸针针刺上穴。阿是穴以《灵枢·官针篇》的"正内一,傍内四"的扬刺法针刺。针刺得气后留针,然后在针柄上插入已点燃的长 1.5cm 的艾卷,燃烧面朝下,一般灸 2～3 次后出针。出针时摇大针孔,在针孔处流出暗红色血液。每天治疗 1 次。

注意事项:温针灸时,坚固耐用艾线燃烧中温度很高,不要烫伤皮肉。若出针后出血量超过 3ml 以上者要止血。针刺部位要严格消毒,以防感染。

方二:取穴:足三里、公孙、三阴交、阴陵泉、八风。先针刺公孙、三阴交及阴陵泉等,再针足三里,得气后在足三里穴上温针灸 2～3 壮,30 分钟后取针,并泻八风穴,每天 1 次,7 天为 1 个疗程。

第 14 法

防治痛风的特种针疗法

1 什么是火针疗法

《灵枢·寿夭刚柔》云："刺布衣者,以火焠之。"《灵枢·官针》云："焠刺者,刺燔针则取痹也。"张仲景《伤寒论》中有"烧针令其汗""火逆下之,因烧针烦躁者""表里俱虚,阴阳气并竭,无阳则阴独,复加烧针……"等记载。直到唐代孙思邈《千金要方》才正式定名为"火针"。明代杨继洲的《针灸大成》记述最详："频以麻油蘸其针,针上烧令通红,用方有功。若不红,不能去病,反损于人。"明代高武《针灸聚英》云："人身诸处皆可行针,面上忌之。凡季夏,大经血盛皆下流两脚,切忌妄行火针于两脚内及足……火针者,宜破痈毒发背,溃脓在内,外皮无头者,但按肿软不坚者以溃脓。"说明火针在明代已广泛应用于临床。近代火针使用一般有两种情况:长针深刺,治疗瘰疬、象皮腿、痈疽排脓;短汁浅刺,治疗风湿痛、肌肤冷麻。

2. 火针疗法的操作方法

(1)选用 22～28 号不锈钢针,针柄用布包裹,以不导热为宜。施术时,在患部及其周围用碘酒、乙醇消毒,然后用 2%～10% 普鲁卡因(可混入 0.2% 的盐酸肾上腺素以防出血)做浸润麻醉,约 2 分钟后,将针在酒精灯上烧红,左手固定患部,右手持针。迅速刺入患部或其周围,然后立即将针拔出。

(2)针刺的深度,视溃疡种类和病变深浅而定。每次针数的多少,根据病变局部面积的大小而定,一般 1～3 针。针刺间隔,1～2 周针 1 次为宜。

3. 火针疗法禁忌证与注意事项

(1)火针疗法禁忌证:①火针刺激强烈,孕妇及年老体弱者禁用;②火热证候和局部红肿者不宜用;③高血压、心脏病、恶性肿瘤等禁用。

(2)火针疗法注意事项:①施行火针后,针孔要用消毒纱布包敷,以防感染;②使用火针时,必须细心慎重,动作敏捷、准确,避开血管、肌腱、神经干及内脏器官,以防损伤;③火针必须把针烧红,速刺速起,不能停留,深浅适度;④用本法治疗前,要做好病人思想工作,解除思想顾虑,消除紧张心理,取得病人配合,然后方可进行治疗。

4 刺血疗法的基本原则

祛除病邪,使邪去正安,是刺血所遵循的基本原则。因此,这一治疗方法尤其适用于以邪实为主要矛盾而正气未衰的实证。刺血祛邪属于"泻法",但不同邪气、不同病位,宜区别对待。

(1)血实宜决之:《素问·阴阳应象大论》指出:"血实宜决之。"张景岳注:"决,为泄去其血也。"《素问·调经论》说:"血有余,则泻其盛经,出其血。"《素问·病能论》说:"气盛血聚者,宜石而泻之。"《难经·二十八难》指出:"邪气蓄则肿热,砭射之。"这些论述,均认为不同病因所致的血实有余证,宜刺血治疗。现代以刺血治疗高热、神昏、癫狂。丹毒、喉痹及疮疖痈肿等,也多用于血实有余之证。

(2)宛陈者除之:《灵枢·小针解》指出:"宛陈则除之者,去血脉也。""宛陈",指络脉中瘀结之血;"去血脉",即指刺血以排出血脉中郁结已久的病邪,主要在瘀血病灶处施术。现代用刺血治疗某些头痛、目眩、腰腿痛以及各种急性扭挫伤,均能收到活血化瘀、疏通气血的作用,其疗效甚佳。

5. 刺血疗法的优点

刺血疗法具有简、便、验、廉等特点和泄热解毒、通络止痛、活络消肿、启闭醒神、调气和营、祛风止痒等作用,故能历代相传,久用而不衰。

(1)适应证广:《内经》记载适宜刺血治疗的疾病有 30 余种,历代医家在此基础上又进一步扩大。根据古今医学文献记载和临床报道:凡内科、儿科、妇科、伤外科、皮肤科、眼科和耳鼻喉科等临床各科多种常见病和部分疑难病症都可治疗。

(2)奏效较快:在严格掌握刺血适应证的前提下,一般经单用刺血治疗,即可迅速收到满意的疗效。尤其对各种原因引起的高热、昏迷、惊厥以及急性炎症、各类软组织损伤、某些食物中毒等属热、属实者,经刺血治疗后,都能在短期内减轻或控制住某些主要症状,甚至达到临床治愈的目的。

(3)操作简便:刺血疗法不需要复杂的医疗器械,简便易学,容易掌握。另外,刺血工具除可备用外,在某些应激情况下,还可就地选取一端锋利的陶瓷、玻璃碎片或金属锐器等,经严格消毒后使用。

(4)经济价廉:本疗法的最大特点是不花钱或少花钱,就能治好病。既减轻了患者的经济负担,又节约了药材资源。

6. 刺血疗法的主要作用

（1）泄热解毒：刺血疗法具有良好的泄热解毒作用，尤其适用于外感发热和各种阳盛发热。张景岳明确指出："刺血出血，以泻诸阳热气。"徐灵胎亦认为刺血能使"邪气因血以泄，病乃无也"。此外，毒虫咬伤，亦可刺血泻毒，如《千金方》载"蜂蛇等众毒虫所蜇，以针刺蜇上血出"即可愈。因此，临床将刺血用于某些急性传染病及感染性疾病，简便效捷。

（2）通络止痛：针刺放血，最突出的作用是止痛。中医学认为，"通则不痛，痛则不通"。意思是说，凡伴有疼痛病症的疾病，在其经脉中必有闭塞不通、气滞血瘀的地方。而针刺放血可直接迫血外出，疏通瘀滞，畅通经脉，故疼痛立止。临床用针刺放血治疗神经性头痛、腹痛、扭挫伤痛等痛症，都可起到良好的止痛效果。

（3）活络消肿：针刺放血之后，可以疏通经络，畅通气血，祛除瘀滞，舒筋活络而达到消肿、止痛、解毒等目的。因此临床广泛用于各种因气滞血瘀所致的疼痛，如跌打、软组织损伤引起的肢体肿胀、活动受限等病症。

（4）启闭醒神：对于热陷心包、痰火扰心、痰迷心窍以及暴怒伤肝、肝阳暴张等所致的口噤握固、神昏谵语、不省人事及便闭不通等属于实证者,用刺血疗法可收到开窍启闭、醒神回厥作用。《素问·缪刺论》载有邪客六经络脉而成"尸厥"之证,皆以刺血为急救措施。临床用于昏迷、惊厥、狂痫及中暑等重危症的治疗,简便而有效。

(5)调气和营:凡因气血悖行、营卫逆乱而致的头痛、眩晕、胸闷胁痛、腹痛泄泻、失眠多梦等,皆可用刺血治疗,使营卫气血和调而获愈。

(6)止痒:古人认为痒证是有风气存在于血脉中的表现,并有"治风先治血,血行风自灭"的治疗原则,针刺放血就是"理血调气",疏通血脉,则"风气"无所存留,从而达到祛风止痒的功效。

7. 刺血疗法的取穴特点

(1)用特定穴多:经穴中有一部分特定穴如肘膝关节以下有井、荥、输、原、经、合、络、郄穴,躯干有脏腑俞、募穴及各经交会穴等。这些穴位与脏腑经脉紧密相应,有着特殊功用,故为刺血所常用。但在具体主治上,又各有所侧重。

以五输穴为主。五输穴与脏腑经络关系极为密切,故取此类穴位常能收到奇效。《灵枢·顺气一日分为四时》云:"病在脏者,取之井;病变于色者,取之荥;病时间时甚者,取之输;病变于音者,取之经;经满而血者,病在胃及以饮食不节得病者,取之合。"其后《难经·六十八难》又做了补充:"井主心下满,荥主身热,输主体重节痛,经主喘咳寒热,合主逆气而泻。"近代临床上井穴多用于急救,如点刺十二井穴可抢救昏迷;荥穴主要用于治疗热证。

(2)用经外奇穴多:奇穴可用于刺血而治疗急症,早在唐代《千金方》中就有"刺舌下两边大脉,血出"治舌卒肿的记载,舌下两边大脉,即为金津、玉液 2 个奇穴。又如《针灸大成》载:用刺血刺"太阳穴"治眼红肿及头痛,刺"十宣穴"治乳蛾等。皆以奇穴刺血,多获奇效。

(3)用特殊部位多:即取经穴和奇穴之外的穴位放血。

①血脉瘀阻处:是指郁血明显的部位,刺之以去瘀滞之血。多取头面、舌下、腘窝、肘窝或位于穴周等处显露的静脉血管针刺出血。如《内经》早有记载,"厥头痛,头脉痛……视头动脉反盛者,刺尽去血"(《灵枢·厥病》)。

②病理反应点:是指脏腑病变在皮肤表面所呈现的反应点。如《针灸聚英》指出:"偷针眼,视其背上有细红点如疮,以针刺破即瘥,实解太阳之郁热也。"

③病灶点:多取瘀血或疮毒疖肿局部刺血。如《疮疡全书》治丹毒,"刺血刺毒上二、三十针",即为直接于病灶处刺血。

8 刺血疗法的配穴方法

临床上刺血疗法穴位配伍的方法多种多样,常用的有按经脉配穴法、经验配穴法。

(1)经脉配穴：是以经脉或经脉相互联系为基础而进行穴位配伍的方法，主要包括本经配穴法、表里经配穴法。

①本经配穴法：当某一脏腑、经脉发生病变时，即选该脏腑、经脉的腧穴配成处方。如胃火循经上扰导致的牙痛，可在足阳明胃经上近取颊车，远取该经的荥穴内庭。

②表里经配穴法：本法是以脏腑、经脉的阴阳表里配合关系为依据的配穴方法。当某一脏腑经脉发生疾病时，取该经和其相表里的经脉腧穴配合成方。如风热袭肺导致的感冒咳嗽，可选肺经的尺泽和大肠经的曲池、合谷。

(2)经验配穴：某些穴位刺血，对一些疾病有特殊的疗效。如大椎、曲池刺血退热，水沟、十宣刺血醒神；四缝刺血治小儿疳积；身柱、大椎刺血治疗疟疾；耳尖刺血治疗眩晕等，皆为历代医家临床实践的总结，今人亦多沿用。

9 刺血疗法针具介绍

刺血针为不锈钢制成，为本疗法最常用。刺血针是由古代"九针"中的锋针演变而来的，针长约 2 寸，针柄呈圆柱形，针体末端呈三棱形，尖端三面有刃，外尖锋利，故称"刺血"（图 31）。适用于成年人及浅表静脉泻血之用，专为点刺和挑刺放血之用。

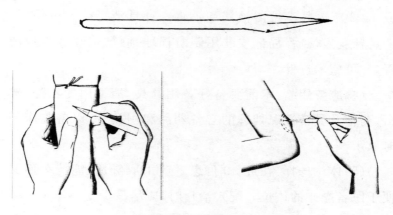

图 31　刺血持针法

10 刺血疗法术前准备工作

操作方法是决定治疗效果的关键,也是刺血疗法在治疗过程中的重要体现,非常重要。

(1)放松:患者就诊,要先让患者休息 5~10 分钟,以消除疲劳,放松体态,适应环境,以利于操作。

(2)配合:在施术时,要取得患者的积极配合,必须事前做好患者的思想疏导工作,树立治病信心。同时要讲清饮食禁忌。

(3)消毒:术前一定要做好消毒工作,针具使用前需要煮沸消毒,或用高压蒸汽消毒,也可用 5‰～10‰ 甲酚溶液或 1∶100 苯扎溴铵溶液浸泡消毒。针具消毒后方可使用。选定针刺穴位后,局部皮肤用碘酊棉球、酒精棉球做常规消毒,方可施术进针。

(4)应急用品:术前要备好备用针具,消毒用的乙醇、碘酊、药棉及异常情况处理的必备药品和用具等,以备临床随时取用。

(5)体位选择:在进针前,患者应采取舒适、能持久而又便于医者操作的体位。配穴治疗时,应尽量少变换体位。

11 刺血疗法适应证和禁忌证

(1)适应证

①卒中、中暑、小儿惊风等一切急性病。

②头痛、眩晕、失眠、腹痛、腰痛、便秘、痹证、哮喘等内科疾病。

③闪挫或跌倒而致的腰背疼痛。

④小儿疳积、小儿泄泻及小儿夜啼。

⑤疔疮初起痒痛而未化脓者。

⑥扁平疣、黄褐斑、银屑病和带状疱疹等皮肤科疾患。

(2)禁忌证

①体质虚弱、贫血、低血压者。

②孕妇或有习惯性流产者。经期最好不要刺。

③大出血后或一切虚脱症。

④血友病、血小板减少性紫癜等凝血机制障碍者。

⑤皮肤有感染、溃疡、瘢痕或静脉曲张者，不要直接针刺患处，可在周围选穴针刺。

⑥血瘤（静、动脉瘤）。

⑦传染病患者和心、肝、肾功能损害者。

⑧虚证、虚寒证及寒证患者慎用。

12 刺血疗法的注意事项和意外处理

（1）注意事项

①术前要做好解释工作，消除患者的思想顾虑，使患者与术者密切配合。

②针具及刺血部位应严格消毒，以防感染。

③要选择合适体位，原则是既要使患者舒适，又要便于施术操作。

④要熟悉解剖结构，避开动脉血管，切忌误刺。在邻近重要内脏的部位刺血，切忌深刺。

⑤操作要熟练、适中，手法要快、准、稳，针刺宜浅，出血不要过多。

⑥操作中要密切观察患者的治疗反应，一有异常情况要及时处理。

⑦如病已大减，则不应继续刺血，以免损伤人体正气。

另外,毫针禁刺的某些腧穴,原则上也禁止刺血。

(2)意外情况处理

①刺血时若发生晕针,应立即停针止血,让病人平卧休息,适当饮用温开水,严重者可用毫针刺激人中、涌泉等穴。

②刺血治疗后若发生血肿,可用手指挤压出血,或用火罐拔出,如仍不消,可用热敷促使吸收消散。

③刺血时若误刺伤到动脉,应用消毒纱布作局部加压止血,出血即可停止。

13 痛风患者刺血疗法常用处方

方一:取穴行间、太冲、太白、陷谷(均取患侧)。

操作:每次选 2~3 穴,在选定穴位处用手指拍打数次,使局部充血,行常规消毒,左手按压穴位两旁,使皮肤绷紧,右手拇、示、中三指持经高温消毒的小号三棱针,呈持笔状,中指掌握深度,拇、示指紧持针体,露出针尖,用腕力迅速、平稳、准确地点刺(孔穴刺血法)穴位,迅速退出,左手同时放松,用装有 8 号平头注射针头的 10ml 注射器抽吸流出的血。术后用酒精棉球擦去局部血迹,用 2%碘酊做针眼消毒,取消毒干棉球按压创口,用胶布做十字固定,以防感染,隔日取去。

方二:先用三棱针点刺阿是穴放血数滴,然后用毫针刺健侧手部相应点,刺患侧太冲、内庭穴,再以三针围刺阿是穴,用泻法,隔日 1 次,15 天为 1 个疗程。

14 火针结合刺血法治疗痛风常用处方

方法一

选穴:主穴为行间、太冲、内庭、陷谷。配穴:湿热蕴结加丘墟、大都、太白;瘀热阻滞加血海、膈俞;痰浊阻滞加丰隆、脾俞;肝肾阴虚加太溪、三阴交。均取患侧穴。

操作:足部腧穴用粗火针,踝关节以上腧穴用细火针。患者取直立或坐位,双足垂地,在足下垫几层草纸。穴位常规消毒后,将火针在酒精灯上烧至由通红转白亮时对准穴位速刺疾出,深度为 0.3～1 寸。每穴 1～3 针,足部腧穴以出血为度。每周治疗 1 次。术后,嘱患者在 48 小时内保持针孔清洁干燥。注意事项:①对痛风性关节炎急性发作者,可在红肿的患部散刺数针,使炎性渗出物排出。②出血初为暗红色,待血色由暗转淡时会自行止血。若出血不止者可加压止血。③对血友病等凝血机制障碍的患者,禁用此法。

方法二

取穴:阿是穴。

操作:患者取坐位,双足垂地,穴位常规消毒。选取患病关节局部高度肿胀、充盈、青紫的络脉上,用 12 号一次性注射针头在酒精灯上烧至通红时对准部位速刺疾出,深度为 0.3～1.0 寸。务必点刺准确,一针到位。关节局部肿胀明显者,可在患部散刺 1～3 针,使炎性渗出物排出。轻症每周 1 次,重症 2 天 1 次,一般 1～2 次症状可迅速得到控制。以 2 次为 1 个疗程。

15. 痛风患者刺血加中药治疗法

刺血方法:患者取卧位,将其关节红肿疼痛处常规消毒,用梅花针重叩至皮肤出血(红肿处全部叩遍),立即加拔火罐(小关节处可用青霉素瓶去掉瓶底制成的小罐,用抽气法拔罐),等瘀血出净,取罐,用干棉球擦去瘀血。嘱患者刺血处当日不可见水,以免感染。每处每次拔出瘀血 5～10ml 为度。每周放血 2 次,4 次为 1 个疗程。

中药治疗以独活寄生汤合四妙丸化裁,药物组成:独活 15g,桑寄生 15g,秦艽 12g,防风 12g,当归 12g,赤芍、白芍各 12g,川芎 9g,生地黄 15g,川牛膝 15g,茯苓 12g,苍术 15g,黄柏 15g,薏苡仁 30g。随症加减:发热甚者,加生石膏 30g,知母 15g;红肿甚者,加赤芍 15g,忍冬藤 15g,赤小豆 15g;痛甚者,加姜黄 9g,炮穿山甲(代)9g,制乳香 9g,没药 9g;肝肾亏虚者,加枸杞子 15g,杜仲 15g;大便干结者,加生大黄(后下)9g。每日 1 剂,水煎服,早、晚各 1 次,14 剂为 1 个疗程。

16 痛风患者刺血合外敷疗法

刺血取穴:阿是穴。外敷方:蒲公英 500g,五灵脂 650g,丹参、老鹳草各 300g,泽兰、当归、刘寄奴各 250g,大黄220g,土鳖虫、乳香、蒲黄、三七、没药各 200g,苏木 100g。

操作:常规消毒患处,以梅花针重叩至出血,加拔火罐,出血 5~20ml,约 10 分钟后取罐。诸药烘干研粉,过 80 目筛,装瓶备用;用时取适量,以蜂蜜和陈醋调成糊状,均匀敷在患处,以纱布覆盖,绷带或胶布缠绕固定。嘱患者回家后定时用陈醋浇灌于纱布块上以保持药物湿润。隔日治疗1 次。

17 痛风患者艾灸加刺血疗法

取穴:阿是穴。

操作:选取阿是穴或肿痛关节处最肿胀的周围给予艾条熏 20 分钟;随后,皮肤常规消毒,在每个红肿关节的皮肤周围上下寻找最暴露的浅表脉络,用三棱针快速点刺 1~2mm,至出血约 2ml 后按压针孔,消毒,并用消毒纱布固定。每日 1 次,选取不同刺点。

小贴士

我们通常认为针和灸是同一种疗法,其实并不是这样。虽然它们都是建立在人体经络穴位的认识之上,但针疗产生的只是物理作用,而艾灸是药物和物理的复合作用。而且两者治疗的范围也不一样,所谓"针所不为,灸之所宜",指的就是其中的区别。我们说艾灸是一种神奇的疗法,因为它的确有很多不同凡响之处。首先,艾灸的疗效就十分神奇。艾灸疗法的适应范围十分广泛,在中国古代是主要治疗疾病的手段。用中医的话说,它有温阳补气、温经通络、消瘀散结、补中益气的作用。可以广泛用于内科、外科、妇科、儿科、五官科疾病,尤其对乳腺炎、前列腺炎、肩周炎、盆腔炎、颈椎病、糖尿病、肿瘤等有特效。

第 15 法

防治痛风耳针疗法

1. 什么是耳针疗法

　　耳针疗法是通过对耳郭特定区域(即耳穴,图 32)的观察和刺激达到诊治疾病的一种方法。在针灸医学的各种刺灸方法中,耳针是较为独特的疗法。耳针法有自己的刺激区,尽管集中在小小的耳郭上,但耳穴数量之多,仅次于体穴。特别是它还具有诊断、预防、治疗、保健四位一体的优点。

　　目前,耳针疗法已在法、德、日、美等几十个国家中使用,成为一种举世瞩目的独特医疗技术。《灵枢·口问》中"耳为宗脉之所聚",指出了耳与全身经脉、脏腑的密切联系。利用针灸刺激耳郭治疗疾病,在历代医学文献中均有散在记载,民间也有流传,但未形成系统。

　　20 世纪 50 年代以来,通过吸收国外研究成果,临床应用有了突出的发展,已成为一种系统的针刺疗法。单指应用毫针刺激耳穴治病的方法。一般采用 0.5 寸的短柄毫针,常规消毒后,用左手固定耳郭,右手持针对准所选定的耳穴

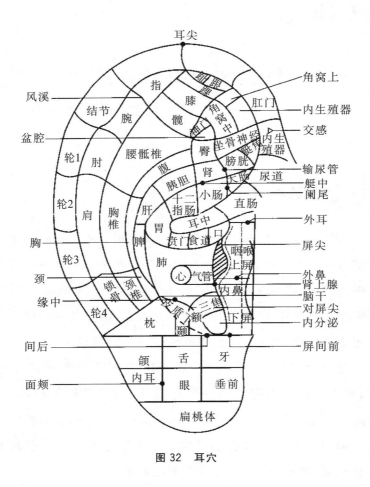

图 32　耳穴

敏感点进针。进针深度应以耳郭局部的厚薄而定,一般刺入皮肤 2～3 分,以透过软骨但不穿透对侧皮肤为度。留针期间可间隔捻转数次以加强刺激。每日 1 次或隔日 1 次.连续 10 次为 1 个疗程。此法可用于治疗临床各科多种疾病，尤其对疼痛性疾病效果显著。

2. 耳针疗法防治疾病原理

很多人都不是很清楚耳穴疗法为什么有效，其实，这主要是因为耳郭与经脉、脏腑、神经关系密切。

（1）耳郭与经脉的关系：从历史文献中可以看到，耳与经脉是有着密切关系的，早在马王堆帛书《阴阳十一脉灸经》中就提到了与上肢、眼、颊、咽喉相联系的"耳脉"。到了《内经》时期，不仅将"耳脉"发展成了手少阳三焦经，而且对耳与经脉、经别、经筋的关系都比较详细地记载在十二经脉循行中，有的经脉直接入耳中，有的分布在耳郭周围。如手太阳小肠经、手少阳三焦经、足少阳胆经等经脉、经筋分别入耳中，或循耳之前、后；足阳明胃经、足太阳膀胱经则分别上耳前，至耳上角；手阳明大肠经之别络入耳合于宗脉。六条阴经虽不直接入耳或分布于耳郭周围，但均通过经别与阳经相合。因此，十二经脉均直接或间接上达于耳。所以《灵枢·口问》说："耳者，宗脉之所聚也。"《灵枢·邪气脏腑病形》亦说："十二经脉，三百六十五络，其血气皆上于面而走空窍。其精阳气上走于目而为睛，共别气走于耳而为听。"

临床实践中发现，接受耳针或耳穴贴压治疗的病人，有轻微的触电或气体流动或一股发热暖流感由耳郭沿着一定路线向身体的某一部位放射,其经过路线大部分与经脉循行的路线相似。如对针刺经穴循经感传显著的受试者、刺激耳穴时出现循经感传进行了观察。在 104 次的测试中,90 次所诱发的感传的循行路线与耳穴刺激互有特异的对应关系,约占 86.5%,其余 14 例感传系沿着同名经、表里经或其他无关经脉的路线循行。由此可见,耳与十二经脉的关系十分密切。故而刺激耳郭上的耳穴,具有疏通经络、运行气血的功能,从而达到防治疾病的目的。

(2)耳郭与脏腑的联系:耳与五脏六腑的关系十分密切,是机体体表与内脏联系的重要部位。在经典著作中,有关耳与脏腑的关系论述很多。如《素问·金匮真言论》说:"南方赤色,入通于心,开窍于耳,藏精于心。"《灵枢·脉度》亦说:"肾气温于耳,肾和则耳能闻五音矣。"《难经·四十难》也说:"肺主声,故令耳闻声。"后世医著在论述耳与脏腑的关系时更为详细,如《千金方》中说:"……神者,心之脏……心气通于舌,非窍也,其通于窍者,寄见于耳,荣华于耳。"《证治准绳》也说:"肾为耳窍之主,心为耳窍之客。"《厘正按摩要术》中进一步将耳背分为心、肝、脾、肺、肾五部,其云:"耳珠属肾,耳轮属脾,耳上轮属心,耳皮肉属肺,耳背玉楼属肝。"以上这些论述,体现了耳与脏腑在生理方面是息息相关的。临床用电针耳穴胃区,观察对人体胃电的影响。实验结果表明,针刺耳穴胃区对胃电的波幅和频率,其效应呈良性双向性调整作用,即针前胃电波幅和频率偏低者,针

后可提高;针前偏高的针后则能降低。提示针刺耳穴胃区
对病理状态下的胃、十二指肠具有良好的改善功能,有恢复
其功能正常的作用,说明针刺耳穴胃区对胃功能调整有相
对的特异性,更加证实了耳穴和内脏之间存在着密切联系。
因此针刺或贴压耳穴可调节脏腑和器官功能活动,从而治
疗疾病。

(3)耳郭与神经关系:耳郭的神经很丰富,有来自脊神
经颈丛的耳大神经和枕小神经;有来自脑神经的耳颞神经、
面神经、舌咽神经、迷走神经的分支以及随着颈外动脉而来
的交感神经。

分布在耳郭的耳颞神经属三叉神经下颌支的分支,除
司咀嚼运动和头面感觉外,还与脊髓发生联系;面神经除司
面部表情肌运动外,还管理一部分腺体。延髓发出的迷走
神经和舌咽神经对呼吸中枢、心脏调节中枢、血管运动中
枢、唾液分泌中枢(呕吐、咳嗽中枢)等都有明显的调节作
用。来自脊神经的耳大神经、枕小神经除管理躯干、四肢、
骨关节肌肉运动以外,还支配五脏六腑的运动。由脑、脊髓
部发出的副交感神经和脊髓胸、腰部发出的交感神经(分布
在耳郭上的迷走神经属副交感神经,交感神经在耳郭上伴
动脉分布)所组成的内脏神经,对全身的脏器几乎有双重支
配作用,两者互相抵抗,而又互相协调,共同维持全身脏腑
和躯干四肢的正常运动。

从耳郭神经分布看出,耳郭与全身有密切联系。从耳

郭神经分布的显微观察,更可以看出耳郭和神经系统有密切联系。神经进入耳郭后,从表皮至软骨膜中会有各种神经感受器:游离丛状感觉神经末梢、毛囊神经感觉末梢及环层小体;耳肌腱上和耳肌中存在有单纯型和复杂型丛状感觉神经末梢、高尔基型腱器官、露菲尼样末梢及肌梭。由于耳郭含有浅层和深层感受器,在耳穴治疗中如手法行针、耳穴按压、电脉冲、激光、磁力线等不同刺激方法出现的"得气",可能是兴奋了多种感觉器尤其是痛觉感觉器,接受和传递各种感觉冲动汇集到三叉神经脊束核。然后,由该核传递冲动至脑干的网状结构,从而对各种内脏活动和各种感觉功能的调节起到重要的影响。

3. 耳部穴位的探查方法

当人体脏腑或躯体有病时,往往在耳郭相应部位出现反应点(胃病在胃区),实践证明,刺激这些反应点疗效较好。所以应用耳穴贴豆时除参考耳穴分布图外,还应结合探查来确定其反应点,可以提高疗效。

(1)压痛点探查法:在病人配合下,用探针或毫针针柄在与疾病相应的耳郭部位按压,探查出压痛最敏感的穴点。

(2)肉眼观察法:观察耳郭上的变形、变色等现象,如鳞屑、水疱、丘疹、硬结、色素沉着、血管形态变异等。

（3）电测定法：通过仪器测定耳穴的电阻、电位、电容等变化。常用测定皮肤电阻的"良导点测定器"，可使电阻低的耳穴通过指示灯、音响，或在仪表上反映出来，供诊断参考。

4. 痛风病的耳穴诊断方法

视诊：耳郭有数目不等白色结节——痛风石。

触诊：结节质硬。

电测：肾、相应部位阳性反应或强阳性反应。

5. 痛风病的耳穴治疗

取穴：肾，相应阳性反应部位。

操作方法：耳穴治疗以调整机体代谢功能，防止酸盐蓄积，增强肾利尿作用，防止肾结石。配合饮食控制，多饮矿物质水，阻止积石累积，预防痛风发作。用毫针治疗或者用耳穴贴压、激光、电刺激等方法。5～10 次为 1 个疗程。

第16法

防治痛风的拔罐治疗法

1. 拔罐疗法是一种有效的治病法

拔罐法又名"火罐气""吸筒疗法",古称"角法"。这是一种以杯罐作工具,借热力排出其中的空气产生负压,使吸着于皮肤,造成郁血现象的一种疗法。古代医家在治疗疮疡脓肿时用它来吸血排脓,后来又扩大应用于肺痨、风湿等内科疾病。新中国成立以后,由于不断改进方法,使拔罐疗法有了新的发展,进一步扩大了治疗范围,成为针灸治疗中的一种重要疗法。

火罐疗法,是中医学遗产之一,在我国汉族民间使用很久了。晋代医学家葛洪著的《肘后备急方》里,就有角法的记载。所谓角法,是用挖空的兽角来吸拔脓疮的外治方法。

唐代王焘著的《外台秘要》,也曾介绍使用竹筒火罐来治病,如文内说:"取三指大青竹筒,长寸半,一头留节,无节头削令薄似剑,煮此筒子数沸,及热出筒,笼墨点处按之,良久，以刀弹破所角处，又煮筒子重角之，当出黄白赤水，次有脓出，亦有虫出者，数数如此角之，令恶物出尽，乃即除，当目明身轻也。"从以上介绍的角法和青竹筒制火罐的情况看来，我国晋、唐时代早已流行火罐了。

2 中医拔罐为什么可治疗痛风

中医学认为，拔罐可以开泄腠理、扶正祛邪。疾病是由致病因素引起机体阴阳的偏盛偏衰，人体气机升降失常，脏腑气血功能紊乱所致。

当人体受到风、寒、暑、湿、燥、火、毒、外伤的侵袭或内伤情志后，即可导致脏腑功能失调，产生病理产物，如瘀血、气郁、痰涎、宿食、水浊、邪火等，这些病理产物又叫致病因子，通过经络和腧穴走窜机体，逆乱气机，滞留脏腑；淤阻经脉，最终导致种种病症。

拔罐产生的吸拔力作用在经络穴位上，可将毛孔吸开并使皮肤充血，使体内的病理产物从皮肤毛孔中吸出体外，从而使经络气血得以疏通，使脏腑功能得以调整，达到防治疾病的目的。中医学认为拔罐可以疏通经络，调整气血。

经络有"行气血，营阴阳，濡筋骨，利关节"的生理功能，如经络不通则经气不畅，经血滞行，可出现皮、肉、筋、脉及关节失养而萎缩，或血脉不荣、六腑不运等。

通过拔罐对皮肤、毛孔、经络、穴位的吸拔作用，可以引导营卫之气始行输布,鼓动经脉气血,濡养脏腑组织器官,温煦皮毛,同时使虚衰的脏腑功能得以振奋,畅通经络,调整机体的阴阳平衡,使气血得以调整,从而达到健身祛病疗疾的目的。

3. 现代医学对中医拔罐作用机制的认识

中医拔罐作用机制有哪些呢?我们一起看看下面的内容吧!

(1)负压作用:国内外学者研究发现,人体在火罐负压吸拔的时候,皮肤表面有大量气泡溢出,从而加强局部组织的气体交换。通过检查,也观察到负压使局部的毛细血管通透性变化和毛细血管破裂,少量血液进入组织间隙,从而产生淤血,红细胞受到破坏,血红蛋白释出,出现自家溶血现象。在机体自我调整中产生行气活血、舒筋活络、消肿止痛、祛风除湿等功效,起到一种良性刺激,促其恢复正常功能的作用。

(2)温热作用:拔罐法对局部皮肤有温热刺激作用,使热寒得以交换。以大火罐、水罐、药罐最明显。温热刺激能使血管扩张,促进以局部为主的血液循环,改善充血状态,加强新陈代谢,使体内的废物、毒素加速排出,改变局部组织的营养状态,增强血管壁通透性,增强白细胞和网状细胞的吞噬活力,增强局部耐受性和机体的抵抗力,起到温经散寒、清热解毒等作用，从而达到促使疾病好转的目的。

（3）调节作用：拔罐法的调节作用是建立在负压或温热作用的基础之上的，首先是对神经系统的调节作用，由于自家溶血等给予机体一系列良性刺激，作用于神经系统末梢感受器，经向心传导，达到大脑皮质；加之拔罐法对局部皮肤的温热刺激，通过皮肤感受器和血管感受器的反射途径传到中枢神经系统，从而发生反射性兴奋，借以调节大脑皮质的兴奋与抑制过程，使之趋于平衡，并加强大脑皮质对身体各部分的调节功能，使患部皮肤相应的组织代谢旺盛，吞噬作用增强，促使机体恢复功能，阴阳失衡得以调整，使疾病逐渐痊愈。其次是调节微循环，提高新陈代谢。微循环的主要功能是进行血液与组织间物质的交换，其功能的调节在生理、病理方面都有重要意义。且还能使淋巴循环加强，淋巴细胞的吞噬能力活跃。此外，由于拔罐后自家溶血现象，随即产生一种类组胺的物质，随体液周流全身，刺激各个器官，增强其功能活力，这有助于机体功能的恢复。

（4）特殊的作用：不同的拔罐法各有其特殊的作用。如走罐具有与按摩疗法、保健刮痧疗法相似的效应，可以改善皮肤的呼吸和营养，有利于汗腺和皮脂腺的分泌，对关节、肌腱可增强弹性和活动性，促进周围血液循环；可增加肌肉的血流量，增强肌肉的工作能力和耐力，防止肌萎缩；并可加深呼吸，增强胃肠蠕动，兴奋支配腹内器官的神经，增进胃肠等脏器的分泌功能；可加速静脉血管中血液回流，降低大循环阻力,减轻心脏负担,调整肌肉与内脏血液流量及贮备的分布情况。缓慢而轻的手法对神经系统具有镇静作用;急速而重的手法对神经系统具有一定的兴奋作用。

4. 防治痛风常用的拔罐工具

(1)竹罐:竹罐(图 33),泛指用竹子加工而成用来装物品的器皿,其广泛地运用于生活当中,常见的有"竹筒酒""竹筒饭""竹筒茶"等,还有由竹筒演变而成的乐器。常见竹罐有两种。

一种是竹制火罐:用火力排气法时,选取坚实成熟的老竹子,按竹节截断,一端留节作底,一端去节作口,削去外面老皮,做成中间略粗、两端稍细,形如腰鼓的圆柱形竹筒。竹筒口底要平、四周要光,长 8~10cm,罐口直径有 3cm、4cm、5cm 3 种。为美观耐用,可涂彩色油漆于罐外。竹罐可因日久不用而过于干燥,甚至破裂,以致漏空气,因此,在使用前先用温水浸泡几分钟,可使竹罐质地紧密不漏气。

一种是竹制煮罐:采用水或药液煮罐或熏罐法时,选取色淡黄、微绿而质地坚实的竹管(绿竹过于幼嫩、含水多、纤维疏松,煮罐后管壁过热容易发生烫伤,且管壁柔软不耐用;年久的枯竹,管壁较脆、易裂,也不耐用),制成长 8~10cm,厚 2mm,直径 1.5~5cm 大小的竹罐,每根竹竿的尖端至下端均可应用。

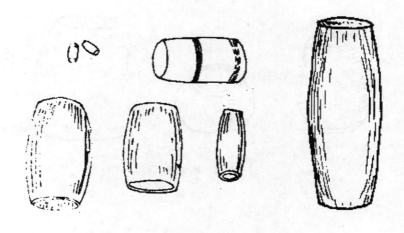

图 33　竹罐

竹罐的优点：轻便、耐用、价廉、不易打碎，比重轻、吸得稳、能吸收药液，且容易取材、制作方便。

竹罐的主要缺点：易燥裂漏气，不透明，不易观察皮肤颜色的变化及出血情况。

(2)陶瓷罐：陶瓷罐是陶罐和瓷罐的统称(图 34)，汉唐以后较为流行，一般不严格区分。在北方农村较普遍使用。多是用陶土涂黑釉或黄釉后烧制而成。口、底平，里外光滑，中间略大，两端略小，如瓷鼓状，一般长 4～9cm，直径 3～8cm，厚薄适宜，罐口光滑。陶瓷罐适用于火力排气法。

陶瓷罐的优点：价格低廉，吸拔力大，易保管，易于消

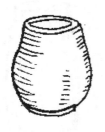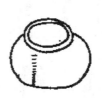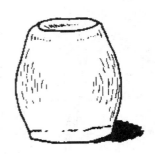

图 34 陶瓷罐

毒,适用于多个部位,可用于多种手法。

陶瓷罐的主要缺点:罐具较重,容易打破,不便携带,无法观察罐内皮肤变化,故不用于血罐。

(3)玻璃罐:玻璃罐是用耐热玻璃烧制而成,腔大口小,罐口边缘略突向外(图 35)。按罐口直径及腔的大小,可分为大、中、小 3 种型号。在医疗单位较多用。凡是口小且光滑、腔大、有吸拔力的玻璃器皿(如罐头瓶、玻璃茶杯、药瓶等)均可代替火罐应用。玻璃罐适用于火力排气法。

玻璃罐的优点:造型美观,清晰透明,便于拔罐时在罐外观察皮肤的变化。由于可掌握出血量的多少,特别适用于刺络拔罐法、走罐法。

玻璃罐的缺点:容易破碎,导热快,易烫伤。

(4)刺血罐:所谓血罐,是在后背的穴位处用梅花针扎

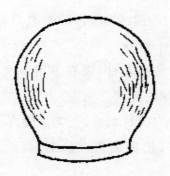

图 35　玻璃罐

15 下左右,用拔罐将瘀血抽出(图 36),达到通络的作用,属于中国的传统疗法之一,拔罐的一种,对于治疗急性经脉淤堵有奇效。

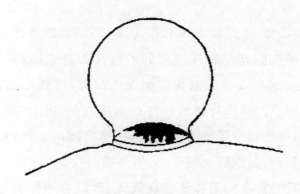

图 36　刺血罐

具体的操作用法如下。

（1）用 75％的乙醇或 0.2％的碘酒消毒患处，穴位根据病情现场配。

（2）用三棱针或梅花针（现在多用一次性采血针），在所选穴位处进行点刺或扣刺。

（3）在所选的穴位针刺后，拔上火罐，静待 10 分钟左右。

（4）取掉罐子，擦掉拔出来的毒血，然后再以乙醇或碘酒反复消毒收口。

注意事项：消毒一定要严格，避免感染.操作者最好戴上橡胶手套，不要沾染患者的血液，避免血液传染疾病。

禁忌人群：身体久虚者，有出血倾向者，血液病患者，血小板减少者，精神病患者。

5. 痛风拔罐需要配用的材料

（1）乙醇：火罐是以火热作为排气的手段，因此，在治疗时常选用热能高而又挥发快的乙醇作为首选燃料，其浓度为 75％～95％。在家庭拔罐如无乙醇时，可选用高度数的白酒代用。乙醇作为燃料的特点是热能高、火力旺，燃烧后无油烟，可使罐内保持清洁，能迅速排出罐内空气，负压大，吸拔力强，当盖罐后火便速灭，不易烫伤皮肤。

（2）油料：在民间有些群众拔罐，常以食油作为燃料，但它挥发得慢，又易污染皮肤，现在很少使用；若用应采取闪火法,以减少皮肤污染。

（3）纸片:纸片也是常用的燃料,在应用中应选择质薄者,以免造成燃烧不全影响排气,或因纸厚造成火炭坠落而灼伤皮肤,因此不宜选用厚硬及带色的纸张。因纸片燃点低,热力不够,影响排气,还会出现结炭坠落而烫伤皮肤,故一般不宜选用。

（4）消毒清洁剂:酒精脱脂棉球,是常用的消毒清洁用品,术前用以清洁皮肤、消毒罐具,拔罐时用以燃火排气。在拔罐过程中,有时可因失误而烫伤皮肤,故在术前还需准备一些纱布敷料、医用胶布、甲紫、烫伤药膏之类,以作应急之用。

（5）润滑剂:润滑剂是在治疗前涂在施术部位和罐口的一种油剂,以加强皮肤与罐口的密接度,保持罐具吸力。一般常选用凡士林、液状石蜡油、红花油、按摩乳及家庭用的植物油、水等作润滑剂。有时走罐为提高治疗效果常需润滑液。

6. 拔罐常用的排气方法

（1）投火法:用小纸条点燃后,投入罐内,不等纸条烧完,迅速将罐罩在应拔的部位上,这样纸条未燃的一端向下,可避免烫伤皮肤（图 37）。

（2）闪火法:先用干净毛巾蘸热水将拔罐部位擦洗干净,然后用镊子捏紧棉球稍蘸乙醇,火柴燃着,用闪火法,往玻璃火罐里一闪,迅速将罐子扣在皮肤上（图 38）。

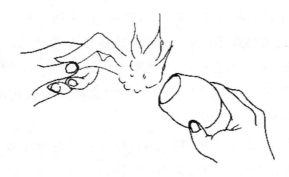

图 37　投火法

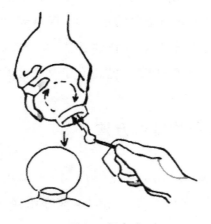

图 38　闪火法

（3）架火法：将不易燃烧、传热的物体，如瓶盖、小酒盅等（直径要小于罐口），置于施术部位，然后将 95％乙醇数滴或酒精棉球置于瓶盖或酒盅内,用火将乙醇点燃后,将罐迅速扣下的火罐法(图 39)。

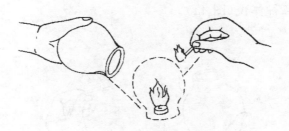

图 39 架火法

弹簧架火法属架火法的另一种形式,此法同样适于火罐的架火法(图 40)。

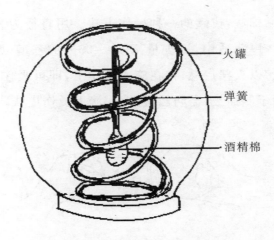

图 40 弹簧架火法

（4）滴酒法：在罐底部滴入乙醇数滴，保持罐口向上，一手持罐将罐横放，旋转 1～4 周，使乙醇均匀地沾附在罐内壁上，另一手持火柴点燃乙醇后，迅速扣在应拔部位上。此法适用于各种体位（图 41）。

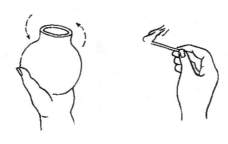

图 41　滴酒法

（5）贴棉法：拔罐的一种操作方法。用直径为 2cm 左右的棉花片，厚薄适中，浸少量 75％～95％的乙醇，贴在罐内壁的中段，以火柴点燃，扣在施术部位上，即可吸住（图 42）。此法多用于侧面拔，需防乙醇过多、滴下烫伤皮肤。

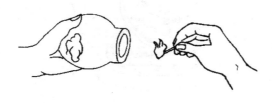

图 42　贴棉法

常见拔罐的方法

（1）留罐（定罐、坐罐）法：又称坐罐法，是指罐拔在应拔部位后留置一段时间的拔罐方法（图 43），是历史最悠久、适用最广泛的一种拔罐法，在医院治疗及家庭保健中都经常被使用。

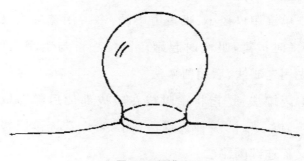

图 43　留罐法

①适用范围：适用于以寒邪为主的疾病。脏腑病、久病，病位局限、固定、较深者，多选用此方法。如经络受邪（外邪）、气滞血瘀、外感表证、皮痹、麻木、消化不良、神经衰弱、高血压等病症，用之均有疗效。

②操作要领：病变部位较小或压痛点为一点，可用单罐；病变范围广泛，病情复杂者，用多罐。因根据罐具多少

不同,又分为单罐留罐法和多罐留罐法两种。后者因罐具距离与罐数不同,又分为密排法(罐距<3.5cm)、疏罐法(罐距>7cm)。留罐时间一般为 10～25 分钟(不宜超过 30 分钟),小儿和年老体弱者以 5～15 分钟为宜。用多罐拔罐时,宜采用先上后下和从外向内的顺序;罐具的型号应当是上面小下面大,不可倒置。

病情实证多用泻法,单罐用口径大、吸拔力大的,多罐用密排罐法(吸拔力大),吸气时拔罐,呼气时起罐。虚证多用补法,单罐用口径小、吸拔力小的,多罐用疏罐法(吸拔力小),呼气时拔罐,吸气时起罐。留罐法可与走罐法结合使用,即先用走罐法,后用留罐法。

(2)闪罐法:是指将罐吸拔在应拔部位后随即取下,如此反复一拔一取的一种拔罐法(图 44)。若连续吸拔 20 次左右,又称连续闪罐法。

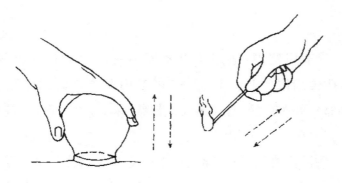

图 44　闪罐法

①适用范围:凡以风邪为主的疾病,如肌肤麻木、疼痛、病位游走不定者,如肌肉萎缩、局部皮肤麻木或功能减退的虚弱病症及卒中后遗症等,多采用此法。此外,由于此法属于充血拔罐法,拔后在皮肤上不留瘀紫斑,故较适合面部拔罐。皮肤不太平整,容易掉罐的部位也多用此法。

②操作要领:用镊子或止血钳夹住蘸有适量乙醇的棉球,点燃后迅速送入罐底,立即抽出,将罐拔于施术部位,然后将罐立即取下,按上述方法再次吸拔于施术部位,如此反复多次至皮肤潮红为止。操作者应随时掌握罐体温度,如感觉罐体过热,可更换另一罐继续操作。通过反复的拔、起,使皮肤反复的松、紧,反复的充血、不充血、再充血形成物理刺激,对神经和血管有一定的兴奋作用,可增加细胞的通透性,改善局部血液循环及营养供应。

③注意事项:拔罐时要注意火屑勿落在患者身上,防止烫伤。在应用闪火法时,棉球乙醇不要太多,以防乙醇滴下烧伤皮肤;用贴棉法时,应防止燃着的棉花脱落;用架火法时扣穴要准,不要把燃着的火架撞翻。

(3)走罐法:走罐法又称推罐法、拉罐法、行罐法、移罐法、滑罐法等,是指在罐具吸拔住后,再反复推拉、移动罐具,扩大施术面积的一种拔罐方法(图 45)。此法且兼有按摩作用,在临床中较为常用。

①术前准备:本法所采用的罐具口径,应在 3cm 以上,罐口宜边宽而非常光滑,以玻璃罐为宜。润滑剂可依病情

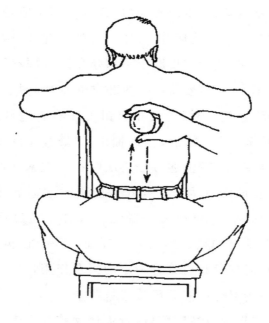

图 45 走罐法

需要而选用温水、酒类、油类、乳剂、油膏等。

②排气方法:走罐法可选用闪火法、投火法等火力排气法进行排气,其中以闪火法较为常用,但火力要小,吸拔力的大小以推拉顺手、患者疼痛轻微为宜。

③适用范围:凡某些经络、脏腑功能失调,沉寒痼冷,积聚,经脉、气血阻滞,筋脉失养,外感等疾病,如外感、皮痹、

高血压、胃肠功能紊乱，心悸、失眠、寒湿久痢、坐骨神经痛、痛风、肌肉萎缩等都可选用。

④操作要领：拔罐前，先在罐口及应推拔部位涂一些润滑剂，如水、香皂水、酒类、油类、乳剂等。罐具吸住后，用手扶住罐底，用力在应拔部位上下或左右缓慢地来回推拉。推拉时，将罐具前进方向的半边略提起，以另半边着力。一般腰背部宜沿身体长轴方向上下推拉；胸胁部宜沿肋骨走向推拉；肩部、腹部宜用罐具在应拔部位旋转移动（故又称旋罐法），四肢部宜沿长轴方向来回推拉。需加大刺激时，可以在推拉旋转的过程中对罐具进行提、按，也可稍推拉或旋转即用力将罐取下重拔，反复多次（取罐时常有响声，又称响罐法）。用水、香皂水、酒类等润滑剂时（用香皂水作润滑剂拔走罐时，又称滑罐法），应随时在罐具移动的前方涂擦润滑剂，以免因润滑不够引起皮肤损伤。

走罐法操作的关键在于，当罐具吸住之后，要立即进行推拉或旋转移动，不能先试探是否吸住，否则推拉时就难以移动，用大力推拉会造成患者疼痛，甚至皮肤损伤。在推拉、旋转几次之后，才能停歇。此外，推拉、旋转的速度宜缓慢，每次推拉移动的距离不宜过长，推拉至皮肤呈潮红、深红或起丹痧点为止。

走罐操作路线见图46。

根据病情不同，宜采用不同的走罐手法。常用走罐操作手法有以下3种。

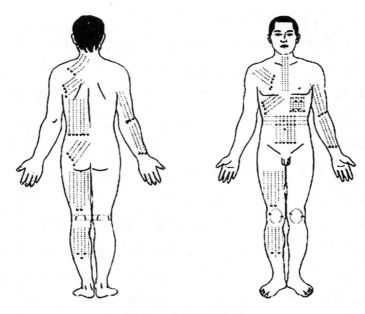

图 46 走罐操作路线

一是轻吸快推术：选用小号玻璃火罐，以吸入罐内皮肤面高于罐外 3～4mm，皮肤微微潮红为度。在施术皮肤涂以温水，以每秒钟约 30cm 的速度走罐，常用于外感表证、肺卫失宣、皮痹麻木等证，疗效甚佳。

此术吸附力轻，刺激量小，主要是影响皮部的功能，故以走罐后施术部位或周身汗出时疗效最佳。其对皮部产生的适宜刺激能够宣行卫气、祛除表邪，因此，应用于外感、皮痹麻木等症疗效明显，外感宜 3 小时施术 1 次，一般 1～3 次即愈，而皮痹麻木之症，如末梢神经炎等，则需每日施术 1～2 次，多在 6～10 次后收效。由于足太阳主一身之表阳，结合本术的作用特点，在施术部位上多以足太阳皮部为主，皮痹麻木之症可配合局部施术。

二是重吸快推术：火罐吸拔后，以吸入罐内皮肤面高于罐外 8mm 以上，皮肤紫红为度。施术皮肤涂以蓖麻油。走罐速度每秒钟 30cm 左右。一般腹、背部用大、中号火罐，四肢用小号火罐。适宜于治疗某些经脉、脏腑功能失调的疾病，如高血压、胃肠功能紊乱、心悸失眠等多种疾病。

此术吸附力强、刺激量大，其作用主要是通过皮部、腧穴影响经脉气血，进而调整脏腑功能。常选用背部腧穴或腹部经脉皮部为主，背俞穴是脏腑经气输注于背部的部位，所以，脏腑经脉病变时，背俞穴是走罐的必选部位。然后依病变脏腑、经脉选用相应的经脉皮部走罐。如高血压属阴虚阳亢之证者，于腹部两侧足太阴经之间走罐 5 遍，患者自觉腹部灼热，并有热流沿大腿内侧向足部传导；脘腹胀满之疾则于腹部足太阴、足阳明经脉所在之部走罐，顿觉腹中搅动，脘腹胀满之症得除。施术时间以每日 1 次为好，每次走罐 3～5 遍，一般在 1 个疗程之内可收到明显的疗效。

三是重吸缓推术：重吸后，蓖麻油涂于施术皮肤，以每秒钟 2～3cm 的速度走罐，使皮肤呈紫红色。背、腹部选用大、中号火罐，四肢用小号火罐。此术适宜于治疗沉寒痼冷、积聚、经脉气血阻滞、筋肉失于荣养等疾病,如寒湿久痢、坐骨神经痛、痛风及肌肉萎缩等症。

此术刺激量最大,能够吸拔沉滞于脏腑、经脉之阴寒痼冷从皮部、腧穴而出,并对局部筋肉有按摩作用,促进气血对筋肉的荣养。走罐部位以督脉、背俞穴和足太阳皮部为主,以激发阳气的温煦作用,驱除痼冷。本术刺激量大,施之太过,易伤皮肉,以每日施术 1 次为好。

小贴士

走罐要求选罐时罐具口必须十分光滑,防止擦伤皮肤。不能在骨突处推拉,以免损伤皮肤,或火罐漏气脱落。用水及酒类等易挥发的润滑剂时,应随时在前进方向不断涂擦,以免因润滑不够引起皮肤损伤。在施术过程中,推拉旋转的速度宜缓慢,快则易致疼痛,且每次推拉的距离不宜过长。皮肤出现紫色并有痛感时,必须停止治疗。起罐后擦净润滑剂,如与贮水罐、贮药罐配合应用,应防止药(水)液漏出。

(4)药罐法:药罐法是指拔罐与药疗配合,拔罐时或拔罐前后配合药物应用的一种拔罐方法(图 47)。随用药途径不同而分为药煮罐、药蒸汽罐、药酒火罐、贮药罐、涂敷药罐、药面垫罐及药走罐等。本法可根据需要,选用不同的排气方法及罐具,也可与针罐法、走罐法、按摩罐法等综合应用。此法适用范围广、疗效高,具有拔罐与药治的双重治疗效果。

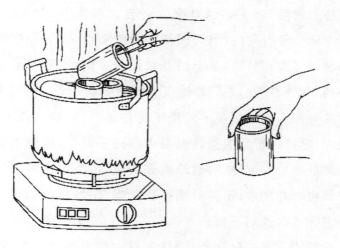

图 47　药罐法

煮药罐一般选用竹罐或木罐。同时根据不同病情的需要,而准备相应的药液。应用药罐法要根据病情需要选用相应的药物和用药途径选用药方(以辨证处方用药为佳,或常规用药)。用药最好要随症而定,辨证处方。具体用药多可参合应用。锅具以大砂锅、陶瓷锅、搪瓷锅为首选,不宜用铜锅、铁锅。

①药罐法适用范围:罐具经药液煎煮后,利用高温排出罐内空气,造成负压,使竹罐吸附于施术部位,这样既可起到拔罐时的温热刺激和机械刺激作用,又可发挥中药的药理作用,提高拔罐的治疗效果。

②操作要领

药煮罐法:将选好的对症方药装入布袋内,放入锅中,加水煮沸一段时间(煮沸时间依病情需要而定,如治疗外感的药物可煮沸几分钟,甚至用开水冲一下即可,舒筋活血药煮沸约 30 分钟等),再将竹罐放入药液中煮 2～3 分钟(不宜超过 5 分钟),然后用筷子或镊子将竹罐夹出、罐口朝下,甩去药液,迅速用折叠的消毒湿毛巾捂一下罐口,以便吸去药液和降低罐口温度,然后趁罐内充满蒸汽时,迅速将罐扣在应拔部位。扣罐后,手持竹罐按压约半分钟,使之吸牢。如系外感病症可选用下列药方。

煮药罐方之一(《针灸学》江苏省中医学校编):羌活、独活、紫苏、艾叶、石菖蒲、白芷、防风、当归、甘草各 1.5g,连须大葱头 60g。用清水 5000ml,煮数沸后备用。

煮药罐方之二:薄荷、荆芥、桑叶、菊花、连翘、金银花、牛蒡子、陈皮、杏仁、丹参、甘草各 9g,用清水 5000ml,煮数沸后备用。

药蒸汽罐法:将选好的药物水煮至沸,然后按水蒸汽排气法拔罐。随症选用药方,亦可用上述煮药罐方。

药酒火罐法：以药酒滴入罐内，以火力排气法拔罐。可随证选用下列药酒方。

樟脑桂附配方（《外治汇要》）：桂枝、附子、吴茱萸、生姜各 5g，樟脑、薄荷脑各 2g。将上药装入瓶中，加入 75％乙醇适量（约 500ml），浸泡 2 周备用。

芎白血胡配方（《外治汇要》）：川芎、白芷、血竭、小茴香、木鳖子、延胡索、当归、乳香、没药、川乌、草乌、独活、羌活、防风、泽兰、红花各等份，冰片少许。用 75％乙醇适量，浸泡 2 周备用。

贮药罐法：适用各种罐具。用火力排气法，或抽气排气法、挤压排气法。除以药液代替水贮于罐内之外，操作同"贮水罐法"。用药可用煮药罐方或药酒方，或随证选方用药。

涂敷药罐法：是指拔罐前后，或拔罐时在应拔部位涂敷药乳、药酒、药糊、药膏等的拔罐方法，用"留罐法"。排气方法可用火力排气法或药煮、药蒸汽排气法，亦可用抽气排气法。常用涂敷药方如下。

参龙白芥膏（《中国针灸》1989 年）：白芥子、细辛、甘遂、吴茱萸、苍术、青木香、川芎、雄黄、丁香、肉桂、皂角各等份，红参 1/10 量，共研细末，每 10g 用海龙 1 条、麝香、冰片少许。用时以鲜生姜汁适量调成膏糊状，备用。每用少许涂敷应拔部位。

三黄解毒液：黄芩、黄连、生大黄、栀子、蒲公英、重楼、生甘草各 9g,水煎成 30%药溶液,再加入樟脑 3g 和冰片 1.5g,溶化后备用。每取此药液涂擦应拔部位或患处,凡热毒诸症均可用之。

药面垫罐法:是将药面垫置于应拔部位再拔罐的一种治疗方法。即将选好的药物共研细末,每取适量药末用水调匀涂敷;或在面粉中加药末按比例约为 1∶20 制成含药的药面垫,置于应拔部位,用留罐法拔罐。

药走罐法:药走罐与走罐法的不同之处是以药液、药乳、药酒、药油等作为走罐润滑剂的拔罐方法。本法可根据需要选用不同的排气方法。也可与针罐法、按摩拔罐法等综合运用。

③药罐操作注意事项:根据病情,选择拔罐部位,摆好病人体位。拔罐位每次都要更换,以免损伤皮肤。注意留罐时间,不能超过 20 分钟。视病情决定应用吸拔力的大小。根据病情,选取吸拔药罐的数目。应用的药物也根据病情决定。不要在血管浅显处、心搏处、鼻、眼、乳头、皮肤细嫩、毛发多或凹凸不平处拔药罐。治疗时要严密观察患者局部和全身反应。注意对所应用药物有否过敏。病人发狂、烦躁不安、或者全身出现剧烈抽搐的;久病体弱致全身极度消瘦、皮肤失去弹性的;患出血性疾病,有广泛皮肤病者、皮肤易过敏者;病人有心力衰竭或者全身水肿者,不宜使用拔药罐疗法。

(5)熨罐法:熨罐法也叫滚罐法,是在闪罐法的基础上演化而来的(图 48)。当反复闪罐使罐体变热时,立即将罐体翻转,用温热的罐底按摩穴位或皮肤。使用熨罐法要掌握好罐的温度,温度过高容易烫伤皮肤,过低则达不到熨罐的效果。熨罐法可以与闪罐法配合使用,当闪罐法罐底发热时则可翻转罐体施用熨罐法,当熨罐法罐体变凉时即可翻转罐体采用闪罐法治疗。

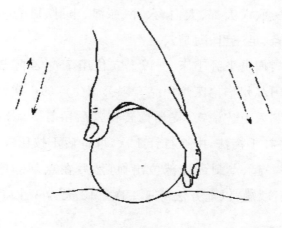

图 48 熨罐法

8. 痛风患者针罐结合法常用处方

方一:取穴阿是穴(红肿最明显处)、丘墟、太冲、太白、内庭。随症加减:肿痛在膝部者加内、外膝眼;肿痛在踝部者加商丘。

操作:局部常规消毒,用 1.5 寸 28 号毫针刺入穴位,得气后根据病情缓急采取行针之法即急性期用泻法、恢复期用平补平泻法,留针 30 分钟;起针后阿是穴用梅花针叩刺出血,加拔火罐,出血量以 3～10ml 为宜,取罐后再次消毒。急性期每日治疗 1 次,恢复期隔日治疗 1 次,均 7 次为 1 个疗程。

方二:取穴大都、太白、太冲、照海、申脉、昆仑、丘墟、足临泣、丰隆、足三里、阿是穴。

操作:病员平卧于床上,以上穴位用 75％乙醇常规消毒后,用中国苏州华伦医疗用品有限公司生产的 1 次性无菌毫针,快速刺入上述诸穴,提插捻转得气后留针 30 分钟取针,手法用平补平泻法,中途行针 1 次,取针后不按压针孔,再用 3 针合在一起,点刺最痛部位出血,然后在点刺部位拔火罐 15 分钟后取罐,以上方法每日 1 次。10 天为 1 个疗程,1 周休息 2 天。

方三:取穴阿是穴。随症加减:上肢取曲池、外关、合关、八邪;下肢取血海、足三里、悬钟、太冲、八风。

操作:所选穴位常规消毒。阿是穴即痛点,以三棱针在其红肿周围点刺 5～9 次,以出血 10～20 滴为宜;点刺后,即在该处拔火罐,留罐 10～15 分钟。针刺穴位以 28 号 1～1.5 寸不锈钢针刺入,得气后平补平泻,留针 20 分钟。同时,无论上下肢均采用局部病变处围刺法。以上两法,先行刺络拔罐,起罐后行针刺。初起红肿期,每日刺络拔罐 1 次,连续 3 日,肿退之后则隔日 1 次,5 次为 1 个疗程。针刺法每日 1 次,10 次为 1 个疗程。

方四:取穴阿是穴。

操作:常规消毒患部,用七头梅花针叩刺至出血,然后用投火法拔罐,留罐 15～30 分钟;待罐中拔出 10ml 血液取罐,然后再次消毒。每日 1 次。

9. 痛风患者灌肠合针罐疗法

灌肠方:生大黄、薏苡仁、苍术各 10g,石膏 15g,毛冬青、益母草各 20g。针罐方:双侧八风、三阴交、阴陵泉、血海、上巨虚、下巨虚、曲池、合谷。输液方:复方丹参注射液。

随症加减(针罐):肿痛关节局部穴位 2～4 个。

灌肠:上药水煎取汁 150ml,待凉后行保留灌肠 1～1.5 小时。前 5 天每晚 1 次,以后隔日 1 次,共治疗 10 次。针刺:穴位皮肤常规消毒后,选用一次性针灸针快速进针,行捻转泻法,每隔 10 分钟行针 1 次,留针 30 分钟,快速出针;肿痛关节处穴位采用一次性针头刺络放血,然后用小火罐拔出所放血液,5 分钟后取罐,再用消毒棉签擦净(如关节肿胀消退后则停止刺络放血)。每天 1 次,连续治疗 15 天。输液:治疗初期,复方丹参注射液 20ml,每日 1 次,连续 3 天,静脉滴注。

小贴士

　　针罐是用毫针针刺与拔罐相结合的一种方法。临床实践证明,针刺具有增强拔罐的疏通经脉气血、祛除邪气、调理阴阳的效应,两者具有协同治疗的作用,普遍适应于各种类型的病症。其中,对重症及病情复杂的患者尤为适用。此外,配合指针,多用于小儿疾病;配合火针,多用于痈疽疖肿、甲状腺肿大、淋巴结核等病证;配合电针,可用于一些顽固性疾病。

第 17 法

痛风穴位敷贴治疗法

1 穴位贴敷的理论依据

　　穴位贴敷的治疗方法既有穴位刺激作用又通过特定的药物吸收以发挥明显的药理作用,本疗法可发挥药物、腧穴的双重治疗作用而使疗效倍增。

　　(1)经络学说:穴位贴敷使外用敷药通过皮毛、经穴、经脉而起作用,达到以肤固表,以表托毒,以经通脏,以穴除邪、扶正强身的目的。《灵枢·海论》说:"十二经脉者,内属于脏腑,外络于肢节。"《灵枢·九针十二原》注:"节之交三百六十五合;所言节者,神气之所游行出入也,非皮肉筋骨也。"指出经络内属脏腑,外络肢节,沟通表里,是一切疾病的反应部位。《灵枢·本藏》说:"经脉者,所以行气血而营阴阳,濡筋骨,利关节者也。"指出经络的根本功能是运行气血、协调阴阳,营养和控制全身。腧穴不仅是经气游行出入体表之所在,而且有反映病痛和通过针灸刺激以达到补虚泻实,防病治病的作用。借助穴位本身的治疗作用和经络沟通表里的属性穴位贴敷疗法不但能治疗局部病变,还可通过经络腧穴与脏腑的联系治疗全身疾病。

(2)药物特性:各种药材除具备寒热温凉、升降沉浮的特性外还各自具有解表、清热、理气、理血、祛风、安神、调补气血等作用。《理瀹骈文》云:"外治之理,即内治之理,外治之药,亦即内治之药,所异者发耳。"说明内服有效的药物也可以作为外敷之用。药物之不同的气味均可通过经络系统直达病所发挥作用,药物的使用总纲无异于内服疗法,寒者热之,热者寒之。虚则补之,实则泻之,即吴氏所说的"郁者以宣,乖者以协,泛者以归,停者以逐,满者以泄,劳者以破,滑者以留,阻者以行,逆上者为之降,陷下者为之提,格于中者为之通,越于外者为之敛"。

(3)功效:穴位贴敷的功效可概括为 4 个字"拔""截""通""调"。凡病所聚集之处"拔"之则病邪能出,免除深入内陷之患;"截"之则邪气内消,解除妄行传遍之虞;"通"可行滞解郁,化积消瘀,调和营卫;"调"之则阴平阳秘,无脏腑偏盛偏虚之虑。具体而言可包括活血祛瘀,通络止痛;清热解毒,消肿止痛;祛痰解痉,软坚散结;疏通经络,祛风除邪;调和阴阳,健脾开胃;调整气血,强健脏腑等。

2. 穴位贴敷的作用原理

用现代医学解释,药物透过皮肤吸收的过程有 3 个步骤。一是释放，指药物从基质中释放出来扩散到皮肤或贴膜上。贴敷药物中所含的表面活性剂可促进被动扩散的吸收，增加表皮类脂膜对药物的透过率。二是穿透，指药物透过表皮进入内皮。在此过程中药物于体表局部形成一种汗水难以蒸发扩散的密闭状态，使角质层含水量提高。角质层经水合作用后可膨胀呈多孔状态，易于药物穿透。三是吸收，指药物透入皮肤与黏膜后通过血管进入体循环而产生全身作用。

(1)抗菌消炎：药理分析证实部分中药有抗菌、抗病毒的化学成分，因而对局部有良好的抗感染作用，同时部分药物还有抑制或杀灭真菌的作用。对外敷药化腐生肌作用的研究表明其可促进细胞的增生分化和肉芽组织的增长速度，在一定程度上加速伤口愈合。穴位贴敷能促进巨噬细胞的游出而巨噬细胞具有吞噬细菌、异物和坏死组织碎片，提高局部抗感染能力的作用，还有调节胶原代谢的作用，对伤口愈合有重要意义。因此穴位贴敷可改善创面血液循环，增加局部血氧供给，加速创面新陈代谢，促进创面愈合。

(2)提高免疫：穴位贴敷可刺激皮肤的神经末梢感受器，通过神经系统形成新的反射，从而破坏原有的病理反射联系；药物的刺激在大脑皮质形成一个新的兴奋灶，遗留下痕迹反射，长期的抑制作用改变了下丘脑—垂体—肾上腺皮质轴的功能状态，改善机体的免疫状态，增强机体抗病能力。如慢支患者在夏季穴敷，结果红细胞 C3b 受体花环率、淋巴细胞绝对值及植物血激素皮肤试验,均有不同程度提高,提示穴敷有调节免疫功能的作用,能增强机体非特异免疫力,降低过敏性。

(3)提高药效:现代医学研究认为,穴位给药的生物利用度明显高于一般给药,因腧穴对药物具有敏感性和放大效应。通过药物对皮肤的刺激引起皮肤和患部的血管扩张,促进局部和周身的血液循环,增强新陈代谢,改善局部组织营养,提高细胞免疫和体液免疫功能。此外经皮肤吸收的药物极少通过肝,也不经过消化道,一方面可避免肝及各种消化酶、消化液对药物成分的分解破坏,从而使药物保持更多的有效成分,更好地发挥治疗作用;另一方面也避免了因药物对胃肠的刺激而产生的一些不良反应。所以,此法可以弥补药物内治的不足。对于衰老稚弱者、病药格拒、药入即吐者尤宜。

近年来,人们还将透皮吸收促进剂引进中药外治领域,使药物呈分子或亚分子状态均匀地分布于基质中,以利于迅速、均匀的透皮吸收进入血液循环,既促进了外用药物的吸收,又保持了血药浓度的稳定。

3 穴位贴敷的配用穴

穴位贴敷疗法的使用根据八纲辨证的结论选用相应的药物配伍,在经络学说的指导下选取适当的穴位进行贴敷治疗。贴敷药物与内服方药在选药上有一定区别,但许多外敷药物在临床上可以内外通用,如镇痛、活血、舒筋、清热等药物。外用于贴敷时药物不良反应减小,即使由峻猛药物配伍的外用敷药直接造成的不良反应也极小。穴位贴敷的选穴原则与针灸用穴基本一致,但又有其特殊性,如多直接选用痛点,即针灸常用的"阿是穴",利于药物直接作用于患处。其次是多选用窍穴,如神阙,因其与内脏有密切的联系。贴敷时多以主穴为中心点,兼贴周围其他穴位。

(1)局部取穴:局部取穴指选取疾病发生部位局部或邻近部位的腧穴进行贴敷治疗。本方法根据每一腧穴都能治疗所在部位局部和邻近部位的病证这一普遍规律取穴,多用于治疗体表部位明显和较局限的症状,如胃痛取中脘、梁门等。

(2)远端取穴:远端取穴指选取距疾病发生部位较远的腧穴进行贴敷治疗。本方法根据每一腧穴都能治疗其所属经络及其相连脏腑病证这一普遍规律取穴,应用时可扩展到其表里经的有关腧穴,如胃痛取足三里。对于脏腑疾病,郄穴往往是远端取穴时较好的选择。

(3)随证取穴:随证取穴指针对某些全身症状或针对病因病机而取穴。本方法根据中医理论和腧穴主治功能取穴,如哮喘取肺俞、定喘等。对于脏腑疾病,往往选择脏腑之气输注于背部的俞穴和输注于胸腹部的募穴。

(4)按神经分布取穴:神经分布取穴指根据人体生理解

剖基础,按照脊神经及其所形成的神经丛、神经干的分布而取穴。如内脏发生疾病时可选用相应节段的夹脊穴来治疗。

4. 穴位敷贴疗法常用剂型

穴位药物疗法剂型,至今约有 3000 多年的历史,与汤剂有异曲同工之妙,是中医治病的一种外治方法。在我国广大劳动人民群众中久已流传。随着中西医结合研究的不断深入,穴位药物疗法有了新的发展。不仅仅是采用中药粉末在穴位上贴敷了,而且还有了更新的发展。药物通过穴位经络传入刺激信息,激发和调整机体内在的生理功能,使之重建正常的动态平衡,以达到治愈疾病的目的。

(1)散剂:是将多种药物经过粉碎后,混合均匀而成。剂量可随意加减,稳定性高,储存方便,疗效迅速。一般取药末用水调和成团,贴于治疗穴位,定期更换。如治疗腰痛的"腰痛散",贴敷在"肾俞"上,胶布固定。

(2)糊剂:是将粉剂用黏合剂如酒、醋、鸡蛋清等,调匀后涂于穴位,外盖纱布,胶布固定。这种糊剂可缓缓释放药效。如治疗虚寒性腹痛的"腹痛散",女性月经不调用"调经糊"是将药末用酒调后,贴敷穴位。因醋能软坚散结、祛瘀止痛;酒能活血散瘀,祛风除湿,宣经通络。二者外用,可使人体血管扩张、皮肤充血,从而改善血液循环,有利于药物的渗透和吸收。

（3）膏剂：是将药物粉碎过筛后，取药末适量，加入葱、姜或蜂蜜调和，贴在穴位上，如"咳嗽膏"用蜂蜜制，因为蜂蜜本身营养丰富，有镇咳、缓下、解毒而和百药的功效。不仅润滑黏合，并有还原性，可防止某些药物的氧化变质。"哮喘膏"用生姜制成，"头痛膏"用葱白捣烂、摊贴穴位。姜、葱可以温中散寒通阳，易于激发穴位功能，发挥疗效。

（4）饼剂：将治疗疾病的药物粉碎过筛后，加入适量的面粉拌和，做成小饼状，如治疗虚寒性腹泻。

5. 痛风患者敷贴治疗常用处方

方一：山慈菇、生大黄、水蛭各 200g，玄明粉 300g，甘遂 100g 等共研细末，过筛 100 目，消毒，和匀，装瓶备用。每次 3～5g，以薄荷油调匀外敷患处，隔日 1 次。10 天为 1 个疗程。

方二：乐尔膏由生马钱子、生川乌、生草乌、生乳香、细辛、麝香、蟾酥、延胡索等药组成，每个含生药 2.8g，直径 6cm，每次 1～3 个，48 小时更换。6 天为 1 个疗程。

方三：虎杖、红藤、大黄、白芷等。方法：以上各药经粉碎成粉，过 120 目筛。据疼痛部位范围的大小，将 1～2g 的药粉加入适量的醋和蜂蜜拌匀，涂于医用自粘敷料中间，贴于患部，每 12 小时更换 1 次。4 天为 1 个疗程。

方四：生大黄 200g，生黄柏 200g，生栀子 200g，满山香

300g,制没药 100g,制乳香 100g。以上药物晒干研粉备用。将痛风外一号药粉适量置于容器中,加开水调成糊状摊于纱布上,厚约 0.5cm,包敷于红肿关节上,每日换药 1 次。

方五:生栀子 200g,生黄柏 50g,生大黄 50g,生黄芩 50g,秦艽 50g,独活 200g,威灵仙 30g,汉防己 50g。共研细末备用。单个跖趾、肿、痛、热者每次采用上述药粉适量配冰片 10g,芒硝 50g,研末,以陈醋调敷患处,纱布固定,每日 1 次,1～7 天为 1 个疗程。

方六:独活、苍术、黄柏、生大黄、当归、川牛膝、牡丹皮、生薏苡仁、泽泻、郁金、白芥子、忍冬藤各 30g,板蓝根 50g。将上药按比例粉碎成细粉,过筛 100 目,与聚乙烯醇和氮酮按比例制成软膏,每次称取 3.5g,搓圆,压成厚约 0.2cm,直径 4cm 的扁圆形贴膏。用法:擦洗干净患处,将痛风贴贴于患处,2～3 天换 1 帖,2 帖为 1 个疗程。

方七:黄连、大黄、当归、紫草、薄荷、麻油等各适量。按制剂规范制成外敷膏,均匀涂抹于红肿组织,覆盖并超过红肿部位 1cm,纱布包扎固定,防止膏剂水分蒸发而降低疗效。24 小时更换 1 次,连续使用 5 天。

方八:蚂蚁、秦皮各 100g,萆薢、虎杖各 50g,六轴子、川芎、赤芍各 30g,桂枝 30g,甘草 10g。将上药研为细末,装瓶备用。根据病变部位的大小取药末适量,加薄荷油 2～5ml,用凡士林调成膏状,均匀地摊在棉纸上,药膏厚 2～3mm,敷于患处,在棉纸外盖塑料薄膜,绷带加压包扎固定;2 天换药

1 次,3 次为 1 个疗程。

方九:鲜山柑果适量。用法:每次取鲜山柑果 1 枚,捣成糊状,用 2 层纱布包敷患部,外层用塑料纸隔离,15~30 分钟取下(视个人耐受情况而定)。每日 1 次,5 天为 1 个疗程,可连续治疗 2 个疗程。

方十:芙蓉叶、黄柏、大黄、泽兰各等份。诸药共研细末,用凡士林调成 30% 软膏,每次适量,均匀涂于无菌纱布表面,贴敷于患处,每日更换 1 次。

方十一:黄连、黄芩、黄柏、栀子各等份。诸药研末,使用用麻油调匀,外敷患处,纱布包扎,每日换药 1 次。10 天为 1 个疗程。

方十二:芙蓉叶、生黄芩、生大黄、生黄柏、生山栀各等份。诸药共研细末,用适量蜂蜜或野菊花露调糊外敷,每日换药 1 次。

6. 痛风患者热敷常用处方

方一:大黄 50g,冰片 3g。每日 1 剂,开水泡后外敷关节肿痛处,每日 2~3 次。

方二:桂枝、归尾、半枫荷、鸡血藤各 30g,七叶莲 100g,宽筋藤 50g,红花 20g。每日 1 剂,水煎取汁,热敷患处或外洗患处,每日 1 次,每次 30 分钟,患处敷(洗)后 30 分钟内不能接触凉水,10 天为 1 个疗程。

方三:苍术 1 份,黄柏、姜黄、生大黄各 3 份,天花粉 5 份,天南星、厚朴各 1 份,白芷 2 份,陈皮、生甘草各 1 份,牡丹皮、赤芍各 3 份,木芙蓉叶 2 份。每日 1 剂,水煎取汁,局部外敷。

方四:大黄、黄柏、蒲公英、生石膏各适量。诸药煎汁外敷。

方五:龙胆、栀子、黄芩、柴胡、生地黄、车前子、当归各 10g,泽泻 15g,木通 6g,生甘草 5g。每日 1 剂,早、晚内服后,药渣加水煎汤浸泡患处,或用毛巾浸药液熨患处。

方六:防风、当归、藁本、独活、荆芥穗各 30g。上药为粗末,盐 120g 同炒热,袋盛熨之,冷则易。

7 痛风患者敷搽治疗常用处方

方一:六神丸适量。每次十数粒,用冷开水少许,盛匙中化散敷搽患处,每日 2 次。

方二:新癀片(市售)适量。以中高度酒调成糊状,每 2 小时间断涂抹患处。

方三:伸筋草 12g,透骨草 12g,川桂枝 9g,羌活 12g,独活 12g,川乌 9g,草乌 9g,全当归 12g,红花 9g,桑枝 9g,虎杖 9g,络石藤 9g,土鳖虫 6g。以上诸药,用高粱酒 1.5L 浸泡,约 1 周后外用。先以热水洗患处,后用此酒轻擦患处,每次 10 分钟,每日 2~3 次。

方四:生干燥象皮粉 1g,蜂蜜 300ml,冷开水 100ml,三者混合搅匀后备用。用法:将黄粉涂于发炎关节表面,每 2 小时 1 次。用药期间患部禁止过多活动,禁入冷水。

8. 痛风急性期冷敷与热敷皆不可取

近日,老张左足踝关节莫名其妙出现了肿胀疼痛且皮肤发红。他以为是关节扭伤,就到药店随意买了几张伤湿止痛膏外贴。谁知贴了膏药以后,疼痛不但没有缓解,还越来越重,以致几乎不能走路。到医院就诊后,医生给他做了血液检查,原来老张患了痛风,足踝疼痛是痛风急性发作造成的。

实际上生活中像老张这样的人还不少。有的人患了痛风,有些患者便按常规治疗方法,发作时进行局部冷敷,希望通过冷的传递,促使小血管收缩,减轻局部充血和渗出,帮助止痛,或在缓解期进行热敷,以促进血肿吸收,帮助消炎消肿,加速组织再生。但结果往往不能如愿,甚至适得其反,使病情加重。究其原因,专家认为,痛风引起的炎症与一般外伤炎症不同。痛风是由于体内某些酶异常,血中尿酸过多,尿酸以微小结晶形式沉积在关节滑囊、肌腱、软骨和关节周围其他软组织中,大量白细胞吞噬后受到破坏,释放出内部的溶酶,破坏周围组织细胞,引起局部组织充血水肿。冷敷虽可暂时使局部疼痛减轻,但低温刺激使局部血管收缩,血流减少,不利于痛风炎症吸收与消散;且局部低温,容易导致尿酸更多地沉积于皮下,使局部炎症加重;热敷加重病变部位充血、水肿,非但不能止痛,有时反使疼痛升级。因此,痛风急性期冷敷与热敷皆不可取。最简易安全的处理方法是卧床休息,尽量减少搬动,抬高患肢,并立即应用药物秋水仙碱。此外,理疗、针灸及按摩也会使局部疼痛加重,不宜采用;局部不宜贴伤湿止痛膏、麝香追风膏,或涂搽风湿油、正骨水之类。慢性期可以考虑应用。

第18法

防治痛风刮痧及其他疗法

1 刮痧疗法和"痧"的含义

刮痧疗法是流行于民间的一种疗法,是中医学的重要组成部分。由于其操作简单、安全有效、易学易用、经济实用、适应证广等特点,符合"简、便、易、廉"的原则,深受广大人民群众厚爱,并在防病治病,保健养生中发挥越来越大的贡献。随着社会的发展、物质生活水平的提高,维护自然生态、无不良反应的刮痧疗法越来越受到重视。因此,总结和推广刮痧疗法显得尤为必要。

刮痧疗法,是以中医学理论为指导,用光滑硬物器具(铜钱、瓷匙、水牛角等)钝缘蘸介质(植物油、清水、活血剂等),根据不同的疾病,在人体体表特定的经穴部位进行有规律的刮拭,从达到防病治病的一种外治疗法。

"痧"是民间对疾病的一种形象叫法,又称"痧胀""痧气""青筋"和"瘴气"。一般来说,"痧"有3层含义:一是指痧症,一年四季都可发生痧症,以夏秋两季多见,是指因感受风寒暑湿燥火六淫之邪气或疫疠之秽浊出现的一些病症。如头痛、咳嗽、头面肿痛、眩晕、胸闷、手足身体肿痛、恶心呕吐、脘腹痞满、腹泻、指甲青黑等，均称之为痧症，又称痧气或痧胀。这些病症就是痧，它不是某一个单独的疾病，而是一种毒性反应的综合征，临床上许多疾病都可出现痧象，痧是许多疾病的共同表现，即所谓"百病皆可发痧"。痧症按证候特征可分为热痧、寒痧、阴痧、阳痧等，按病因可分为暑痧、瘟痧、绞肠痧等。《痧胀玉衡》把痧症分为慢痧、紧痧、急痧之类。二是指痧疹的形态，即皮肤出现红点如粟，以手指触摸皮肤，稍有阻碍的疹点，它是疾病发展变化过程中反映于体表的现象。《临证指南医案》说："痧者，疹之通称，有头粒而如粟象；瘰者，即疹之属，肿而易痒。"三是指"痧象"，即指经刮拭治疗后，在相应部位皮肤上所出现的皮下充血和出血改变，可见红色粟粒状、片状潮红，紫红色或暗红色的血斑、血疱等现象，称为痧象。一般来说，健康的人刮痧后不出痧，亚健康的人或自我感觉良好而有潜在病变的人刮痧后会出痧，且出痧的部位、颜色、形态与病位、病情的轻重、病程的长短有密切关系。急性病患者出痧多为粟粒状，面积较大，而慢性病患者多伴有紫暗痧或见血包。

2. 传统医学对刮痧是如何认识的

刮痧是以中医学理论为指导，其核心指导理论是经络学说和脏腑学说。中医学认为,人体是一个有机整体,构成人体的各部,在结构上不可分割,在功能上相互协调、相互为用,在病理上相互影响。人体的整体统一性的形成,是以五脏为中心,配以六腑,通过经络系统"内属于脏腑,外络于肢节"的作用而实现的。人体以五脏为中心,通过经络系统、把六腑、五体、五官、九窍、四肢百骸等全身组织器官联系成有机的整体,并通过精、气、血、津液的作用,来完成机体的生命活动。故人体整体统一性的形成,经络系统起到很重要的内外连结作用。十二经络在体表有十二皮部对应,是十二经络在体表的反应区。所以,五脏六腑经络的病变可以反映于体表,如面部是肺胃经的皮部、胁部是肝胆经的皮部等,而在体表出现"痧"的表现,如皮肤上出现的一些粒状红点,用手指触摸皮肤,会感到有一些稍有阻碍感的痧点,它是内在脏腑经络疾病在发展变化过程中反映到体表皮肤上的一种表现。同样,可以通过体表出现的痧象来观察判断内在疾病,术者通过刮痧对皮肤特定部位的刺激也会通过经络系统传导至人体内部,以达到调理脏腑功能、治病祛邪的目的。

3. 现代医学对刮痧的认识

对于中医痧证的认识,现代医学认为,是许多疾病在发病过程中,由于细菌、病毒的侵害,产生毒素及有害物质,使皮下毛细血管破裂,产生自身溶血现象,大多可见到黏膜和皮下出血或充血,状如沙粒,或散在或密集或积聚融合成斑块。当疾病发生时,人体的免疫系统发挥作用,免疫细胞与细菌、病毒对抗,产生的病理代谢产物在体内潴留,使毛细血管通透性异常,刮拭时就出现痧的现象。所以说刮痧是一种让机体有害的代谢产物通过皮肤排泄出体外的方法,从而促进疾病痊愈,身体康复。

4. 生物全息理论对刮痧的认识

全息是全部信息的简称,指客观事物的具体表现。物理学家盖柏和罗杰斯 1948 年发明了一种新的照相技术,运用这种照相技术,不仅能拍摄到物体的全方位的立体影像,而且底片的任何碎片,仍能显现整体原像,像这种局部包含有整体全部信息的现象,就叫全息现象。

局部包含整体的全息现象广泛存在于生物体中。如树木的一个分枝,就是整棵树的缩影;吊兰的一个分枝,即是母本的再造;一个受精卵能发育成一个新生命;动植物的一个细胞包含了整体的全部遗传信息,生物体局部包含着整体全部信息的现象,则是一种普遍的规律,这叫生物的全息律。

生物全息论和中医学整体观念不谋而合。刮痧疗法通过刮拭局部皮肤腧穴达到治病的目的,也是生物全息理论的体现。像中医在临床上广泛应用的头针、耳穴贴豆、面针、鼻针、眼针、手针、足针、第 2 掌骨针等，就是通过诊察这些局部区域的异常变化来诊断全身疾病；通过刺激（针刺、艾灸、按摩、压迫、敷药、光照等）局部区域，来治疗全身疾病。中医学中这一传统的诊疗方法，现代叫作"全息诊疗方法"。而在刮痧疗法中，同样可以借鉴全息诊疗方法中的知识，对局部区域进行刮压刺激，来达到防治疾病和养生保健的目的。又可以通过在刮压过程中所发现的敏感点和异常出痧部位，来察知判断内脏器官的健康程度或疾病情况。我们把刮痧手段和全息诊疗方法结合起来，称之为"全息刮痧法"。

5. 痛风病刮具介绍

　　刮痧疗法的刮具制作简单，多经济便宜，取材方便，而且可取用代用品。历代使用的刮具很多，比如苎麻、长发、麻线、棉麻线团、铜器、银器、檀香木、沉香木、瓷碗、陶瓷调羹、木梳背、贝壳等，因其价廉、取材方便，现在民间仍在使用。随着时代的发展、科技的发展，原来使用的有些刮具已经淘汰，有的沿用至今，现代也有新型的刮具。目前常用的刮具有以下几种。

　　（1）植物团：常用丝瓜络、八棱麻等植物，取其茎叶粗糙纤维，去除果肉壳，捏成一团制作而成。使用时，用手握住植物团蘸少量的清水、香油或其他润滑剂于刮痧部位刮拭。民间一些偏僻农村地区仍可见使用。

（2）铜钱：铜钱曾经是流通货币，外缘为圆形，中间有方孔。民间使用铜钱作为刮具较多见。使用时，拇、示指捏住铜钱的中间，将其边缘蘸少量的清水、香油或其他润滑剂于刮痧部位刮拭。

（3）瓷勺：瓷勺是居家常用的饮食工具，家家户户都有。使用时，单手握住勺柄，用瓷勺边缘蘸少量清水、香油、菜油等在刮痧部位刮拭。瓷勺在边缘山区家庭中常用，使用时需注意其边缘是否毛糙，以免刮伤皮肤。

（4）木梳背：木梳背光滑呈弧形，蘸少量清水、润滑油等即可刮痧。适用于许多旅途中应急之用。

（5）线团：可用苎麻丝或棉线等绕成一团，使用时在冷水中蘸湿，在身体一定部位刮拭。一边蘸水，一边刮拭，直到皮肤出现大片的紫黑色或紫红色斑点。这是刮痧最初形式，古时称刮痧为"刮纱"。

（6）贝壳刮具：蚌在江河湖海之滨常见，其外壳可制成刮痧工具。使用时，术者手持贝壳上端，在刮痧部位，一边蘸水一边刮拭，至皮肤出现痧痕为度。一般沿海或湖泊地区渔民使用较多。

（7）火罐：火罐为针灸按摩科诊室常用的器具。罐口边缘平整、光滑而厚。用罐口边缘蘸少量按摩膏、红花油等作润滑剂，则可作刮痧之用。若用较小负压吸拔后在人体一定部位来回刮动,使身体局部出现红紫色的片状充血,即为走罐,其实也是刮痧的一种特殊形式。

(8)玉质刮痧板:玉石制成的刮痧板,又称刮痧宝玉。玉质刮痧板使用疗效佳,但因其取材较难,价格昂贵,且易于摔破,可见于一些美容机构使用(图 49)。

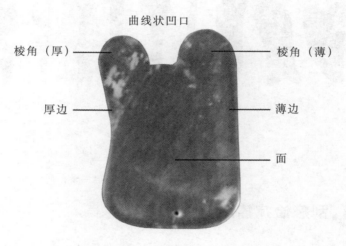

图 49　玉制刮痧板

(9)水牛角刮痧板:现在通常使用的刮痧板是牛角刮痧板。水牛角性寒,有清热、凉血、解毒之功效,适用于绝大多数疾病的刮痧治疗(图 50)。

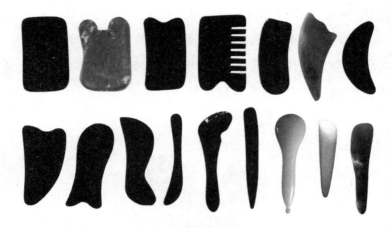

图 50　刮痧器材

6. 刮痧治疗痛风常用处方

背部：肝俞、脾俞、三焦俞、肾俞。

上肢部：肩髃、肩贞、曲池、手三里、外关、阳池、合谷。

下肢部：膝眼、阳陵泉、中封、昆仑、解溪、丘墟。

7. 什么是针刀疗法

针刀疗法，或称针刀医学，是在朱汉章教授发明的小针刀疗法的基础上发展起来的一种新的医学理论体系。针刀疗法经过众多中医、西医和中西医结合专家的研究探索,已经形成了较为完整的理论和临床治疗体系,使许多疑难病症变成可治和易治病症,解除了患者的痛苦。

针刀疗法以针刀为工具,运用其特有的理论和诊疗技术,对临床众多疾病,特别是对慢性软组织损伤性疾病和骨质增生性疾病,有非常好的临床疗效,有时可立起沉疴,解决困扰患者多年的顽固病症。针刀疗法自诞生之日起,就以其"简""便""廉""验"的特点深受广大患者的欢迎和青睐。

8. 痛风患者针刀治疗法

取穴:阿是穴。

操作:选择红肿压痛明显处(避开重要神经血管)作为进针刀点,用甲紫溶液标记后,按骨科无菌手术要求消毒铺巾。用0.5%利多卡因做痛点阻滞,每点注射1~2ml。5分钟后行针刀松解术。用朱氏Ⅰ型4号针刀,针刀体与治疗部位体表垂直,刀口线与神经血管及肌腱走行方向平行。纵行刺切3刀,深达骨面,再纵行剥离1次、横行剥离1次即可。在关节囊处调转刀口90°,横行切开关节囊2~3刀,不进入关节腔。出针后让血液及关节积液自行流出,再对患部作向心性推揉手法,纵向牵拉和推压关节3次,压迫针眼3分钟,贴创可贴。术后卧室休息12~24小时,垫高患肢45°,5天治疗1次,2次为1个疗程。

9. 痛风患者穴位注射治疗法

药物:正清风痛宁注射液适量。

用法:在病变部位较明显处,选取附近的穴位及肿痛关节部位的阿是穴;穴位局部皮肤常规消毒后,用 5ml 注射器抽取正清风痛宁药液,快速刺入穴位一定深度,以产生酸麻胀感(不必强求)为佳,回抽无血即可注药;每次选穴 2～4个,每穴注药约 0.5ml,每日 1 次。注意首次注射药量为 50mg,观察无过敏反应方可继续注射。

10. 痛风患者激光点灼治疗法

取穴:阿是穴及疼痛关节局部穴位(如第 1 跖趾关节肿痛者加选大都、太白,踝关节肿痛者加选太溪、照海等)。

操作:每次每部位选择 2～4 个穴位,采用激光穴位点灼疗法:输出波长为 810nm,输入功效 500mW,每次点灼时间为 0.1～0.5 秒;前 2 天每天 1 次,以后隔天 1 次连用 1 周。嘱患者低嘌呤饮食,避免受凉受潮、过度疲劳、精神紧张,穿鞋舒适,防止关节损伤,制动患肢,口服碳酸氢钠以碱化尿液,鼓励多饮水。

11. 痛风患者激光电治疗法

取穴:阿是穴。

方法:取疼痛部位,采用桂林产氦-氖激光治疗仪治疗:波长 632.8nm,输出功率 25mW,治疗时患者手持激光光纤输出头对准炎症关节,距离 2~5cm,光斑直径 3~8cm,直接垂直照射,每次 10 分钟。然后采用上海产 CDB—1 型超短波电疗机治疗:频率 40.60MHz,最大输出电流 300mA,最大功率 250W,电容电极 26cm×18cm×2cm,治疗时将电极并置于疼痛关节部位,根据病情选用无热量至微热量,每次治疗 15~20 分钟。上述两种疗法每日 1 次,10 次 1 个疗程,共治疗 2 个疗程,两疗程间隔 3~5 天。

小贴士

阿是穴又称压痛点、天应穴、不定穴等。这一类腧穴既无具体名称,又无固定位置,而是以压痛点或其他反应点作为针灸部位。阿是穴多位于病变的附近,也可在与其距离较远的部位。阿是穴是唐代医学家孙思邈在临床中首先发现的。民间传说有一患严重腿痛的病人,吃了几天孙思邈开的汤药并没见效。配合吃汤药,孙思邈又加上针灸,扎了几天的针还是不见效。腿仍疼痛难受。孙思邈面对病情未见好转的病人,想着这些吃的药和扎针所取的穴位在典籍上,都是有记载的,依此治病为何不见疗效?是否还有没被发现的治腿痛的新穴位?孙思邈一面想一面在患者腿上轻轻地掐。掐一处就问一问:是不是这儿疼?掐着掐着突然病人高声地喊起来:"阿唷!"孙思邈加重掐又急忙问:"是不是这儿?"病人说:"阿——是这儿!"孙思邈就在此处扎了一针。说来也怪,病人的腿居然不痛了。

扎这一针的穴位,任何书上都没记载。要记下这穴位就得先给它起个名。孙思邈想着刚才的情景:病人"阿——是"地说是这儿,就把这个穴位叫"阿是"穴。这阿是穴及其在这穴上扎针医疗,已被千余年来无数用针灸治病的医生所肯定。孙思邈发明了"以痛取穴"针刺治病的方法。此后,阿是穴的叫法便流传下来了。从此,人身上又多了一个痛点穴位——阿是穴。孙思邈博学多才,在临床中首创阿是穴,对针灸学发展做出了杰出贡献。

12 痛风患者中药电导入治疗法

（1）陈醋 500ml，威灵仙 30g。浸 2 周后过滤，做直流电导入。

（2）干姜 3g，桂枝、赤芍、当归各 2g，羌活、葛根、川芎、海桐皮、姜黄、乳香各 1g，装于约 25cm×15cm 布袋中，缝口置蒸锅中蒸至蒸汽透出布袋，待降温至 40～45℃时，置患处加直流电导入。

13 痛风患者针刺合激光治疗法

取双侧三阴交、阴陵泉、足三里、太溪、阿是穴。

针刺手法：泻阴陵泉，余穴平补平泻，留针 30 分钟，每 10 分钟行针 1 次，每日 1 次。取针后将 MDC—500 激光治疗机激光输出探头紧贴在上述 4～6 个穴位上，调节输出功率 250～350mW，每穴照射 3 分钟，每日 1 次。

治疗过程中，探头必须与病灶或穴位垂直并紧贴皮肤，否则治疗无效。每日 1 次，6 次为 1 个疗程，休息 1 天后，继续下一个疗程。若症状完全缓解，3 天后停止治疗。

第 19 法

防治痛风的西医治疗

1 常用的抗痛风西药

秋水仙碱

作用类别:抑制免疫细胞活性和炎症介质的释放而发挥抗痛风作用。适用于急性期痛风性关节炎,短期预防痛风性关节炎急性发作。口服:痛风急性期,初始剂量 1mg,之后每次 0.5mg,每天 3 次,最多每 4 小时 1 次,直至疼痛缓解或出现呕吐腹泻等,24 小时内最大剂量 6mg,3 日内不得重复此疗程;预防痛风,每日 0.5~1mg,分次服用。片剂:0.5mg,1mg。不良反应:恶心、呕吐、腹痛、腹泻、胃肠道出血、皮疹、肾损害、周围神经炎、精子生成抑制、抽搐及意识障碍、血尿、休克、长期应用有骨髓抑制可能。禁忌:过敏者;孕妇、哺乳期妇女;骨髓增生低下;严重肝肾功能不全者。注意:治疗痛风每 1 个疗程应停药 3 日以免蓄积中毒;

痛风症状控制后可继续减量,短程与降血尿酸药联用以防痛风复发;老年人、胃肠道疾病、心功能不全、肝肾功能不全者应减量或慎用;尽量避免静脉给药或长期口服,可出现严重不良反应甚至死亡;用药期间需监测血象及肝肾功能;有致畸作用,服药父母需停药数月后方能妊娠。妊娠分级:C。医保:甲类。

别 嘌 醇

作用类别:黄嘌呤氧化酶抑制药;抑制体内尿酸的生成。适用于具有痛风史的高尿酸血症,预防痛风关节炎的复发。用法:初始剂量每日 100mg 顿服,之后每周可递增 50～100mg,至每日 200～300mg,分 2～3 次口服。每 2 周监测血和尿尿酸水平,如未控制可继续增加,最大量不超过每日 600mg。片剂:100mg。不良反应:皮疹、胃肠道反应、血细胞减少、脱发、发热、淋巴结肿大、肝毒性、间质性肾炎。禁忌:孕妇及哺乳期妇女;过敏者。注意:本品必须由小剂量开始,逐渐增至有效量维持正常尿酸水平,之后逐渐减量,以最小有效量维持,用药期间定期监测血尿酸和 24 小时尿尿酸水平并作为剂量调整的依据;定期监测血象及肝肾功能,原有肝肾功损害的患者慎用;本品在促使尿酸结晶重新溶解时可再次诱发并加重关节炎急性症状,不应用于痛风性关节炎急性发作期,一般在痛风急性症状消失后(或发作后 2 周)方可使用;与促尿酸排出药合用可加强疗效;饮酒、氯噻酮、依他尼酸、呋塞米、吡嗪酰胺、噻嗪类利尿药均可增加血尿酸水平;可增加双香豆素、巯嘌呤、环磷酰胺的作用;与尿酸化药合用可增加肾结石的可能。妊娠分级:C。医保:甲类。

丙 磺 舒

作用类别:排尿酸药;抑制近端肾小管对尿酸盐的重吸收。适应证:①发作频繁的痛风性关节炎伴高尿酸血症及痛风石,但必须为:肾小球滤过率>50～60ml/min;无肾结石或肾结石史;非酸性尿;不服用水杨酸类药物者。②作为抗生素治疗的辅助用药,与青霉素、氨苄西林、苯唑西林等抗生素合用时可抑制其排出,提高血药浓度并延长作用时间。口服:治疗痛风,开始每次 0.25g,每日 2 次,1周后可增至每次 0.5g,每日 2 次,此剂量持续 1 周后若疗效不佳可增至每次 1g,每日 2 次,每日最大剂量不超过 2g。增强青霉素类的作用:每次 0.5g,每日 4 次,2—14 岁或体重 50kg 以下者,首剂 0.025g/kg 或 0.7g/m²,以后每次0.01g/kg 或 0.3g/m²,每日 4 次。片剂:0.25g,0.5g。不良反应:恶心、呕吐、胃溃疡、过敏反应、白细胞减少、骨髓抑制和肝坏死等。禁忌:磺胺过敏者;肾小球滤过率<30ml/min 者;孕妇、哺乳期妇女、2 岁以下儿童;伴有肿瘤

的高尿酸血症者,或使用细胞毒的抗癌药、放射治疗患者。注意:服用本品期间应大量饮水(2~3L)并服用使尿液碱化的药物如枸橼酸钾和碳酸氢盐等以防止形成肾结石;老年人、肝肾功能不全、活动性消化性溃疡、肾结石患者不宜使用;痛风性急性关节炎症状未控制者不宜使用;使用期间定期监测血和尿 pH 及尿酸水平、肝肾功能;水杨酸类可降低本品排尿酸作用,不宜合用;可抑制吲哚美辛、萘普生等的排出;可增强利福平、肝素、甲氨蝶呤、口服降糖药的作用;利尿药可增加血尿酸的浓度,需增加本品剂量。妊娠分级:B。医保:甲类。

苯溴马隆

作用类别:促尿酸排泄药;抑制肾小管对尿酸的重吸收。适用于单纯原发性高尿酸血症及痛风性关节炎非发作期。口服:初始剂量每日 25mg,之后剂量递增,最大量每日 100mg,餐后服用;维持量视病情而定,连用 3~6 个月。胶囊:25mg,50mg,100mg。不良反应:恶心、腹部不适;肾结石。绞痛、发热、皮疹、肝肾功能损害、诱发痛风急性发作。禁忌:过敏者;孕妇、哺乳期妇女;重度肾功能损害、肾结石。痛风性关节炎急性发作期单独应用。注意:初始应用时应合用秋水仙碱或非水杨酸类非甾体抗炎药预防痛风性关节炎急性发作,直到高尿酸血症纠正 1 个月以后;服药过程中应多饮水,碱化尿液;用药期间定期监测血象、肾功能、血和尿尿酸水平;慢性肾功能不全患者慎用;水杨酸、吡嗪酰胺可拮抗本品的促尿酸排泄作用。医保:乙类。

2. 痛风患者要慎用阿司匹林

预防痛风应避免使用一些影响尿酸排泄、导致血尿酸增高的药物,阿司匹林就是其中最具代表性的一种药。研究发现,阿司匹林对肾代谢尿酸具有双重作用:大剂量阿司匹林具有促进尿酸排泄的作用,而小剂量阿司匹林会抑制肾小管排泄尿酸而使血尿酸升高。有研究提示,服用小剂量阿司匹林 1 周后,会使老年高尿酸血症及痛风患者的肾功能和尿酸清除率发生明显改变。由此可见,虽然小剂量阿司匹林已被用作防治心脑血管疾病的常规药物,但对痛风或高尿酸血症患者而言,长期服用微小剂量阿司匹林可能会影响其肾功能和尿酸清除能力,不但容易导致痛风发作,而且血中的尿酸盐容易沉积在肾、关节等部位而引起器质性病变,尤其是肾,高浓度尿酸盐在肾组织内沉积可导致痛风性肾病,乃至肾衰竭的发生,应谨慎使用。

小贴士

　　痛风患者在慎用阿司匹林的同时，还要注意有些药物最好不用或慎用。这些药物有青霉素、四环素、利尿药、含有利尿药的复方降压药、维生素（B_1，B_2）、抗结核药、烟酸、华法林等。因为这些药物影响尿酸排泄。另外维生素 C 和维生素 D 也要慎用，因其促进泌尿系结石形成，加速痛风患者肾的损伤。

3. 痛风急性发作期如何用药

　　患者应卧床休息，抬高患肢，一般应休息至关节痛缓解 72 小时后始可恢复活动。药物治疗越早越好，早期治疗可使症状迅速缓解，而延迟治疗则炎症不易控制。常用药物有以下几种。

　　（1）秋水仙碱：对本病有特效，开始每小时 0.5mg 或每 2 小时 1mg，至症状缓解或出现恶心、呕吐、腹泻等肠胃道不良反应时停用，一般需 4～8mg，症状可在 6～12 小时内减轻，24～48 小时内控制，以后可给 0.5mg，每日 2～3 次维持数天后停药。肠胃道反应过于剧烈者可将此药 1～2mg 溶于 200ml 生理盐水中于 5～10 分钟内缓慢静脉注入,但应注意勿使药物外漏,视病情需要 6～8 小时后可再注射,有肾功能减退者 24 小时内不宜超过 3mg。

小贴士

秋水仙碱有哪些不良反应?秋水仙碱可引起严重恶心、呕吐、腹泻等肠胃道不良反应。秋水仙碱引起的腹泻可造成严重的电解质紊乱,尤其在老年人可有严重的后果。合并溃疡病的患者忌口服。此外,应注意如白细胞减少、脱发、肌病、肝肾功能损害等不良反应。静脉注射时,应注意缓慢注射(>2～5 分钟),切勿使药物外漏。预防性口服秋水仙碱同时给予静脉注射可引起严重的骨髓抑制,甚至死亡。

(2)保泰松或羟布宗:有明显抗炎作用,且能促进尿酸排出,对发病数日者仍有效,初剂量为 0.2～0.4g,以后每 4～6 小时 0.1g,症状好转后减为 0.1g,每日 3 次,连服数日停药。本药可引起胃炎及水钠潴留,在活动性溃疡病患者及心脏功能不全者忌用。白细胞及血小板减少的不良反应偶有发生。

(3)吲哚美辛:初剂量 25～50mg,每 8 小时 1 次,症状减轻后 25mg，每日 2～3 次连服 2～3 日，疗效与保泰松相仿，有活动性消化性溃疡者禁用。

（4）布洛芬（异丁苯丙酸）：为非固醇类消炎止痛药，0.2～0.4g，每日 2～3 次，可使急性症状在 2～3 天内迅速控制，本药不良反应较小，对血象及肾功能无明显影响，偶有肠胃道反应及转氨酶升高。

（5）吡罗昔康：药效时间长，每日 20mg，一次顿服，偶有肠胃道反应，长期用药应注意血象及肝肾功能。

（6）促肾上腺皮质激素（ACTH）及泼尼松：对病情严重而秋水仙碱等治疗无效时，可采用促肾上腺皮质激素 25mg 加入葡萄糖中静脉滴注，或用 40～80mg 肌内注射，此药疗效迅速，但停药后易于"反跳"复发，可加用秋水仙碱 0.5mg，每日 2～3 次，以防止"反跳"。也可用曲安奈德 5～20mg，注入关节炎区治疗。口服泼尼松亦有速效，但停药容易复发，且长期服用激素易致糖尿病、高血压等并发症，因此尽量不用。

小贴士

在急性发作期，应用抑制尿酸生成药别嘌醇及排尿酸药丙磺舒、磺吡酮等，反而有可能引起痛风的急性发作，因为服用这类药物后，会引起血尿酸浓度的突然降低，使关节中早已存在的尿酸钠结晶释放、溶解，又会出现一个短暂高尿酸血症和痛风的发作。

4 痛风患者宜防吲哚美辛的不良反应

一是过敏反应，服药后可引起口周、舌和四肢麻木，突然心里难受、头痛、恶心、语言不利、全身颤动、不能自控，甚至晕倒。有的发生全身血管性水肿、皮疹。亦有患者出现哮喘样发作。故凡有过敏体质及哮喘患者均不宜使用吲哚美辛。

二是吲哚美辛对胃肠道有明显的刺激和诱发溃疡作用，并有引起胃肠黏膜糜烂和溃疡出血的危险。另外，吲哚美辛还会引起暂时性的黄疸、转氨酶升高，但程度较轻。

三是吲哚美辛对循环系统的影响，吲哚美辛能减少呋塞米及其他利尿药的降压作用，能抵消普萘洛尔的降压效果，从而使血压升高。

四是吲哚美辛可诱发粒细胞缺乏和再生障碍性贫血，能引起血小板的减少和影响血小板的功能而导致出血。另外，吲哚美辛可通过自体免疫而产生溶血性贫血。有出血倾向者禁用。

五是有人用吲哚美辛治疗慢性肾小球肾炎,结果是尿蛋白增加、面部水肿加重,故大多数学者认为肾功能减退者应慎用。

六是吲哚美辛可出现前额头痛、眩晕、个别出现躁动、四肢强直、言语紊乱、哭笑不休、睁眼张口困难等精神障碍,停药后好转。

七是吲哚美辛可有耳鸣、耳聋、角膜混浊、眼运动障碍、复视,停药后消失。

5 痛风间隙期及慢性期如何用药

为了预防痛风急性发作。防止各种并发症的发生,在此阶段仍须积极治疗。降低血尿酸药物的应用:在经饮食控制而血尿酸浓度仍在 $416.5 \sim 476 \mu mol/L(7 \sim 8mg/dl)$ 以上者;每年急性发作在 2 次以上者;有痛风石或尿酸盐沉积的 X 线证据者;有肾结石或肾功能损害者;均有应用降血尿酸药物的指征,用药后如能使血尿酸维持在正常或接近正常的水平,常可防止痛风急性发作,防止痛风石形成,减轻肾损害。

抗高尿酸血症的治疗有促进尿酸排泄和抑制尿酸合成两组药物,此两组药物均无消炎止痛作用,且在使用过程中有动员尿酸进入血液循环,诱致急性关节炎发作的可能,因此不宜在急性期应用。在选择哪一组药物上,常根据患者肾功能及 24 小时尿酸排出量决定,每日排出尿酸量低于 600mg 及肾功能良好者,可用排尿酸药;在肾功能减退及每日排出尿酸量高于 600mg 者,选用抑制尿酸合成药;在血尿酸增高明显及痛风石大量沉积的患者,亦可两者合用,有使血尿酸下降及痛风石消退加快的作用。排尿酸药目前常用的有以下 3 种。

(1)丙磺舒:主要抑制肾小管对尿酸的再吸收而致利尿酸作用。为防止尿酸自肾大量排出时有引起肾损害及肾结石的不良反应,应用此药常自小剂量开始,初用 0.25g,每日 2 次,2 周内增至 0.5g,每日 3 次,最大剂量每日不超过 2g,约 5% 患者发生皮疹、发热、肠胃刺激、肾绞痛及激起急性发作等不良反应。

(2)磺吡酮:是保泰松的衍生物,抑制肾小管对尿酸的再吸收,排尿酸作用较丙磺舒强,自小剂量开始,每次 50mg,每日 2 次,渐增至每次 100mg,每日 3 次,每日最大剂量为 600mg,和丙磺舒合用有协同的疗效,此药对胃黏膜有刺激作用,溃疡病患者慎用。

(3)苯溴马隆:为强有力的利尿酸药,在欧洲广泛应用已有多年,每次 25～100mg,每日 1 次,不良反应轻微,不影响肝肾功能,很少发生皮疹、发热,但可有肠胃道反应、肾绞痛及激发急性关节炎发作。

(4)别嘌醇:其化学结构与黄嘌呤类似,故能竞争抑制尿酸的合成。口服易吸收,用于各种慢性痛风。

在排尿酸药物治疗过程中,须口服碳酸氢钠每日 3～6g,以碱化尿液,并多饮水,保持每日尿量在 2000ml 以上,以利尿酸排出。

6. 秋水仙碱的主要作用是什么

秋水仙碱是从我国云南丽江山慈菇球茎中提取的一种生物碱,百合科植物秋水仙的球茎和种子中也含有该物质。秋水仙碱对急性痛风性关节炎有选择性的消炎作用,对一般的疼痛、炎症及慢性痛风则无效,其作用主要是消炎,抑制粒细胞浸润,原理是与粒细胞微管蛋白结合妨碍粒细胞的活动,主要用于急性痛风。

如果痛风发作最初几小时内即使用秋水仙碱,有效率约为 90%,如果 12～24 小时内用药,约 75% 有效,超过 24 小时用药则效果无法预测。另外,秋水仙碱还可用于防治转移性痛风发作,开始降尿酸治疗时,为防止转移性关节炎发作,可与降尿酸药物同时服用 1 个月左右。秋水仙碱也可用于鉴别急性痛风与其他关节炎。口服秋水仙碱 48 小时内即达到最大效果,效果较可靠且具有特异性,而对其他的一般疼痛、炎症及慢性痛风等均无效,因此具有鉴别诊断价值。

秋水仙碱可用于治疗其他疾病,如假性痛风、家族性地中海热、血清病、结节性红斑、肿瘤等。

7. 秋水仙碱有什么不良反应

秋水仙碱的主要不良反应有以下几点。

(1)消化道反应：是最常见的不良反应。许多痛风患者在服用秋水仙碱后出现恶心、食欲减退、呕吐、腹部不舒适感以及腹泻。有的患者因恶心、呕吐或者腹泻较为严重而无法坚持用药。

(2)骨髓不良反应：主要是对骨髓的造血功能有抑制作用，导致白细胞减少、再生障碍性贫血等。

(3)肝损害：可引起肝功能异常，严重者可发生黄疸。

(4)肾损害：可出现蛋白尿现象，一般不会引起肾衰竭。

(5)其他不良反应：包括脱发、皮肤过敏、精神抑郁等。

为了预防这些不良反应的发生，必须注意以下几点：①用药剂量以能控制病情为宜，不要过大，用药时间不要太长，关节炎的发作一旦控制后，就立即停药。②用药前及用药期间应定期检查肝功能。③用药期间应检查血常规；④为避免胃肠道反应，可在饭后立即服药，或服药前吃少量食物。有严重胃肠反应而又必须用药的可考虑静脉注射给药，或减少秋水仙碱用量、加用其他解热镇痛消炎药。

有下列情况的痛风患者不宜使用秋水仙碱：①白细胞减低、血小板减低或贫血明显；②慢性或急性肝病，尤其是伴有肝功能不正常；③较重的胃肠病，例如胃及十二指肠溃疡活动期、慢性胃炎发作期、慢性肠炎发作期及各类急性胃肠炎、急慢性食管炎;④肾病,尤其是有肾功能减退;⑤过敏性体质的痛风患者。

8 非甾体抗炎药的不良反应有哪些

非甾体抗炎药不良反应的发生除与患者年龄、所患疾病、药物种类及服用剂量有关外,与对药物的敏感度也有较大关系。各种非甾体抗炎药的不良反应不尽相同,总的有以下几类。

(1)过敏性反应:如过敏性皮炎,表现有丘疹、荨麻疹、水疱、黏膜糜烂、固定性药疹、红皮病、剥脱性皮炎及药物热。

(2)胃肠道反应:表现纳差、呃逆、恶心、呕吐、上腹疼痛,严重者出现消化道溃疡、出血,甚至穿孔。

(3)血液系统:表现为贫血、白细胞减少、血小板减少。

(4)水钠潴留:出现水肿、尿少、头晕、头痛、高血压及心悸等。

(5)听力障碍:表现耳鸣、听力下降、眼球震颤。

(6)肝功能损害:如谷丙转氨酶、谷草转氨酶增高、黄疸,甚至急性中毒性肝炎。

(7)肾:可引起间质性肾炎、肾乳头坏死、肾功能异常,血尿素氮及肌酐水平升高以及尿常规检查发现血细胞、管型或蛋白尿等。

（8）神经系统：可引起头晕、头痛、耳鸣、周围神经炎、味觉异常或无菌性脑膜炎。

9. 痛风急性发作期能否用降低尿酸的药物

在急性发作期，主要用秋水仙碱、非甾体抗炎药、促肾上腺皮质激素等药物，治疗越早越好。

在急性发作期，应用抑制尿酸生成药别嘌醇及排尿酸药丙磺舒、磺吡酮等，反而有可能引起痛风的急性发作，因为服用这类药物后，会引起血尿酸浓度的突然降低，使关节中早已存在的尿酸钠结晶释放、溶解，又会出现一个短暂高尿酸血症和痛风的发作。所以，在痛风急性发作时，需用秋水仙碱、非甾体抗炎药等控制一段时间后，再用抑制或排尿酸的药物，并且与秋水仙碱、非甾体抗炎药（如怡美力、莫比可、双氯芬酸钠、萘丁美酮等）合并用药一段时期。这时，秋水仙碱的用量可减至每日 0.5～1mg，非甾体抗炎药也用较小的剂量，一旦有急性发作的先兆症状，则可适当加大它们的剂量。

10. 使用降低尿酸药物要注意什么

使用降低尿酸药物的适应证如下：①虽无高尿酸血症和痛风家族史，也无痛风性关节炎发作，但血尿酸值超过

536μmol/L,单纯饮食控制不能取得满意效果者;②痛风性关节炎发作在 1 年内超过 2 次以上者或发作总次数超过 3 次者;③ 痛风患者经饮食控制,血尿酸仍然大于 416.5μmol/L 者或 24 小时尿酸排泄量超过 800mg 者;④有痛风石、慢性痛风性关节炎、骨质有侵蚀破坏者;⑤痛风性肾病、肾功能障碍及尿酸性肾结石(包括既往有尿路结石)者;⑥有高血压病、高脂血症、缺血性心脏病、糖尿病和肥胖症等合并症者。

使用降低尿酸药物时应注意下列事项。

(1)降低血尿酸的药物分排尿酸药和抑制尿酸生成药两大类。在肾功能正常或有轻度损害及正常饮食下,24 小时尿尿酸排出量在 600mg 以下时,可选用排尿酸药。在中等程度以上肾功能障碍,或 24 小时尿尿酸明显升高时,应用抑制尿酸生成药,如别嘌醇。血尿酸明显升高及痛风石大量沉积的患者,可两类药物合用,以防痛风的渐进性并发症。

(2)为预防转移性急性关节炎发作,开始时用较小剂量,在 1～2 周内逐渐加量。排尿酸药主要通过抑制肾近曲小管对尿酸的重吸收而促进尿酸从肾排泄。为防止尿酸在肾排泄时引起肾损害及肾结石的不良反应,均应从小剂量开始,并可加服碳酸氢钠片。

(3)促进尿酸由肾排泄的药物适用于血尿酸增高、肾功能尚好、血尿素氮在 14.3mmol/L 以下者。服用此类药物须白天使用,并要补足水分,以促进尿酸由肾排泄和避免结石形成。肾功能障碍、已有肾结石的患者要谨慎使用。

11 使用促尿酸排泄药物要注意什么

（1）从小剂量开始服用：原则上以最小有效量维持较长时间。①丙磺舒：成年人每次 0.25g，每日 2 次，1 周后可增至每次 0.5g，每日 2 次，最大量为每日 2g。②苯溴马隆：从每日 0.025g 开始，无不良反应可逐渐递增至每日 0.1g。③磺吡酮：成年人每次 0.05～0.1g，每日 2 次，以后递增至每日 0.4～0.6g，维持量为每次 0.1～0.4g，每日 2 次。

（2）多饮水并加服抗酸药：促尿酸排泄药有促进肾结石形成的作用，因此，服用时应多饮水以保持尿流畅通，必要时加服抗酸药以预防肾结石产生。服用丙磺舒时应保证尿液 pH 在 6.0～6.5，每日饮水 2500ml 以上，并加服枸橼酸钾或碳酸氢钠；服用苯溴马隆时可加服碳酸氢钠，对血肌酐＞130μmol/L 者，必须保持每日尿量在 2000ml 以上；服用磺吡酮时加服碳酸氢钠。

（3）不宜与水杨酸盐类药物同服：阿司匹林等水杨酸盐类可抑制丙磺舒、苯溴马隆和磺吡酮的排尿酸作用，因此不宜同服。

（4）加强监测：定期测定血和尿中尿酸浓度及肾功能，以作为调整剂量的依据。

（5）痛风性关节炎急性发作期慎用：痛风性关节炎患者

在急性发作未消退前(一般在发作后 2 周左右)勿使用促尿酸排泄药。使用促尿酸排泄药过程中有痛风性关节炎急性发作,在原用量的基础上加服非甾体抗炎药或秋水仙碱。

(6)特殊人群:孕妇及哺乳期妇女、2 岁以下儿童和中重度肾功能损害者、患有肾结石的患者禁用促尿酸排泄药。

此外,对磺胺类药过敏者、老年人、肝功能不全者、活动性消化性溃疡或病史者、伴有肿瘤的高尿酸血症者或使用细胞毒的抗癌药、放射治疗患者不宜使用丙磺舒。依他尼酸、呋塞米、噻嗪类等利尿药以及吡嗪酰胺均可增加血清尿酸浓度,丙磺舒与这些药同用时需注意调整用量,以控制高尿酸血症。

12 痛风急性发作不能用膏药镇痛

由于痛风急性发作时关节局部红肿充血比较明显,局部炎症性反应也较剧烈,有的患者便自作主张地使用伤湿止痛膏止痛。其实,这一做法不妥。一方面,伤湿止痛膏之类的膏药多为温燥之品,对皮肤有一定的刺激作用,可加重局部充血。另一方面,如果患者关节处已存在痛风石,此时若应用伤湿止痛膏,则有可能导致局部皮肤破溃糜烂,加重病情。

在急性痛风发作时,既不能对局部关节处进行热敷或冷敷,也不能进行局部按摩、理疗等。因为热敷、按摩等理疗会加重病变部位充血,加重肿痛。而冷敷会降低病变部位温度,促使血中尿酸进一步沉积于病变部位,加重局部炎症。

治疗痛风最关键而有效的手段应当是药物治疗。通常首选秋水仙碱,如对该药过敏或有其他禁忌,则也可选用解热镇痛类药物如吲哚美辛、布洛芬等。

13 急性痛风性关节炎能否用抗生素

痛风性关节炎急性发作时,关节局部的红、肿、热、痛系由尿酸盐沉积造成的无菌性炎症,使用抗生素治疗并无作用,此时只需用秋水仙碱治疗即可缓解。如果关节附近有痛风石破溃,同时伴有急性关节炎发作,为了预防可能出现的细菌感染,可以酌情给予抗生素治疗。如果关节周围的痛风石破溃后发生了化脓性细菌感染,也会引起关节周围红肿与疼痛,而不一定属于痛风性关节炎急性发作,此时必须使用抗生素治疗。

痛风患者伴有发热及细菌感染,如果只有关节炎及痛风石而确实无肾病变,尿常规及肾功能检查正常,则抗生素的选择及使用剂量与一般患者基本相同。痛风患者往往存在潜在性肾病变,临床无明显症状体征,因此痛风患者在选择抗生素时应尽量使用没有肾毒性或肾毒性较小的抗生素制剂,如青霉素类、红霉素、螺旋霉素、林可霉素、麦迪霉素、头孢菌素类、磷霉素、黄连素等。对肾有损害的抗生素，如庆大霉素、卡那霉素、链霉素、磺胺类药等，以不用为妥。

14 急性痛风性关节炎如何应用糖皮质激素

糖皮质激素适用于对秋水仙碱、非甾体抗炎药等疗效不明显、不能耐受或有禁忌，或急性痛风性关节炎发作伴较重全身症状的患者。短期内使用糖皮质激素，可减轻急性痛风性关节炎炎症渗出和水肿，可迅速缓解症状。常用药物有琥珀酸氢化可的松 200～300mg，静脉滴注，每日 1 次。或口服泼尼松 10mg，每日 3～4 次，症状缓解后逐渐减量停药。一般来说，糖皮质激素治疗痛风性关节炎只是对症治疗，只能短期应用或尽量不用，应严格掌握用药指征，避免长期大量应用。

要警惕药物不良反应，如类肾上腺皮质功能亢进综合征，诱发或加重感染，以及引起消化系统、心血管系统并发症，导致骨质疏松、肌肉萎缩、伤口愈合迟缓、病理性骨折，或诱发精神失常等。长期应用糖皮质激素，如突然停药还会发生停药反应、反跳现象等。曾患或现患严重精神病和癫痫、活动性消化性溃疡病、新近胃肠吻合术、骨折、创伤修复期、角膜溃疡、青光眼、肾上腺皮质功能亢进症、严重高血压、心功能不全、糖尿病、骨质疏松、孕妇、结核病、真菌感染、不能控制的急性细菌感染和病毒感染等疾病时，应全面分析,权衡利弊,慎重决定是否使用及如何使用糖皮质激素。

15 痛风患者如何碱化尿液

据研究,当尿液 pH 在 6.75 时,尿酸 90％呈游离状态,易于排出;而当尿液 pH 在 4.75 时,尿酸 90％呈结合状态尿酸盐,易沉积肾而造成损害。因此,碱化尿液,可增加尿酸在尿液中的溶解度,有利于促进尿酸排泄,是预防痛风发病的一种简单有效的方法,而且也可防止尿酸盐沉积损害肾。

使用尿碱化剂的指征包括:①酸性尿,尿 pH＜6.0;②每日尿尿酸排泄量达 800mg 以上者;③使用促进尿酸排泄的药物时;④有尿路结石或既往有尿路结石者;⑤痛风性肾病患者。

怎样才能碱化尿液? 常用药物有碳酸氢钠片,每次 0.5～1.0g,每日服 3 次,调节尿 pH 在 6.2～6.8 范围最为适宜,合并高血压和心功能不全的患者慎用。碱性合剂(枸橼酸 140g,枸橼酸钠 98g,加生理盐水至 1000ml 配成)每日服 3 次,每次 20～30ml。乙酰唑胺 0.25g,临睡前口服。平时多喝水,多吃蔬菜水果,少吃肉食,也可防止尿液偏酸性而影响尿酸的排出。还要慎用阿司匹林、氢氯噻嗪、呋塞米、双香豆素、甲氧西林、免疫抑制药等药物,因这些药物能减少尿酸排泄,易引起痛风发作。

如何知道尿液的 pH 是偏酸性还是偏碱性? 一是可到

医院化验尿液,但不太方便;二是患者可自买精密试纸,如买 pH 在 5.5～9.0 的精密试纸,小便时将试纸用尿液浸湿,与标准颜色对照,便可很方便地测知尿液的 pH 了。

16 急性尿酸性肾病应如何治疗

急性尿酸性肾病常继发于白血病、淋巴瘤及其他恶性肿瘤的化疗和放疗过程中,如能早期治疗,肾损害可以完全康复。主要治疗措施有以下几点。

(1)大量饮水:保持尿量每日＞2000ml。

(2)纠正高尿酸血症:对白血病、淋巴瘤及其他恶性肿瘤治疗前已有血尿酸值升高者,在进行化疗、放疗或使用细胞毒药物前,应先纠正高尿酸血症,这一点至关重要。还应避免使用抑制尿酸排泄的药物如呋塞米或噻嗪类利尿药。

(3)增加尿量及碱化尿液:白天可用 5％碳酸氢钠静脉滴注,夜间服用乙酰唑胺,保持一定的尿量,使尿 pH 保持在 6.5 以上。如伴有高血压、充血性心力衰竭等情况,对碳酸氢钠不能耐受时,也可使用乙酰唑胺来增加尿量及碱化尿液。

(4)预防及纠正肾衰竭:在进行化疗和放疗的同时,每日可给予别嘌醇 0.2～0.6g。如已有肾衰竭,除应用大剂量别嘌醇(每日 0.6～0.8g)及一般的肾衰竭处理措施外,还应积极进行透析治疗,大多数急性肾衰竭患者经透析治疗后可以逆转。有肾结石和积水者请外科协助治疗。

17 慢性尿酸性肾病应如何治疗

初期和早期尿酸性肾病,尿酸结晶虽然在肾间质、肾小管内沉积,但肾组织损伤轻微,经长期有效地降低血尿酸、碱化尿液、大量饮水等治疗后,可使肾小管和肾小球功能恢复,肾组织病变好转。中期尿酸性肾病,肾已有部分纤维化和硬化,病损难以完全逆转,只能通过降低血尿酸、降血压、控制饮食等措施稳定病情,延缓肾病损的发展。晚期尿酸性肾病,肾间质广泛纤维化,肾小球广泛硬化,纤维化和硬化的肾组织无法逆转,肾衰竭也就无法好转。所以,尿酸性肾病要早期诊断,积极治疗。

(1)调节机体状态:少进食含嘌呤和蛋白质丰富的食物,避免饮用含乙醇饮料,超重者应控制总热量,但注意不能使体重骤减,以免引起痛风急性发作。每天维持 3000ml 以上的液体摄入,以增加尿酸排泄,防止尿酸在肾沉积,以临睡前饮水尤为重要。合并高血压者应积极进行降压治疗,但须注意合理选择降压药物,以免某些降压药加重高尿酸血症。

(2)使用排尿酸药:凡肾功能正常及 24 小时尿尿酸排出量＜600mg,均可使用排尿酸药。可用丙磺舒抑制肾近曲小管对尿酸的重吸收,促进尿酸排泄,一般从小剂量开始,每次 0.25g,每日 2 次,逐渐增量,一般每日 1~1.5g,最大剂量不超过 2g,即能有效控制血尿酸浓度。苯溴马隆疗效优于丙磺舒,不良反应也比丙磺舒小,近年来较为常用。用药期间应保持足够液体摄入,可使用乙酰唑胺 0.25g,临睡前口服,使患者夜间有足够尿量并能起到碱化尿液作用。

(3)抑制尿酸生成:主要使用抑制尿酸生成药别嘌醇,剂量和用法视病情而定,通常每日 0.2~0.4g。当肾功能不全时,须按肾小球滤过率加以调整,如肌酐清除率为每分钟 20ml,则剂量应小于每日 0.1g。

18 痛风致尿酸性尿路结石应如何治疗

结石在高尿酸血症期即可出现,其发生率与血尿酸水平及尿酸排出量呈正相关,血尿酸在 713.5μmol/L,24 小时排出量超过 1100mg 时,尿酸性尿路结石发病率达 50%。绝大多数为纯尿酸结石,特点是 X 线不显影,部分可与草酸钙、磷酸钙混合,X 线可显影。泥沙样结石常无症状,较大者可出现肾绞痛、血尿。在结石病因中,还包括尿 pH,尿酸浓度、结石基质的可能利用度、尿内可溶性物质水平等,特别是尿 pH,当 pH 为 8.0 时尿酸溶解度增加 100 倍。

(1)低嘌呤饮食并保持充足尿量:患者每日饮水不少于 3000ml,保持每日尿量在 2000ml 以上,以利于尿酸的排出。

(2)碱化尿液:根据尿酸盐溶解度,pH 为 5 时,每升尿可溶解 80mg 尿酸,pH 为 7 时,可溶解 154mg,因此,如能碱化尿液至 pH 接近 7 时,不仅可预防尿酸性肾结石的发生,而且可溶解已形成的结石,当尿 pH<6.0 时,必须加用碱性药物。口服碳酸氢钠片,每日 2～3g,分次服用。口服枸橼酸合剂,每日 3 次,每次 20～30ml。静脉注射法疗程短,短期注入乳酸钠,应密切监测血压、血尿酸、尿 pH 及心肺功能,输入 3～4 小时后,尿 pH 可维持在 7.0～7.5,平均约需静脉滴注 7 天,结石在 3～10 天消失。

(3)合理选择降尿酸药:别嘌醇可防止尿酸结石形成,用于饮食控制效果不佳的高尿酸血(尿)症。可采用每次 0.1g,每日 3 次口服,必要时可增加用药剂量。

(4)外科治疗:适用于结石较大,经内科治疗不易排出体外并引起明显的临床症状及并发症者,包括体外震波碎石、经皮肾镜取石及手术切开取石。尿酸性肾结石多数与尿酸代谢紊乱有关,在外科治疗的同时,更要强调药物及饮食等联合治疗,以防止结石复发。

(5)急性期卧床休息,抬高患肢,避免关节过度活动和外伤。关节炎急性发作时,可选用吲哚美辛、布洛芬、双氯芬酸等对症治疗。急性发作期,行关节渗液抽吸后,予利美达松每次 2.5～5mg 关节腔内注射。

19 痛风性关节炎的治疗原则是什么

急性发作期应卧床休息,防止或减少尿酸盐向组织内沉积。

忌酒,特别是啤酒。不食嘌呤类含量高之食物,如肝、肾、脑等,禁用肝浸膏、维生素 B_{12} 和磺胺类药物。

多饮水,服用碱性药物使尿液碱化,以利尿酸排出。

应用秋水仙碱控制急性发作期症状,也可应用激素、保泰松、吲哚美辛等控制症状。

静止期应用尿酸生成抑制药(肾功能障碍者)或尿酸排泄药以控制高血尿酸。

对影响关节功能之痛风石,或巨大痛风石有溃破之可能,或痛风石溃破,窦道形成者可行手术治疗。并在术前术后使用秋水仙碱和激素,以防急性发作。

急性发作期首选秋水仙碱,最有效,用药后 6～12 小时症状可减轻,但毒性大,且不能降低血尿酸,也不能阻止痛风石的形成和发展。可出现恶心呕吐、腹泻等不良反应。用药至症状控制或不良反应出现时应停药。

20 如何治疗间歇期及慢性期痛风

(1)一般处理:饮食控制,避免进食高嘌呤饮食,如动物内脏、骨髓、海味等。肥胖患者应减少热量的摄取,降低体重。宜多饮水以利尿酸排出。避免过度劳累、紧张、饮酒、受冷、受湿及关节损伤等诱发因素。

(2)降低血尿酸药物的应用:根据患者肾功能及 24 小时尿酸排出量,每日排出尿酸量低于 600mg 及肾功能良好者,用排尿酸药。肾功能减退及每日排出尿酸量高于 600mg者,选用抑制尿酸合成药。在血尿酸增高明显及痛风石大量沉积的患者,可二者合用,有使血尿酸下降及痛风石消退加快的作用,但因两组药物均无消炎止痛作用,且在使用过程中有动员尿酸进入血液循环,导致急性关节炎发作的可能,故不宜在急性期应用。

丙磺舒:为排尿酸药。初始用 0.25g,每日 2 次,1 周后可增至 0.5g,每日 3 次,最大剂量每日不超过 2g。少数患者会发生皮疹、发热、肠胃刺激、肾绞痛及引起急性发作等不良反应。

磺吡酮:为排尿酸药。自小剂量开始,每次 50mg,每日 2 次,渐增至每次 100mg,每日 3 次,每日最大剂量为 600mg。此药对胃黏膜有刺激作用,溃疡病患者慎用。

苯溴马隆:为排尿酸药,每日 1 次 25～100mg。可有胃肠道反应,肾绞痛及激发急性关节炎发作。

别嘌醇:为抑制尿酸合成药。每次 100mg,每日 1～2次,可增至 200mg,每日 3 次。个别患者可有发热、过敏性皮疹、腹痛、腹泻、白细胞及血小板减少,甚而肝功能损害等不良反应,停药及给予相应治疗一般均能恢复,偶有发生坏死性皮炎则病情严重,应立即抢救治疗。用药期间也可能发生尿酸转移性痛风发作,可辅以秋水仙碱治疗。

(3)秋水仙碱的应用:在痛风反复发作的患者,慢性炎症不易控制,经上述治疗,有时仍有局部关节酸痛或急性发作,此时可用小剂量秋水仙碱维持,每日 0.5～1mg。

(4)其他:对有高血压、冠心病、肥胖症、泌尿系感染、肾衰竭等伴发或并发症者,须进行对症治疗。关节活动困难者须予以理疗和锻炼。痛风石溃破成瘘管者应予以手术刮除。

21 如何治疗无症状高尿酸血症

无症状高尿酸血症的危险性在于痛风发作,或最终发生肾结石。

高尿酸血症患者发生痛风的可能性大致与血清尿酸水平增高的程度成正比。据观察,在青春期开始有高尿酸血症的男性,至第一次痛风发作之间的间隔一般为 20～25 年或更长。这并不意味着要对所有高尿酸血症患者都要给予预防性治疗,以防止其中少数人痛风发作。一般认为,对无症状性高尿酸血症无须治疗,但也不是不管它,因为高尿酸血症毕竟是不正常的,持久的高血尿酸,有可能造成尿酸盐结晶在肾盂、输尿管或肾小管及肾间质沉积,造成肾损害,引起肾结石,所以应该寻找高血尿酸的原因,如利尿药、降压药、化疗药等药物因素及肾病、血液病、糖尿病等。同时还应避免肥胖、高嘌呤及高热量饮食、酗酒、过度疲劳、精神紧张、创伤、湿冷等诱发因素。降低血尿酸,这是有益无害的事。

当有下列情况时,则应考虑治疗:①有痛风临床症状;②有痛风家族史;③上述一些原因排除后,仍有高血尿酸。

22 痛风合并高血压病如何用药

痛风患者伴有高血压时,除治疗痛风外,还应同时积极进行降压治疗。选择降压药物时应注意降压药对高尿酸血症或痛风的影响。

(1)利尿降压药:几乎所有排钾利尿药都有抑制尿酸排泄作用,长时间应用都可能抑制尿酸排泄,升高血尿酸水平,促发或加重痛风。约20%高尿酸血患者为利尿药所引起,绝大部分与噻嗪类利尿药有关。因此,高血压患者合并高尿酸血或痛风时不宜应用此类降压药。乙酰唑胺对有水肿的子痫患者有较好的利尿降压作用,但该药也能引起高尿酸血症,但不如噻嗪类利尿药严重,需要时可协助降压治疗。

(2)α_1 受体阻滞药:如哌唑嗪、布那唑嗪和多沙唑嗪降压治疗时,对血尿酸无明显影响。有报道称选择性 α_1 受体阻滞药萘哌地尔有使血尿酸升高的作用。

(3)β受体阻滞药：长期服用普萘洛尔、阿替洛尔、美托洛尔、喷布洛尔或塞利洛尔可以引起血尿酸升高。

(4)钙通道阻滞药：钙通道阻滞药种类较多，其降压作用和对血尿酸的影响也不一样。长期服用能引起血尿酸升高的钙通道阻滞药有尼索地平、西尼地平、巴尼地平、硝苯地平、尼卡地平。尼群地平对血尿酸影响较小。氨氯地平和左氨氯地平对血尿酸几乎无影响，可用于高血压患者。由于降压药的个体差异，在应用过程中应注意监测血尿酸水平。

(5)血管紧张素转换酶抑制药：目前有关此类降压药对血尿酸的影响意见尚不一致。有些学者认为，血管紧张素转换酶抑制药，如贝那普利、赖诺普利能扩张肾血管，使肾血流量增加，促进尿酸排泄，降低血尿酸水平。另有人发现，不少高血压患者应用此类药后血尿酸水平升高，更换降压药后血尿酸水平恢复正常。因此，高血压患者如需应用此类降压药时要严密观察血尿酸水平，发现异常，及时停用换药。

(6)血管紧张素Ⅱ受体阻滞药：此类降压药具有良好降压作用。有报道，氯沙坦、替米沙坦、坎地沙坦酯和奥美沙坦酯偶可引起痛风，厄贝沙坦和氢氯噻嗪也可升高血尿酸水平，而非肽类选择性血管紧张素Ⅱ受体阻滞药依普罗沙坦不影响血尿酸水平。

23 痛风合并高脂血症如何用药

痛风患者中有 $75\% \sim 80\%$ 合并高三酰甘油血症。研究表明,三酰甘油升高程度与血清尿酸含量升高呈正相关。痛风合并高脂血症的治疗原则为饮食控制、合理运动。单纯依靠降血尿酸药虽可使血尿酸值降至正常,但高脂血症不会随血尿酸下降而改善。因此,饮食控制、合理运动仍是治疗高脂血症的基础,二者不能奏效时,则可使用降脂药。降脂药物的选用依高脂血症的类型而定。

高三酰甘油血症是痛风患者最常见的合并症,宜选用吉非贝齐、非罗贝特等。高胆固醇血症宜选用羟甲基戊二酸单酰辅酶 A 还原酶抑制药,即他汀类,如辛伐他汀、洛伐他汀、普伐他汀等。混合性高脂血症宜采用上述药物联合治疗,但一般不主张两类降脂药同时服用,因为这将大大增加药物不良反应的发生率,尤其是肝受损,肝酶升高及肌肉病变,如肌炎的发生率明显升高,故宜两类降脂药物周期性交换使用。

24 痛风合并冠心病如何用药

与相同年龄的非痛风者相比较,痛风患者合并冠心病的发生率高。痛风合并冠心病患者主要是积极治疗同时存在的冠心病和糖尿病,戒除烟、酒和适当的运动锻炼,并有针对性地使用扩张血管药,解除痉挛,改善血液循环,以预防和减轻冠心病和心肌梗死的发作。

扩张血管药物可选用硝酸酯类,常用硝酸甘油和异山梨酯等。此类药物能有效地扩张冠状动脉,缓解血管痉挛,增加侧支循环血流,改善供血状况,同时又可扩张周围小动脉和小静脉,减少回心血量,减轻左心室前负荷及室壁张力,改善心肌血液供应。β肾上腺能受体阻滞药、血管紧张素转换酶抑制药及钙拮抗药虽然也可扩张血管,在动脉粥样硬化及冠心病、心肌梗死治疗中常用,但因其使肾血流量减少,不利于尿酸排泄,故痛风患者应慎用或最好不用。

25 痛风合并糖尿病如何用药

近年来随着人们生活水平的提高,生活方式和饮食结构的变化,不仅痛风的发病率逐年上升,而且痛风合并高血糖、高胰岛素血症、血脂异常、高血压及 2 型糖尿病的比例也在逐年上升,甚而有人把 2 型糖尿病与痛风称为"姐妹病"。因此,对尚未出现痛风发作的 2 型糖尿病合并高尿酸血症患者的治疗应注意纠正包括高尿酸血症在内的多种代谢紊乱,以避免或减少这一群体患者急性痛风的发作及由此导致的脏器损害,对已有痛风发作的 2 型糖尿病患者的治疗必须兼顾到这两种疾病的特点。

　　痛风合并糖尿病患者在治疗中应注意：①治疗应做到个体化；②进行痛风教育以取得患者的配合；③对伴有胰岛素抵抗的痛风患者，不仅要控制酒精和嘌呤类物质的摄入，而且应限制糖类和蛋白质及饱和脂肪酸的摄入量、控制体重以改善胰岛素抵抗；④尽量避免使用影响血尿酸代谢的药物，代谢综合征的患者往往需降压、降脂、抗凝几种药物联合治疗，有些药物可降低肾对尿酸的排泄使血尿酸升高。因此，对必须使用这类药物的病人，应选择同类药物中对尿酸代谢无影响或影响较小的药物。

　　痛风合并糖尿病的降糖治疗与非痛风患者基本相同，各类降血糖药对血尿酸并无不良影响，一般不会引起痛风性关节炎的发作。在口服降血糖药中，第一代磺脲类药，如醋磺己脲，具有降低血糖与血尿酸的双重作用，但由于其半衰期长，易蓄积而致低血糖，不良反应又较第二、三代磺脲类药物多，故临床并不建议使用。有人认为，胰岛素可使血尿酸升高，甚至引起痛风性关节炎急性发作，但在临床实践中这种情况极少见，故痛风合并糖尿病患者只要有使用胰岛素的指征，应及时采用，以便有效地控制血糖。持续的高血糖状态，尤其是在出现酮症酸中毒及血乳酸增高的情况下，反而使肾排泄尿酸的能力下降，血尿酸进一步升高，甚至引起痛风性关节炎发作。

26 痛风合并肥胖症患者如何用药

痛风合并肥胖症的治疗原则为饮食控制、合理运动及减轻体重。在基础治疗执行仍不能奏效时,则可联合应用降尿酸药和减肥药。减肥药有以下两种。

(1)中枢性减肥药:西布曲明,是中枢性减肥药,其特点是疗效可靠,不良反应小,具有良好耐受性,且能降低血胆固醇和三酰甘油,增加胰岛素敏感性,从而有利于降低血糖,并通过减轻体重,使高血压也可获得改善。

(2)非中枢性减肥药:奥利司他,是非中枢性减肥药,它主要通过抑制胃肠道的脂肪酶而阻断脂肪水解,从而减少脂肪吸收,可使膳食中的脂肪吸收量减少30%,体内脂肪储存量也相应减少而达到减肥目的。奥利司他口服后仅有1%被吸收,故不良反应极小,除具有减肥作用外,对高脂血症亦有良好治疗作用,还可改善糖代谢。

第 20 法

防治痛风的中医治疗

1. 中医对痛风发病机制的认识

痛风在中医上可归结为一点，即正虚邪实。中医认为主要在于人体正气不足，脾肾功能失调，湿热痰瘀等病理产物聚于体内，留滞经络，复因饮食劳倦，七情所伤，感受外邪，内外合邪，气血凝滞不通，湿浊流注关节，发为痛风；久病入络，气血失畅，瘀血凝滞，痰瘀互结而导致的关节肿大畸形，病久不愈；脾肾阳虚，阴毒内蕴，可发为尿酸性肾病、肾功能不全。临床上痛风之所以呈发作性，多由疲劳、房事不节、厚味多餐或感受风寒湿热等外邪诱发，发作时表现为某一局部剧烈疼痛，重则背不能动，或手不能举，或足不能履地，并且有日轻夜重和转移性疼痛的特点。经休息和治疗虽可好转，但时息时发，日久可致受损部位出现肿胀、畸形，恢复较为困难，甚至可出现水肿，小便不利等危重症状，所以一定要及时坚持治疗。

2. 痛风的一般中医辨证分型

（1）湿热痹阻：关节猝然红肿热痛，病及一个或多个关节。关节拒按，局部灼热，得凉则舒。伴发热，口渴，心烦。小便短黄。舌质红，苔黄或黄腻，脉滑数或弦数。

治法：清热利湿，通络止痛。

方药：四妙丸合白虎汤加减。

苍术、黄柏、薏苡仁、知母、生石膏、木瓜等。

加减：热盛者加栀子、连翘、忍冬藤等；伤阴者酌加生地黄、麦冬、石斛等；肿痛明显者酌加络石藤、全蝎、蜈蚣、桑枝、延胡索等；下肢关节痛者加牛膝、独活；上肢关节痛者加桑枝、片姜黄、威灵仙等。

中成药：配合湿热痹颗粒、滑膜炎颗粒、四妙丸等。

（2）寒湿痹阻：关节肿痛，屈伸不利，或见局部皮下结节或痛风石。伴关节喜暖，肢体重着麻木。小便清长，大便溏薄。舌质淡红或淡胖，苔薄白，脉弦紧或沉紧。

治法：祛风散寒，除湿通络。

方药：薏苡仁汤合乌头汤加减。

薏苡仁、麻黄、独活、苍术、防风、桂枝、制川乌等。

加减：寒邪偏盛者加制附子、细辛、炮姜等；湿邪偏盛者加防己、草薢、木瓜、羌活等；皮下结节或痛风石者酌加天南星、炮穿山甲（代）、白芥子等化痰通络之品。

中成药:配合寒湿痹颗粒口服。

(3)痰瘀阻滞:关节肿痛反复发作,时轻时重。或疼痛固定,或局部硬结,或见痛风石,或见关节畸形,屈伸不利,或关节局部皮色暗红。舌质暗红或胖大,边见瘀点、瘀斑,舌苔白或黄,脉沉滑或弦涩。

治法:化痰散结,活血通络。

方药:复元活血汤合二陈汤加减。

茯苓、陈皮、半夏、炮穿山甲(代)、瓜蒌、桃仁、威灵仙等。

加减:关节疼痛明显者加莪术、红花、全蝎、乌梢蛇等;血瘀明显者加赤芍、牡丹皮、路路通、蒲黄等;皮下结节或痛风石加白芥子、胆南星等;关节肿甚加防己、木瓜、土茯苓、泽泻等。

(4)脾肾阳虚:关节肿痛持续。伴肢体及面部水肿,气短乏力,腰膝酸软,畏寒肢冷,纳呆呕恶,腹胀便溏。舌质淡胖,苔薄白或白,脉沉缓或沉细。

治法:健脾温肾。

方药:附子理中汤加减。

制附子、肉桂、白术、党参、茯苓、黄芪等。

加减:呕恶者加半夏、生姜等;肿甚加防己、泽泻、车前子等;阳虚寒甚者加干姜、巴戟天、肉苁蓉等。

中成药:可配合附子理中丸、人参健脾丸、益肾蠲痹丸、右归丸等口服。

(5)肝肾阴虚:关节疼痛反复发作,日久不愈,时轻时重。关节变形，可见结节，屈伸不利。伴腰膝酸软，耳鸣口干，肌肤麻木不仁，神疲乏力，面色潮红或颧红。舌质红或干红，苔薄少津，脉弦细或细数。

治法：补益肝肾。

方药：独活寄生汤合左归丸加减。

独活、桑寄生、白芍、熟地黄、知母、菟丝子、龟甲、鳖甲等。

加减：腰膝酸软明显者加鹿角胶、黄芪、川续断等；关节重着麻木者加防己、薏苡仁、鸡血藤等；皮下结节者酌加化痰通络之品如白芥子、炮穿山甲（代）、胆南星等。

中成药：可配合大补阴丸、六味地黄丸、左归丸等口服。

3. 痛风的中医诊断标准是什么

痛风的中医诊断标准，主要采用国家中医药管理局发布的《中医病证诊断疗效标准》中的"痛风的诊断依据、证候分类、疗效评定"标准。诊断依据：①多以单个趾关节，猝然红肿疼痛，逐渐加剧，昼轻夜甚，反复发作，可伴发热、头痛等症。②多见于中老年男子，可有痛风家族史，常因劳累、暴饮暴食、吃含高嘌呤饮食、饮酒及外感风寒等诱发。③初起可单关节发病，以第1趾关节为多见，继则足踝、足跟、手指和其他小关节，出现红、肿、热、痛，甚则关节腔可有渗液，反复发作后，可伴有关节周围及耳郭、耳轮和趾、指骨间出现"块"(痛风石)。④血尿酸、尿尿酸增高,发作期白细胞总数可升高。⑤必要时做肾 B 超、尿常规、肾功能等检查,以了解痛风后肾病变情况。X 线摄片检查可示软骨缘邻近关节的骨质有不整齐的穿凿样圆形缺损。

4. 中医如何进行痛风的分期论治

中医将痛风在临床上分为急性期、间歇期、慢性期、肾病期四个阶段,分别进行辨证论治。

(1)急性期:痛风急性期多表现为关节红肿热痛,口干舌燥,面红目赤,大便干结,小便黄赤,舌红,苔黄腻,脉滑数或弦数。治宜清热解毒利湿,通经活络止痛。方选四妙散合五味消毒饮加减,药用黄柏 10g,黄芩 10g,栀子 10g,茵陈 15g,苍术 10g,薏苡仁 30g,茯苓 20g,蒲公英 12g,紫花地丁 10g,天葵 10g,威灵仙 10g,络石藤 15g,赤芍 10g,金银花 10g。水煎服,每日 1 剂,随症加减。

(2)间歇期:痛风间歇期多表现为关节疼痛停止,疲倦乏力,少气懒言,四肢困重,舌红,苔白腻,脉沉细。治宜益气活血,利湿通络。方选四妙散合四君子汤加减,药用黄芪 20g,党参 15g,茯苓 15g,薏苡仁 20g,白术 10g,防风 10g,厚朴 10g,陈皮 10g,桑寄生 15g,牛膝 15g,当归 15g,白芍 10g。水煎服,每日 1 剂,随症加减。

(3)慢性期:痛风慢性期多表现为关节僵硬、畸形,疼痛时作,活动不利,皮下出现结节,疲倦乏力,舌淡红或有瘀斑,脉细。治宜活血化瘀,补益肝肾。方选四妙散合独活寄生汤加减,药用独活 12g,桑寄生 15g,秦艽 10g,防风 10g,细辛 3g,当归 12g,川芎 12g,牡丹皮 10g,桃仁 12g,红花 10g,薏苡仁 30g,制全蝎 6g,制蜈蚣 6g,乌梢蛇 20g。水煎服,每日 1 剂,随症加减。

(4)肾病期:痛风肾病期应区分阴阳虚实分别论治。

①实证:以湿热淋证为多见,表现为尿频、尿急、腰痛、尿痛、血尿及排尿困难,尿中时有砂石排出,舌红,苔黄腻,脉滑数。治宜利尿通淋,排石止痛。方选三金排石汤加减,药用金钱草 15g,海金沙 30g,鸡内金 15g,茵陈 15g,滑石 15g,萆薢 10g,猪苓 12g,茯苓 12g,泽泻 10g,白术 10g。水煎服,每日 1 剂,随症加减。

②虚证:肝肾阴虚以头晕耳鸣,腰膝酸软,低热口干,舌红,少苔,脉细数。治宜滋补肝肾,养阴生津。方选六味地黄汤加减,药用熟地黄 15g,山茱萸 10g,怀山药 15g,泽泻 10g,牡丹皮 10g,茯苓 12g,杜仲 15g,桑寄生 15g,狗脊 10g,牛膝 12g,续断 12g。水煎服,每日 1 剂,随症加减。

脾肾气虚以疲倦乏力、少气懒言、畏寒肢冷、食欲缺乏、舌淡苔薄脉细。治宜补气健脾、益肾填精。方选保元汤加减,药用党参 15g,黄芪 30g,制附子 10g,肉桂 10g,怀山药 12g,茯苓 12g,白术 12g,当归 10g,川芎 10g,薏苡仁 15g,陈皮 10g,甘草 5g。水煎服,每日 1 剂,随症加减。

气阴两虚以腰膝酸软、头晕耳鸣、疲倦乏力、食少纳呆、口渴、舌淡脉细。治宜益气养阴。方选参芪地黄汤加减,药用党参 15g,黄芪 20g,白术 10g,怀山药 15g,薏苡仁 15g,枸杞子 10g,熟地黄 12g,白芍 12g,山茱萸 10g,当归 10g,川芎 10g,茯苓 12g,泽泻 10g。水煎服,每日 1 剂,随症加减。

5 痛风定胶囊(片)如何使用

组成:秦艽、黄柏、川牛膝、延胡索、赤芍、泽泻、车前子、土茯苓。功能主治:清热祛湿,活血通络定痛。用于湿热瘀阻所致的痹病,症见关节红肿热痛,伴有发热、汗出不解、口渴心烦、小便黄、舌红苔黄腻、脉滑数;痛风见上述证候者。用法:口服胶囊剂,每次 4 粒,每日 3 次;片剂,每次 4 片,每日 3 次。胶囊剂每粒装 0.4g;片剂每片重 0.4g。不良反应:有文献报道服用本品可致胃肠反应,表现为胃痛、纳差等症状。禁忌:风寒湿痹者忌用。注意:本品含有活血通络、渗利之品,孕妇慎用;服药后不宜立即饮茶;服药期间宜食清淡食品,忌食肉类、鱼虾、豆类、油腻、辛辣之品以防助湿生热,宜忌酒。

6 痛风舒片(胶囊)抗炎镇痛治痛风

痛风舒片处方由大黄、车前子、泽泻、防己、川牛膝等中药组成。大黄攻积导滞、泻火凉血、活血祛瘀；车前子、泽泻利水渗湿、通淋泻热；防己等祛风除湿、止痛利水；川牛膝等活血祛瘀、引药下行、补肝肾、通淋涩。痛风舒片具有较好的抗炎镇痛效果。

痛风舒胶囊具有祛风止痛、活血通络、养肾健脾、除湿定痛等功能，能调节嘌呤代谢功能，抑制血尿酸的沉积，溶解痛风结石，主要用于痛风性关节炎、痛风结节及痛风引起的并发症。

痛风舒胶囊由冬虫夏草、红花、大黄、车前子、泽泻、川牛膝等30多种中药材提取精制而成。其中君药大黄攻积导滞、泻火凉血、活血祛瘀，促进血液循环管；臣药车前子泽泻利水，通淋泻热，能缓解痛风患者的关节肿胀症状；佐药防己等祛风除湿、止痛利水；使药川牛膝等活血祛瘀，引药下行、补肝肾、通淋涩。诸药合用，起到祛风止痛、除湿定痛的作用，有效地治疗痛风，改善痛风患者的生活质量。

从现在医学观点来说，痛风舒胶囊治疗痛风主要是通过快速激活 HGPRT 因子大量产生，激活 HGPRT 因子的生物活性、激活 HGPRT 因子化学反应特性，从而抑制尿酸的生成，促进尿酸的排泄，使嘌呤代谢达到生理性正常，从根本上入手治疗痛风；其次，痛风舒胶囊能迅速清除组织关节中痛风石的沉积，迅速清除肾已沉积的颗粒物质；另外，痛风舒胶囊还能加强人体的免疫能力，能加强肾血流流入肾生物膜的通透能力，从而恢复人体器官的运转功能，恢复肾自动排泄尿酸的功能,控制并发症的发生。

综上所述,无论是从中医理论还是从现在医学的角度来说,痛风舒胶囊都能有效地治疗痛风,值得痛风患者选择。

7. 安康信能不能治疗痛风

安康信适用于治疗急性痛风性关节炎。安康信用于口服,可与食物同服或单独服用。急性痛风性关节炎推荐剂量为 120mg,每日 1 次。安康信 120mg 只适用于症状急性发作期,最长使用 8 天。使用剂量大于推荐剂量时,尚未证实有更好的疗效或目前尚未研究。因此,上述剂量是最大推荐剂量。

安康信适用于治疗急性痛风性关节炎。临床试验提示,相比于安慰剂和一些非甾体抗炎药(萘普生),选择性环氧化酶-2 抑制药发生血栓事件(尤其是心肌梗死和卒中)的危险性要高。因为选择性环氧化酶-2 抑制药的心血管危险性可能会随剂量升高和用药时间延长而增加,所以应尽可能缩短用药时间和使用每日最低有效剂量。应定期评估患者症状的缓解情况和患者对治疗的反应。

8. 当归拈痛丸治痛风性关节炎确有效果

当归拈痛丸治证乃由风湿热之邪侵及肌体所致。风湿热之邪痹阻骨节,脉络不通,则见骨节疼痛;湿热上壅故见胸膈不利;湿热下注则见足胫红肿热痛,或破溃流脓水、疮疡。

当归拈痛丸由羌活、茵陈、猪苓、泽泻、黄芩、苦参、防风、升麻、葛根、白术(炒)、苍术(炒)、党参、当归、知母、甘草组成。方中羌活散风除湿,通利关节而止痛;茵陈清利湿热;黄芩、苦参清热燥湿;防风、升麻、葛根祛风散邪;配合羌活则祛风胜湿之力更强,诸药合用,外散风邪,内除湿热;当归质润,可制约诸药之燥性,且有活血止痛之功;知母苦寒而不燥,清热而不伤阴;甘草既可调和诸药,又可加强党参、白术等益气健脾之功。诸药合用,共同起到清热利湿,祛风止痛的功效。

当归拈痛丸方中党参、当归、猪苓、黄芩、白术等均可增强机体细胞免疫。党参煎剂可增强网状内皮系统吞噬功能及提高淋巴细胞转化率。当归可促进单核吞噬细胞系统对刚果红的廓清率并增强腹腔吞噬细胞的吞噬能力。猪苓提取物有促进抗体生成作用,并可纠正化疗引起的免疫功能低下。白术煎剂可使自然玫瑰花形成率、淋巴细胞转化率及血清 IgG 含量显著增加。

9. 痛风的民间单方验方

(1)山慈菇 30g,水煎服。本品含有秋水仙碱成分,能有效地缓解痛风发作,用于痛风发作期。

(2)土茯苓 30g,水煎服。用于痛风发作期和缓解期,能够增加尿酸排泄,降低血尿酸。

(3)萆薢 30～60g,水煎服。用于痛风发作期和缓解期,增加尿酸排泄,降低血尿酸。

(4)金钱草 60～120g,水煎服。用于痛风缓解期,增加尿酸排泄,降低血尿酸,防止痛风石形成。

(5)威灵仙 30～60g,水煎服。用于痛风发作期和缓解期。增加尿酸排泄,降低血尿酸。有明显的镇痛作用。

(6)四妙散(《医学正传》):威灵仙 15g,羚羊角粉 10g,苍耳子 6g,白芥子 6g。为细末,每服 5g,黄酒调下,每日 2 次,治疗痛风游走性疼痛。

(7)樟木屑洗方(《证治准绳》):樟木屑 1.5～2.5kg,至急流水中煮开,乘热浸洗,每次 40 分钟,每日 1 次,连洗 7～10 次,主治痛风性关节炎。

(8)外用药酒方[中医杂志,1990(11):41]:生川乌、生草乌、全当归、白芷、肉桂各 15g,红花 10g,白酒 500ml,浸泡 24 小时后去渣取酒,再加入 10 瓶风油精(成药),装瓶中。用时涂于同处,每日数次,10 日为 1 个疗程。主治痛风关节疼痛。

(9)车前草单方治疗痛风:春末夏初来临之际,采车前草晒干,水煎服或代茶饮,每次 40～100g,每日 2 次。

小贴士

病案举例：患者，男，40 岁，3 年前患跖趾小关节炎，红肿热痛，在某医院诊断为痛风，曾服用吲哚美辛片、激素及别嘌醇等，症状时有缓解。近日复发，跖趾关节疼痛较重，跖趾关节肿大，皮肤发红，有热感，未见畸形。化验结果：Hb 130g/L，WBC 8.0×10^9/L，血细胞沉降率 15mm/h。抗"O"<500U，类风湿因子(一)，在某医院查 BUN 5.7mmol/L，尿酸 623.60μmol/L，诊断为痛风。当日水煎车前草 60g 代茶饮用，疼痛减轻，继服 30 天，自诉无任何不适，建议复查尿酸，结果正常。

附录 A

痛风的检查方法与诊断标准

当前,国内外采用的痛风诊断标准,是美国类风湿学会在 1977 年制定的,共包括 9 条。

(1)急性关节炎发作 1 次以上,在 1 天内即达到发作高峰。

(2)急性关节炎局限于个别关节。

(3)整个关节呈暗红色。

(4)第 1 跖趾关节肿痛。

(5)单侧跗关节炎急性发作。

(6)有痛风石。

(7)高尿酸血症。

(8)非对称性关节肿痛。

(9)发作可自行终止。

凡具备该标准 3 条以上,并可排除继发性痛风者,即可确诊。以上标准比较烦琐,难以记忆。在临床中常以下列 3 项作为诊断依据。

(1)典型急性关节炎发作,可自行终止而进入无症状间歇期,同时证实有高尿酸血症。

(2)关节腔积液中或白细胞内发现有尿酸盐结晶。

(3)痛风结节中有尿酸结晶发现。

凡具备上述 3 项中之一项者即可确诊为痛风。在临床实践中,无论是医生或是病员,对上述的诊断标准不要生搬硬套。在一些不典型的或早期的痛风病人身上,可以缺乏上述之典型诊断依据,而仅表现为轻微的关节痛,甚至血尿酸升高也不明显。这时就应当将其作为随访观察对象,定期复查,而不应轻易做否定诊断。

临床上,常用的血尿酸浓度参考值为:

正常值:低于 $390\mu mol/L$,男性为 $149\sim390\mu mol/L$,女性为 $95\sim249\mu mol/L$。

偏高值:$390\sim420\mu mol/L$,称为高尿酸血症,但尚未达到完全饱和状态。

较高值:达到 $420\mu mol/L$ 时,即达到完全饱和状态。

超高值:超过 $420\mu mol/L$,达到超饱和状态。

一般情况,血尿酸浓度正常,就不会发病,因此,保持体内尿酸代谢终身正常是痛风治愈的标准。血尿酸的检测关系到痛风的诊断问题,因此应力求结果正确无误。为做到这一点,在测定血尿酸时必须注意下列事项。

一是病人应在清晨空腹状态下抽血送检。避免在吃饱后,尤其是在进食荤菜或高嘌呤食物后抽血,因此时的血尿酸值偏高。严格地说,病人在抽血的前 1 日即应避免吃高嘌吟饮食,并禁止饮酒。二是一些影响尿酸排泄的药物在抽血前几日即应停用,例如降尿酸类药物阿司匹林、降血压药、利尿药、氯普噻吨(泰尔登)等,应至少停药 5 日以上。三是抽血前应避免剧烈活动,如奔跑、快速登楼、负重或挑担等,因为剧烈运动可使血尿酸升高。四是由于血尿酸浓度有时呈波动性,故 1 次血尿酸测定正常不能否定高尿酸血症,应多查几次方属可靠。

附录 B

常用食物嘌呤含量(mg/100g)表

食物	嘌呤含量	食物	嘌呤含量	食物	嘌呤含量	食物	嘌呤含量	食物	嘌呤含量
肉类		脑	28	雏鸡	58	鲥鱼	69	**粮食类**	
牛肉	37	肾	80	鸽子	80	鲑鱼	24	大米	18
小牛肉	38	小牛脑	40	鸡蛋	0	沙丁鱼	118	燕麦	30
羊肉	26	熟火腿	25	**蛤类**		小鲱鱼	82	小米	6.1
猪肉	41	火腿肉	55	蟹	26	鳖	38	面粉	2.3
肝	93	**家禽类**		龙虾	22	鲛鱼	49	豌豆	18
舌	55	鸡	29	**鱼类**		鳟鱼	56	花生	32.6
胰	33	鹅	33	金枪鱼	45	烤子鱼	145	栗子	16.4

（续表）

食物	嘌呤含量	食物	嘌呤含量	食物	嘌呤含量	食物	嘌呤含量	食物	嘌呤含量
大豆	27	绿葱	4.7	瓢瓜	2.8	梨	0.9	橘酱	4.9
胡桃	8.4	黄瓜	3.3	扁豆	54	黑李	1.4	其他	
大榛果	9.8	番茄	4.2	云扁豆联荚	2	杏	0.13	茶	2.8
蔬菜类		萝卜	3.7	生菜	3	杏干	5.8	可可	1.9
土豆	5.6	荷兰芹菜	17.3	圆白菜	2	葡萄	0.5	蜂蜜	3.2
白菜	5	青叶菜	14.5	龙须菜	8	橙子	1.9	咖啡	1.2
花椰菜	20	菠菜	23	花菜	8	覆盆子	20.9	牛奶	0
胡萝卜	8	芹菜	10.3	水果类		草莓	5.1	食用油	0
葱头	1.4	南瓜	2.8	苹果	0.9	果酱	1.9		